# Medizinische Informatik und Statistik

Band 1: Medizinische Informatik 1975. Frühjahrstagung des Fachbereiches Informatik der GMDS. Herausgegeben von P. L. Reichertz. VII, 277 Seiten. 1976.

Band 2: Alternativen medizinischer Datenverarbeitung. Fachtagung München-Großhadern 1976. Herausgegeben von H. K. Selbmann, K. Überla und R. Greiller. VI, 175 Seiten. 1976.

Band 3: Informatics and Medecine. An Advanced Course. Edited by P. L. Reichertz and G. Goos. VIII, 712 pages. 1977.

Band 4: Klartextverarbeitung. Frühjahrstagung, Gießen, 1977. Herausgegeben von F. Wingert. V, 161 Seiten. 1978.

Band 5: N. Wermuth, Zusammenhangsanalysen Medizinischer Daten. XII, 115 Seiten. 1978.

Band 6: U. Ranft, Zur Mechanik und Regelung des Herzkreislaufsystems. Ein digitales Simulationsmodell. XV, 192 Seiten. 1978.

Band 7: Langzeitstudien über Nebenwirkungen Kontrazeption – Stand und Planung. Symposium der Studiengruppe „Nebenwirkungen oraler Kontrazeptiva – Entwicklungsphase", München 1977. Herausgegeben von U. Kellhammer. VI, 254 Seiten. 1978.

Band 8: Simulationsmethoden in der Medizin und Biologie. Workshop, Hannover, 1977. Herausgegeben von B. Schneider und U. Ranft. XI, 496 Seiten. 1978.

Band 9: 15 Jahre Medizinische Statistik und Dokumentation. Herausgegeben von H.-J. Lange, J. Michaelis und K. Überla. VI, 205 Seiten. 1978.

Band 10: Perspektiven der Gesundheitssystemforschung. Frühjahrstagung, Wuppertal, 1978. Herausgegeben von W. van Eimeren. V, 171 Seiten. 1978.

Band 11: U. Feldmann, Wachstumskinetik. Mathematische Modelle und Methoden zur Analyse altersabhängiger populationskinetischer Prozesse. VIII, 137 Seiten. 1979.

Band 12: Juristische Probleme der Datenverarbeitung in der Medizin. GMDS/GRVI Datenschutz-Workshop 1979. Herausgegeben von W. Kilian und A. J. Porth. VIII, 167 Seiten. 1979.

Band 13: S. Biefang, W. Köpcke und M. A. Schreiber, Manual für die Planung und Durchführung von Therapiestudien. IV, 92 Seiten. 1979.

Band 14: Datenpräsentation. Frühjahrstagung, Heidelberg 1979. Herausgegeben von J. R. Möhr und C. O. Köhler. XVI, 318 Seiten. 1979.

Band 15: Probleme einer systematischen Früherkennung. 6. Frühjahrstagung, Heidelberg 1979. Herausgegeben von W. van Eimeren und A. Neiß. VI, 176 Seiten, 1979.

Band 16: Informationsverarbeitung in der Medizin -Wege und Irrwege-. Herausgegeben von C. Th. Ehlers und R. Klar. XI, 796 Seiten. 1979.

Band 17: Biometrie – heute und morgen. Interregionales Biometrisches Kolloquium 1980. Herausgegeben von W. Köpcke und K. Überla. X, 369 Seiten. 1980.

Band 18: R.-J. Fischer, Automatische Schreibfehlerkorrektur in Texten. Anwendung auf ein medizinisches Lexikon. X, 89 Seiten. 1980.

Band 19: H. J. Rath, Peristaltische Strömungen. VIII, 119 Seiten. 1980.

Band 20: Robuste Verfahren. 25. Biometrisches Kolloquium der Deutschen Region der Internationalen Biometrischen Gesellschaft, Bad Nauheim, März 1979. Herausgegeben von H. Nowak und R. Zentgraf. V, 121 Seiten. 1980.

Band 21: Betriebsärztliche Informationssysteme. Frühjahrstagung, München, 1980. Herausgegeben von J. R. Möhr und C. O. Köhler. (vergriffen)

Band 22: Modelle in der Medizin. Theorie und Praxis. Herausgegeben von H. J. Jesdinsky und V. Weidtman. XIX, 786 Seiten. 1980.

Band 23: Th. Kriedel, Effizienzanalysen von Gesundheitsprojekten. Diskussion und Anwendung auf Epilepsieambulanzen. XI, 287 Seiten. 1980.

Band 24: G. K. Wolf, Klinische Forschung mittels verteilungsunabhängiger Methoden. X, 141 Seiten. 1980.

Band 25: Ausbildung in Medizinischer Dokumentation, Statistik und Datenverarbeitung. Herausgegeben von W. Gaus. X, 122 Seiten. 1981.

Band 26: Explorative Datenanalyse. Frühjahrstagung, München, 1980. Herausgegeben von N. Victor, W. Lehmacher und W. van Eimeren. V, 211 Seiten. 1980.

Band 27: Systeme und Signalverarbeitung in der Nuklearmedizin. Frühjahrstagung, München, März 1980. Proceedings. Herausgegeben von S. J. Pöppl und D. P. Pretschner. IX, 317 Seiten. 1981.

Band 28: Nachsorge und Krankheitsverlaufsanalyse. 25. Jahrestagung der GMDS, Erlangen, September 1980. Herausgegeben von L. Horbach und C. Duhme. XII, 697 Seiten. 1981.

Band 29: Datenquellen für Sozialmedizin und Epidemiologie. Herausgegeben von R. Brennecke, E. Greiser, H. A. Paul und E. Schach. VIII, 277 Seiten. 1981.

Band 30: D. Möller, Ein geschlossenes nichtlineares Modell zur Simulation des Kurzzeitverhaltens des Kreislaufsystems und seine Anwendung zur Identifikation. XV, 225 Seiten. 1981.

Band 31: Qualitätssicherung in der Medizin. Probleme und Lösungsansätze. GMDS-Frühjahrstagung, Tübingen, 1981. Herausgegeben von H. K. Selbmann, F. W. Schwartz und W. van Eimeren. VII, 199 Seiten. 1981.

Band 32: Otto Richter, Mathematische Modelle für die klinische Forschung: enzymatische und pharmakokinetische Prozesse. IX, 196 Seiten, 1981.

Band 33: Therapiestudien. 26. Jahrestagung der GMDS, Gießen, September 1981. Herausgegeben von N. Victor, J. Dudeck und E. P. Broszio. VII, 600 Seiten. 1981.

# Medizinische Informatik und Statistik

Herausgeber: S. Koller, P. L. Reichertz und K. Überla

## 39

# Ausbildung in der Medizinischen Informatik

Vorträge und Diskussionen anläßlich einer
Fachtagung des FA 14 der GI in Berlin
am 3. - 4. März 1982

Herausgegeben
von P. L. Reichertz und P. Koeppe

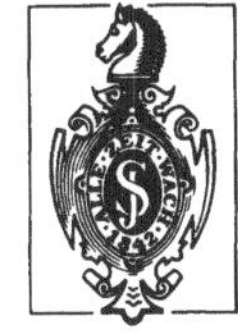

Springer-Verlag Berlin Heidelberg GmbH 1982

**Reihenherausgeber**

S. Koller  P. L. Reichertz  K. Überla

**Mitherausgeber**

J. Anderson  G. Goos  F. Gremy  H.-J. Jesdinsky  H.-J. Lange
B. Schneider  G. Segmüller  G. Wagner

**Bandherausgeber**

P. L. Reichertz
Institut für Medizinische Informatik, Medizinische Hochschule Hannover
Postfach 61 01 80, 3000 Hannover 61

P. Koeppe
Klinik für Radiologie, Nuklearmedizin und Physikalische Therapie
Freie Universität Berlin
Hindenburgdamm 30, 1000 Berlin 45

ISBN 978-3-540-11612-7

CIP-Kurztitelaufnahme der Deutschen Bibliothek:

Ausbildung in der medizinischen Informatik: Vorträge u. Diskussionen anlässl. e. Fachtagung d. FA 14
d. GI in Berlin am 3. – 4. März 1982 / hrsg. von P. L. Reichertz u. P. Koeppe.

(Medizinische Informatik und Statistik; 39)
ISBN 978-3-540-11612-7      ISBN 978-3-662-05929-6 (eBook)
DOI 10.1007/978-3-662-05929-6
NE: Reichertz, Peter L. [Hrsg.]; Gesellschaft für Informatik / Fachausschuß Anwendung der DV
in der Medizin; GT

<u>Vorwort</u>

Am 3. und 4. März 1982 fand an der Freien Universität Berlin eine Arbeitstagung mit dem Thema "Erfahrungen mit dem Anwendungsfach Medizin im Rahmen eines Informatikstudiums" statt.

Eingeladen hatte hierzu der Fachausschuß 14 "Anwendungen in der Medizin" der Gesellschaft für Informatik (GI); und unterstützt wurde die Veranstaltung von dem Fachbereich Medizinische Informatik der Gesellschaft für Medizinische Dokumentation, Informatik und Statistik (GMDS).

Teilnehmer waren Dozenten, Absolventen und Interessenten von Studiengängen der Fachrichtung Informatik mit dem Anwendungsfach Medizin. Ziel war die Diskussion der bisherigen Erfahrungen sowie die Entwicklung von Vorschlägen und Anregungen für die weitere Gestaltung dieser Studienrichtung.

Dabei standen zwei Modelle zur Diskussion: Einmal der Diplomstudiengang Informatik mit dem Anwendungsfach Medizin und einem Nebenfachanteil von 20 - 50% an den Lehrveranstaltungen, zum anderen das Studienmodell Heidelberg/Heilbronn mit einer stärkeren Betonung der medizinischen Grundlagen und der Prinzipien der Medizinischen Informatik, welches zur Verleihung des Diploms eines Informatikers in der Medizin führte.

In beiden Studienmodellen wird angestrebt, die Absolventen zu befähigen, später auch in einem anderen Anwendungsfach als Informatiker zu arbeiten.

Im Hintergrund der Tagung stand das sogenannte Reisensburger Protokoll aus dem Jahre 1973, das eine Diskussion zwischen Vertretern der GI und GMDS zusammenfaßt und in dem Grundsätze für den Aufbau eines Anwendungsfachs Medizin im Rahmen eines Informatikstudiums ebenso niedergelegt wurden wie die Prinzipien für die Weiterbildung zum Medizinischen Informatiker.

Von besonderer Wichtigkeit war auf der Tagung neben der Erörterung der Erfahrungen aus Gestaltung und Durchführung der Lehrpläne die Diskussion der Berufskarrieren und -erfahrungen derjenigen, welche entsprechende Studienpläne absolviert haben. Hieraus ergab sich eine Korrektur der Vorstellung der Anzahl derjenigen, welche auf dem Fachgebiet arbeiten und es zeigten sich Hinweise auf die Bedeutung der einzelnen Lehr-

inhalte für die Berufspraxis. (Aus diesem Grunde wurde auch in dem Ta-
gungsband eine nicht während der Tagung vorgestellte Umfrage bei Mitgliedern der GI und der GMDS zur Weiterbildungssituation aufgenommen,
ebenso wie eine zusammengefaßte Seminararbeit zum internationalen Vergleich der angebotenen Studiengänge).

Wir hoffen mit der Zusammenstellung der Beiträge und der Diskussionen
Informationsmaterial für die weitere Diskussion um die Entwicklung des
Fachgebietes Medizinische Informatik und die Lehrinhalte der entspre-
chenden Studiengänge beigetragen zu haben.

Die Herausgeber danken den an Vorbereitung und Durchführung der Tagung
beteiligten Mitarbeitern herzlich für ihren Einsatz und insbesondere
Frau Mariottini, Frau Peter, Frau Piccolo und Frau Dirkes (Hannover)
für die tatkräftige Hilfe bei der Anforderung, Überarbeitung und Zusammenstellung der Manuskripte.

Hannover/Berlin im Juli 1982

Die Herausgeber:       P.L. Reichertz            P. Koeppe

<u>Erfahrungen mit dem Anwendungsfach Medizin im Rahmen eines</u>
<u>Informatikstudiums</u>

<u>Inhalt</u>                                                      <u>Seite</u>

Das Nebenfach "MEDIZIN" im Diplomstudiengang "Informatik"


Rudolf Repges
Abteilung Medizinische Statistik und Dokumentation
Technische Hochschule Aachen


## 1. Chronologie:

Zu Beginn des Wintersemesters 1980/81 wandte sich der Vorsitzende
des Diplomprüfungsausschusses (DPA) Informatik an den Verfasser mit
dem Vorschlag, gemeinsam mit dem DPA einen Stundenplan für ein Nebenfach "Medizin" auszuarbeiten. Es standen zu dieser Zeit den Studenten folgende vier Nebenfächer zur Auswahl:

a) Mathematik
b) Physik
c) Elektrotechnik
d) Wirtschaftswissenschaften

Parallel zu der Diskussion über den Stundenplan erfolgte der Antrag
auf Genehmigung des Nebenfaches Medizin als fünftes Nebenfach an den
Minister für Wissenschaft und Forschung in Düsseldorf. Vom Ministe-
rium war bei der Errichtung des Studienganges Informatik in Nord-
rhein-Westfalen festgelegt worden, daß ein Nebenfach Medizin nur an
einer Hochschule des Landes angeboten werden soll. Die Wahl fiel
damals auf Bonn. Dort waren offenbar Schwierigkeiten bei der Medizinischen Fakultät entstanden, sodaß kein ausreichendes Lehrangebot
zustande kam und dieses Nebenfach eingestellt wurde. Damit war der
Weg für Aachen frei, und im Verlaufe des Sommersemesters 1981 wurde dem Antrag der Technischen Hochschule Aachen stattgegeben.

Inzwischen hatte die Medizinische Fakultät diesen Plan diskutiert
und unter Federführung des Verfassers eine Kommission gebildet, zu
der Kliniker, Vorkliniker, Medizintechniker und der Vorsitzende des
DPA Informatik gehörten und die etwa folgende Grundsätze festlegte:

1. Der Umfang in Vorlesungen und Übungen soll mindestens gleich
   demjenigen der übrigen Nebenfächer sein - d.h. 20-25% des Gesamtstudiums.

2. Es sollten weniger Anwendungen der Informatik in der Medizin
   gebracht werden, als vielmehr die Medizin selbst und die in ihr
   auftretenden Probleme, auch dieses in Anlehnung an die anderen
   Nebenfächer.

Nach vielen Diskussionen mit den in Frage kommenden Lehrstühlen
und ständigen Rückkopplungen mit dem DPA genehmigte die Medizinische Fakultät schließlich im WS 1980/81 einen mit diesen Randbedingungen verträglichen Stundenplan. Er soll regelmäßig fortge-
schrieben werden, in Anpassung an äußere Umstände und an eigene
und fremde Erfahrungen. Da der Stundenplan selbst nicht Gegenstand
der Diplomprüfungsordnung ist, bedarf die Fortschreibung nicht
mehr einer Genehmigung des Ministers.

## 2. Der Stundenplan

Tabelle 1 bringt den Stundenplan des Hauptfaches für den ersten
Studienabschnitt, der insgesamt V38 und Ü31 aufweist, also 69 Semesterwochenstunden, verteilt auf 4 Semester.

Erster Studienabschnitt                                      Tabelle 1

| | | 1.WS<br>V Ü | 2.SS<br>V Ü | 3.WS<br>V Ü | 4.SS<br>V Ü |
|---|---|---|---|---|---|
| Informatik: | I = Berechenbarkeit und Algorithmen | 3 2 | | | |
| | II = Programmierung | | 3 2 | | |
| | III = Rechnerstrukturen | | 3 2 | | |
| | IV = Datenstrukturen | | | 3 2 | |
| | Softwarepraktikum | | | | − 4 |
| Mathematik: | Analysis I u. II | 4 3 | 4 2 | | |
| | Lineare Algebra I + II | 4 2 | 2 1 | | |
| | Numerische Mathematik | | | 3 2 | |
| | Einf. Wth + Statistik | | | | 3 1 |
| Physk.techn. Grundlagen: | E-Technik I f.Inf. | 2 2 | | | |
| | Physik I f.Inf. | | | 4 2 | |
| | Inf.-Praktikum | | | | − 4 |
| Nebenfach | | | | | |
| − Mathematik | | | | | |
| − Physik | | | | | |
| − Elektrotechnik | | | | | |
| − Wirtschaftswissenschaften | | | | | |
| − Medizin | | | | | |

Tabelle 2 zeigt den Umfang der bisher angebotenen Nebenfächer
- 21 SWS für Mathematik, 15 SWS für die anderen. Die 25 SWS für
Medizin im ersten Studienabschnitt bleiben also durchaus im Rahmen.

Stundenplan für die anderen Nebenfächer         Tabelle 2

| | 1 V Ü | 2 V Ü | 3 V Ü | 4 V Ü | Summe |
|---|---|---|---|---|---|
| - Mathematik | | | | | |
| Mengenlehre | - 2 | | | | |
| Math. Logik | | | | 3 1 | |
| Algebra | | | 3 2 | | |
| Analysis III | | | 4 2 | | V13 |
| Weitere Vorlesungen | | | | 3 1 | Ü8 |
| - Physik | | | | | |
| Physik II | | 4 2 | | | V4 |
| Phys. Praktikum f. Informatiker | | | - 4 | - 4 | Ü10 |
| - Elektrotechnik | | | | | |
| Elektrotechnik II | | 4 2 | | | |
| Elektrotechnik III (Praktikum) | | | | - 3 | V8 |
| Elektrotechnik IV | | | | 4 2 | Ü7 |
| - Wirtschaftswissenschaften | | | | | |
| Buchhaltung | - 2 | | | | |
| Grundlagen BWL | 3 - | | | | |
| Kostenrechnung | | 2 1 | | | |
| Gr. Produktionswirtsch. | | | 2 - | | |
| Gr. Marketing | | | 2 - | | |
| Bilanzen | | | 2 - | | V11 |
| Weitere BWL-Übung | | | | - 2 | Ü5 |

Dem vorliegenden ersten Studenplan (Tabelle 3) liegt das folgende
Konzept zugrunde:

Stundenplan bis zum Vordiplom — Tabelle 3

| | | | | V | Ü |
|---|---|---|---|---|---|
| 1. WS | Zytologie | 1.-4. Woche Histologie I | | 2 | - |
| | Terminologie mit Med.-stud.(M) | | | 2 | |
| 2. SS | Morphometrie | | | | 2 |
| | Propädeutisches Seminar (Physiol.) M | | | 1 | |
| | Stoffklassen | 1.-4. Woche Biochemie I | | 1 | |
| 3. WS | Reaktionen | 7.-10.Woche Biochemie II | | 1 | |
| | Physiol. Meßtechnik I | 4 Versuche M | | | 4 |
| | Biochem. Meßtechnik | 8 Versuche | | | 3 |
| 4. SS | Biometrie | eigene Veranstaltung | | 3 | 1 |
| | Physiol. Meßtechnik II | 4 Versuche M | | | 4 |
| | Endokrinologie mit Med.-stud., Ringveranstaltung | | | | |
| | | | | 11 | 14 |

Der Informatikstudent sollte im ersten Studienabschnitt die Grundlagen-
fächer der Medizin kennen lernen, ohne sich mit Detailwissen zu bela-
sten. Dazu sind in den Medizinervorlesungen  jeweils gewisse Kapitel geeignet, z.B. das Kapitel 'Zytologie' in der mikroskopischen Anatomie
oder die Kapitel aus der Biochemie, in denen die drei Stoffklassen
vorgestellt werden, sowie das Kapitel Enzymkinetik und Massenwirkungs-
gesetz. Die Physiologie bietet eine Propädeutikvorlesung an, die im
wesentlichen das Verhalten einzelner Zellen zum Inhalt hat - Poten-
tialdifferenz, Transportprozesse, Filtrationen, Informationsaufnahme
und Informationsübertragung.
Da der Ablauf der Vorlesungen einigermaßen stereotyp ist, sollte man
recht genau die Wochen angeben können, an denen der ausgewählte Stoff
geboten wird.
Wichtiger als die Vorlesungen war uns der Versuch, in irgendeiner Weise ein Praktikum anbieten zu können. Die besonderen Schwierigkeiten
sind klar: es darf keine Kollision mit dem Numerus clausus riskiert
werden. Die Übung Morphometrie ist für Mediziner freiwillig und kann
durch eine höhere Teilnehmerzahl nur profitieren. Ein biochemisches
Praktikum für Naturwissenschaftler ist schon seit langer Zeit etabliert
und wird von Diplomanden besucht, die von der Abteilung Physiologische
Chemie betreut werden. In der Physiologie ist es üblich, jeden Versuch
in drei Schritten abzuhandeln: Vorbesprechung, praktische Durchführung,
Auswertung. Wir sahen keine Bedenken, bei einigen - insgesamt acht -
ausgewählten Versuchen in Schritt 1 und 3 einige Informatikstudenten
zuzulassen, da ja nur die Durchführung den Engpaß darstellt.

| | V | Ü |
|---|---|---|
| **Stoffgebiet I:** | | |
| Spezielle Pathologie | 4 | 2 |
| Klinische Physiologie | 2 | 1 |
| Klinische Chemie | | 3 |
| Immunologie | 1 | |
| Humangenetik | 2 | |
| Pharmakologie I/II | 4 | |
| Ökologie (in Vorbereitung) | 4 | |
| **Stoffgebiet II:** | | |
| Biomedizinische Technik I/II | je 2 | 1 |
| Math./DV in der Medizin I/II | je 3 | 1 |
| Strömungsprobleme in der Medizin I/II | je 2 | 1 |
| Aus jedem Stoffgebiet:   V8 + 1 Übungsschein | | |

Für den zweiten Studienabschnitt (Tabelle 4) werden dem Studenten
mehrere Schwerpunkte angeboten, die sich in ein rein medizinisches
und ein medizintechnisches Stoffgebiet gliedern lassen. Wir sind zur
Zeit dabei, diese Schwerpunkte zu strukturieren und durch Diskussion
mit den entsprechenden Lehrstühlen zu erweitern, sodaß wir hoffen,
medizinische Stoffgebiete bald um die Schwerpunkte Radiologie und
Ökologie erweitern zu können und  das medizintechnische Stoffgebiet
um die Schwerpunkte Biosignal- und Bildverarbeitung in der Medizin.
Aus jedem Stoffgebiet kann sich der Student Schwerpunkte aussuchen;
insgesamt muß er mindestens V8 + Ü1 pro Stoffgebiet nachweisen können - auch dies in Übereinstimmung mit den vier anderen Nebenfächern.

Zum Vorexamen sind 4 Übungsscheine vorzuweisen (Morphometrie, Physiologische Meßtechnik, Biochemische Meßtechnik, Biometrie). Die
Prüfung erfolgt als Klausur, in der Aufgaben aus allen vier Grund-
lagenfächern gestellt werden.

Die Diplomprüfung selbst ist generell mündlich, insbesondere auch
im Nebenfach. Der Kreis der möglichen Prüfer wird vom DPA festgelegt;
der Student kann sich durchaus einen Prüfer auswählen, muß aber damit

rechnen, daß dieser auch über das komplementäre Stoffgebiet Fragen stellt. Für die Vergabe von Diplomarbeiten ist in jedem Fall die Absprache mit einem der vier Informatiklehrstühle der mathematisch-naturwissenschaftlichen Fakultät erforderlich. Wir gehen davon aus, daß sich dies ebenso zwanglos einspielen wird wie es zur Zeit bei uns mit Diplomarbeiten für Mathematiker und für Ingenieure der Fall ist. Das gleiche gilt auch für Promotionen, nachdem die anfänglichen Befürchtungen der math.-nat. Fakultät über einen Niveauverlust bei extern betreuten Dissertationen offensichtlich zerstreut werden konnten.

## 3. Anzahlen

Zum Wintersemester 1980/81 beantragten 22 Studenten das Nebenfach Medizin. Von diesen waren die Hälfte höhere Semester, die zum Vorexamen bereits ein anderes Nebenfach gewählt hatten, und nur etwa ein Drittel echte Erstsemester.

Fast die gleiche Zahl von Erstsemestern - 6 Studenten - wählte zum WS 81/82 das Nebenfach Medizin. Sie ist damit in der gleichen Grössenordnung wie die Zahl der Mathematikstudenten, die die "Medizinische Statistik" als viertes Fach zur Diplomprüfung wählen und von denen etwa die Hälfte ihre Diplomarbeit bei uns anfertigt. Mit dieser Zahl erscheint es uns möglich, das Angebot bezüglich "Meßtechnik" weiter durchziehen zu können. Es ist auf maximal zehn Studenten pro Jahrgang konzipiert; eine höhere Nachfrage hätte uns ernste Kopfschmerzen bereitet.

## 4. Erfahrungen

Nach den ersten drei Semestern liegen natürlich noch keine wesentlichen Erfahrungen vor. Der Verfasser führt zu Beginn und zu Ende jeden Semesters gemeinsam mit dem Vorsitzenden des DPA Informatik eine Aussprache mit allen Medizin-Nebenfächlern durch. Das Angebot "Meßtechnik" fand großen Anklang. Das Herausschneiden der richtigen Kapitel aus den Vorlesungen hingegen hatte nirgendwo wunschgemäß funktioniert - zum einen hatten die Anatomen kurzfristig die Zeiten für mikro- und makroskopische Anatomie getauscht, zum anderen kam nach den Aminosäuren doch erst die Proteinsynthese, überdies kollidierten die Vorlesungen recht heftig mit den Grundvorlesungen der Informatik, und beide Stundenpläne sind außerordentlich rigide. Wir haben daher vor, für die Fächer Anatomie und Biochemie doch eigene Vorlesungen anzubieten, und zwar in Zusammenhang mit den Übungen, ähnlich wie es in der Physiologie geschieht. In beiden Abteilungen haben wir auch Dozenten dazu gewinnen können und wollen ab SS 82 die zweite Version des Stundenplanes einführen. Nach dem Sommersemester wird dann die erste Diplomvorprüfung stattfinden.


5. <u>SYNOPSIS</u>:    Aachen

| | |
|---|---|
| Typ des Studiengangs: | Hauptstudiengang Informatik mit Nebenfächern |
| Berufsbezeichnung: | Diplom-Informatiker |
| Beginn der Gespräche: | 1972 |
| Beginn des Studiengangs: | 1974 |
| Ausbildungsfakultät: | Mathematisch-Naturwissenschaftliche Fakultät der T.H. Aachen |
| Zugangsvoraussetzungen: | Allgemeine Hochschulreife |
| Zulassungsverfahren: | ZVS |
| Zulassung Hauptstudium: | 100/Jahr |
| Studiendauer: | mindestens 8 Semester |
| Beginn Nebenfachstudium: | 1. Semester |
| Absolv. Hauptst. seit 1978: | 113 |
| davon Nebenfach Mathematik: | 49 |
| "      "      Physik: | 5 |
| "      "      E-Technik: | 14 |
| "      "      Wirtsch.W.: | 44 |
| "      "      Medizin | frühestens 1983 |
| Berufliche Tätigkeit: | noch nicht untersucht. |

AUSBILDUNG IN MEDIZINISCHER INFORMATIK: DIE BERLINER SITUATION


P. Koeppe, G. Fuchs
Freie Universität Berlin


H.-J. Schneider
Technische Universität Berlin


## 1. Historische Entwicklung

Unabhängig voneinander sind drei Wege beschritten worden, den Studenten der Informatik der Technischen Universität Berlin die Möglichkeit zu geben, sich mit dem Gebiet der Medizinischen Informatik zu beschäftigen:

- Ab 1970 begann einer der Autoren (P.K.), im Klinikum Steglitz regelmäßig in jedem Semester eine zweistündige Vorlesung "Medizinische Informatik" zu halten, die auch jeweils etwa zu einem Drittel der Teilnehmer von TU-Studenten besucht wurde. Hierbei wurde versucht, den Hörern einen Überblick über das Gesamtgebiet der Medizinischen Informatik zu bieten; Stoffauswahl und Problematik einer solchen Vorlesung wurden im Detail an anderer Stelle publiziert /1/.

- Im Jahre 1973 versuchte der zweite Autor (G.F.), ein reguläres Nebenfach-Studium für Studenten der Informatik der TU in den Medizinischen Fachbereichen der FU zu organisieren.
Nach erfolgversprechenden organisatorischen Vorbereitungen mußte dieser Weg aufgegeben werden, da das Kuratorium der Freien Universität Berlin den Grundsatzbeschluß faßte, in numerus-clausus-Fächern keine Nebenfach-Studenten zuzulassen. Diese harte Maßnahme war notwendig geworden, da eine Reihe von Nebenfach-Studenten auf dem Gerichtswege die Zulassung zu den Medizinprüfungen mit der Begründung erwirkt hatte, sie hätten auch als Nebenfach-Studenten alle notwendigen Scheine erworben. Außerdem befürchteten die Medizinischen Fachbereiche, die Bereitstellung von Dozenten für Nebenfach-Studenten würde zum

Anlaß genommen werden, ebenfalls auf gerichtlichem Wege eine weitere Zulassung von Medizinstudenten mit dem Argument freier Lehrkapazitäten zu erwirken.

- Ab etwa Ende 1974 entwickelte sich aus einem zeitlich begrenzten Forschungsauftrag auf dem Gebiet der Medizinischen Informatik ein regelmäßiges Treffen von Informatikstudenten der TU, das bald darauf Seminarcharakter annahm.
Diese, unter der Verantwortung des dritten Autors (H.-J.S.) stehende Veranstaltung fand dann zufällig zu dem gleichen Zeitpunkt wie die o.e. Vorlesung "Medizinische Informatik" statt, so daß nicht zuletzt von studentischer Seite ein Zusammenlegen der beiden Veranstaltungen veranlaßt wurde.


## 2. Gegenwärtige Situation


Seit 1978 findet das Seminar als gemeinsame TU-FU-Veranstaltung regelmäßig statt; zunächst war vorgesehen, den Veranstaltungsort zwischen Technischer Universität und Klinikum Steglitz wechseln zu lassen, jedoch hat sich inzwischen der erstgenannte Ort als günstiger erwiesen, da auch im Klinikum Steglitz die überwiegende Anzahl der Hörer von Informatik-Studenten gestellt wurde.
Die Festsetzung der Themen erfolgt im allgemeinen in der Weise, daß zunächst anhand einer von den Seminarleitern (H.-J.S. u. P.K.) vorbereiteten Vorschlagsliste in Diskussion mit den Studenten ein Teilgebiet ausgewählt wird.

Beispiele:
- Krankenhaus-Informationssysteme,
- Automatisierung des klinisch-chemischen Labors,
- Automatisierung von Zahnarzt-Praxen,
- Computer-Tomographie,
- das Gehirn.

Innerhalb des Teilgebietes werden dann etwa 12 Themen vergeben, wobei jedes Thema von bis zu zwei Studenten bearbeitet werden kann.
Literatur wird von den Seminarleitern zur Verfügung gestellt, die sich auch die Betreuung der Vortragenden teilen.
Die Vorträge selbst werden meist zweigeteilt, so daß zwei Studenten je

30 min sprechen, woran sich eine oft sehr lebhafte Diskussion anschließt.

Die Scheinvergabe wird weiterhin an die Abgabe einer schriftlichen Fassung gebunden, wobei darauf geachtet wird, daß jeder der beiden Vortragenden einen eigenständigen Beitrag auch in Schriftform vorlegt. Die Gesamtleistung wird in einem Seminarschein benotet, der für die Diplom-Hauptprüfung als Nebenfachleistung anerkannt wird. Die einzelnen Beiträge werden vervielfältigt und als gebundenes Manuskript der Forschungsgruppe "Computerunterstützte Informationssysteme des Instituts für Angewandte Informatik" des Fachbereichs 20 (Informatik) der Technischen Universität Berlin herausgegeben.

Ein wesentliches Problem unseres Seminars sei offen dargestellt: Angesichts der vom Studiengang her erforderlichen, gleichwohl von vielen Studenten als besondere Schwierigkeit empfundene Formalisierung und Mathematisierung des Informatik-Studiums besteht eine gewisse Tendenz dahin, für die "Scheinsammlung" ein "einfaches" Nebenfach zu suchen; in der Meinung, hier dann nichts tun zu müssen. Es bedurfte daher gewisser Anstrengungen und auch einiger harter Auseinandersetzungen bis hin zur Verweigerung von Seminarscheinen, bis dieser Prozeß einer Negativ-Auswahl gestoppt werden konnte: Insbesondere in den beiden letzten Semestern wiesen die Vorträge fast durchweg ein gutes bis sehr gutes Niveau auf.

## 3. Zukünftige Absichten

Am Klinikum Steglitz der Freien Universität Berlin ist vor gut einem Jahr eine Professur für Medizinische Informatik eingerichtet worden; der Fachbereichsrat hat seine Berufungsliste abgeschlossen und dem zuständigen Senator zugeleitet. Es ist vorgesehen, nach Amtsaufnahme dieses Kollegen die Möglichkeiten für die Informatik-Studenten, sich mit der Medizinischen Informatik zu beschäftigen, quantitativ zu erweitern bis zur Einrichtung eines regulären Nebenfachstudiums etwa im Umfange der Reisensburger Empfehlungen einschließlich der Möglichkeiten der Anfertigung von Diplom-Arbeiten und Dissertationen.
Wir sind zuversichtlich, die unter 1. erwähnten Schwierigkeiten mit dem Hinweis, daß andernorts inzwischen brauchbare Lösungen gefunden wurden, überwinden zu können.

## Literatur

/1/ KOEPPE,P.
   Überlegungen zur Gestaltung einer Vorlesung 'Medizinische Infor-
   matik'
   Vortr. GMDS-Tagung Heidelberg (1975) 325-347

<u>Medizinische Informatik an der Universität Bonn</u>
Erfahrungen in  Stichworten

von

G. Oberhoffer

Institut für Medizinische Dokumentation,
Statistik und Datenverarbeitung
Universität  Bonn


**1.) Bisheriger Plan:**

Es wurde mehrere Jahre hindurch versucht, in zeitlicher und  sachlicher
Absprache mit den Fachvertretern der  mathematisch-naturwissenschaftlichen Fakultät der Universität Bonn, eine der Diplomordnung entsprechende Ausbildung von Studenten des Hauptfaches Informatik in dem geplanten
Nebenfach Medizin theoretisch und  praktisch  durchzuführen  mit  einer
knappen Grundausbildung in den Schwerpunktfächern Anatomie, normale und
pathologische Physiologie, morphologische Pathologie, Sinnesphysiologie
und Neurologie.


**2.) Begründung dieses Plans:**

Die Struktur der Sachinhalte im Fach Medizin ist heute so  komplex  und
tiefgestaffelt und der Einsatz von Informatikern in der klinischen  Medizin so verantwortungsvoll und folgenschwer, daß  eine  oberflächliche
und lückenhafte Ausbildung in Medizin die Kooperation dieser  zwei  Fächer bald in Verruf bringen würde.


**3.) Bisherige Erfahrungen:**

Trotz bester Mühe aller beteiligten Seiten war es nicht  zufriedenstellend möglich,eine für die spätere Fächerkooperation  ausreichende  Ausbildung organisatorisch und inhaltlich zu erreichen.

Hinderungsgründe waren:
a) Zeitliche Überschneidung des Informatik-Pflichtstundenplanes mit existierenden geeigneten Lehrveranstaltungen des ärztlichen Approbationsordnungs-Stundenplanes.
b) Unmöglichkeit, zusätzliche spezielle Lehrveranstaltungen in den oben erwähnten medizinischen Fächern für die Nebenfachstudenten zu organisieren entweder wegen schon zeitlicher Überlastung des regulären medizinischen Lehrpersonals dieser Fächer, oder wegen der Unmöglichkeit, zusätzliches Lehrpersonal für diesen Zweck in den genannten Fächern neu einstellen zu können.


4.) Fazit:

Der Plan konnte nicht zufriedenstellend realisiert werden.

Derzeitige Lösung in Bonn:
Empfehlung des vollen Doppelstudiums Informatik und Medizin in zeitlicher Überlappung. Beginn mit Informatik, ab Informatikvordiplom dann zusätzlich Medizin. Dabei möglichst weitergehende gegenseitige Anerkennung schon absolvierter Lehrveranstaltungen.

Hiermit konnten zunächst sehr gute Erfahrungen gemacht werden.

<u>KONZEPTE UND ERFAHRUNGEN ZUM NEBENFACHSTUDIUM MEDIZIN</u>
im Diplomstudiengang Informatik
an der Technischen Universität Braunschweig


Peter L. Reichertz
Institut für Medizinische Informatik
Medizinische Hochschule Hannover


## 1.  AUSGANGSLAGE

Die ersten Diskussionen hinsichtlich der Einführung  eines  Nebenfachstudiums an der seinerzeitigen Technischen Hochschule Braunschweig begannen unmittelbar nach der 'Reisensburger Konferenz' (1) im Jahre
1973. Damals waren Nebenfachstudiengänge noch nicht  allgemein  üblich
resp. man begann, diese einzurichten.

Wegen der noch relativ geringen Erfahrung im Hauptstudiengang Informatik in Braunschweig konnte zunächst ein Interesse  für  dieses  Nebenfachstudium nicht geweckt werden; um so mehr, als  zur  gleichen  Zeit
Diskussionen an der Technischen Universität Hannover  stattfanden,  im
Rahmen des Regionalen Forschungsprogrammes Informatik hier zusätzliche
Lehrstühle zu schaffen und die Medizin als Anwendungsschwerpunkt einzurichten.

Die Diskussionen an der Technischen Universität Hannover  führten  zunächst zur Erstellung umfangreicher Pläne von Forschungsvorhaben.  Infolge Unstimmigkeiten innerhalb  der  Technischen  Universität  selbst
wurde das Projekt jedoch nicht realisiert.

Zum gleichen Zeitpunkt erwachte erneut ein Interesse in  Braunschweig,
ein Nebenfach zum Anwendungsbiet Medizin einzurichten. Die  Initiative
kam dabei sowohl von der Medizinischen  Hochschule  Hannover  her  als
auch insbesondere direkt von der Studentenschaft. Schwierigkeiten  ergaben sich dabei aus der Entfernung zwischen Hannover und Braunschweig.
Günstig wirkte sich aus, daß im Rahmen der Elektrotechnik  Vorlesungen
über Elektromedizin gehalten wurden und sich im Rahmen des Lehrangebotes der Technischen Hochschule Braunschweig Vorlesungen über Pharmakologie, Physiologie und allgemeine Krankheitslehre für die Pharmazeuten
fanden.

Gleichzeitig wurde an der Medizinischen Hochschule Hannover im Rahmen
des Graduierten-Förderungsprogramms die Einrichtung eines Aufbaustudiums 'Theoretische Medizin' diskutiert. Neben anderen wurden Curricula für die Studiengänge 'Medizinische Informatik' und 'Biometrie' aus-
gearbeitet mit gemeinsamen Grundanteilen.

Von den Aufbaustudienplänen der Medizinischen Hochschule Hannover gelang es in der Folgezeit lediglich, den Studiengang 'Biomedizinische
Technik' einzurichten. Bei den zunehmenden Schwierigkeiten im Hinblick
auf den Numerus Clausus und die jetzt erfolgende Zwangszulassung von
Medizinstudenten mit der Folge einer Überbelegung gegenüber den ursprünglichen Planungen auf das Vierfache an der Medizinischen Hochschule Hannover wurden die weiteren Planungen hinsichtlich von Aufbau-
studiengängen nicht realisiert. Ursache hierfür war einmal die ver-
mehrte Lehreinbindung durch die gestiegenen Studentenzahlen und zum
anderen die Befürchtung, daß bei dem Angebot zusätzlicher Lehrveranstaltungen der Rückschluß auf eine noch vorhandene Lehrkapazität erfolgen könnte mit der Folge weiterer zwangsweiser Zulassungen zum Studium der Human- oder Zahnmedizin.

Parallel zu diesen Bemühungen liefen Anstrengungen, an der Medizinischen Hochschule Hannover ein Promotionsverfahren für Nichtmediziner
einzurichten. Bedenken hiergegen wurden insbesondere von Naturwissen-
schaftlern an der Medizinischen Hochschule Hannover und an der Technischen Universität Hannover angemeldet, welche in Kooperation standen
und die Schaffung eines 'Ausweich-Promotionsverfahrens' mit gesenkten
Anforderungen befürchteten. Im Hinblick auf die enge Verzahnung mit
der Medizin wurden diese Gespräche jedoch zunehmend konkretisiert,
fanden aber infolge der notwendigen Genehmigungsverfahren erst ihren
Abschluß in der Genehmigung der Promotionsordnung der Medizinischen
Hochschule Hannover für die Verleihung des Grades Doktor der Humanbiologie (Dr. rer. biol. hum.) in der Fassung vom 21.4.1979.

```
Anwendungsfächer:

- Betriebswirtschaftslehre
- Industriebetriebslehre
- Statistik und Ökonometrie
- Medizin
- Elektromedizin und Biosignalverarbeitung
- Signalverarbeitung
- Rechnergestützte Nachrichtennetze
- Elektrische Energieverteilungs- und Regelungstechnik
- Verkehrslenkung und -sicherung
- Konstruktionstechnik
- Physik
- Mathematik
```

Abbildung 1:   1975 eingerichtete Anwendungsfächer Studiengang Informa-
               tik, Braunschweig


## 2. EINRICHTUNG DES NEBENFACHSTUDIENGANGES IN BRAUNSCHWEIG

Nach den auf der Basis der Reisensburger Protokolle (1, s.a. 4, 5, 6,
7) geführten Vorgesprächen wurde das Nebenfachstudium 'Medizin' im Diplomstudiengang Informatik an der Technischen Universität Braunschweig
1974-1975 eingeführt (1).

Nach dem Vordiplom mit den Voraussetzungen in Informatik, Mathematik
und Elektrotechnik kann der Student aus den 4 Gebieten:

- Theoretische Informatik
- Systemorientierte Informatik
- Anwendungsorientierte Informatik
- Technische Informatik

drei zur Prüfung auswählen.

----------------------------------

(1) Studiengang Informatik an der Technischen Universität Braunschweig
    (Technische Universität Carolo-Wilhelmina zu Braunschweig, Braun-
    schweig: 1975).

Zusätzlich muß ein Nebenfach gewählt werden. Hierzu stehen die in Abbildung 1 beschriebenen Anwendungsfächer zur Verfügung.

Im Anwendungsfach Medizin wurden die Schwerpunkte

- Medizinische Informationssysteme
- Elektromedizin und Biosignalverarbeitung
- Pharmakologie

angeboten.

Für alle Schwerpunkte wurden die in Abbildung 2 (2) dargestellten Grundlagen angeboten. Die Vorlesungen zu Anatomie und Physiologie sollten gemeinsam mit den Studenten der Pharmazie besucht werden. Die Grundlagen der Datenverarbeitung in der Medizin stellten eine wesentliche Hauptveranstaltung dar. Im ersten Teil wurden allgemeine Probleme der Medizinischen Informatik im Hinblick auf die Umfelder der Medizin dargestellt, während im zweiten Teil spezielle Informations- und Anwendungssysteme vorgestellt wurden (s. Abb. 3). Zum späteren Zeitpunkt kamen hier auch Vorlesungen zur Einführung in die Medizin für Nichtmediziner hinzu.

Angeboten wurden weiterhin nach den beiden Hauptvorlesungen der Datenverarbeitung in der Medizin Exkursionen zur Medizinischen Hochschule Hannover, welche später durch zusätzliche flankierende Vorlesungen unterstützt wurden.

Der Schwerpunkt 'Medizinische Informationssysteme' (s. Abb. 4) umfaßt ein Seminar zur Medizinischen Informatik sowie weitere Vorlesungen betreffend Datenstrukturen in medizinischen Informationssystemen. Kasuistisch wurden hierzu auch jeweils weitere Veranstaltungen angeboten.

Der Schwerpunkt 'Elektromedizin und Biosignalverarbeitung' (s. Abb. 5) nutzte die Tatsache, daß im Rahmen des Studiums der Elektrotechnik Messgrundlagen für die Messtechnik biomedizinischer Größen angeboten wurden und spezielle Vorlesungen hinsichtlich der medizinischen elektrischen Messgeräte und Diagnostikverfahren. Schwerpunkt war hierbei auch die klinisch orientierte Vorlesung über das Elektrokardiogramm.

--------------------------------------------------

(2) V: Vorlesungen, O: Übungen

| 1. Grundlagen (für alle drei Schwerpunkte) | V | 0 |
|---|---|---|
| Anatomie u. Physiologie I | 2 | 0 |
| Anatomie u. Physiologie II | 2 | 0 |
| Anatomie u. Physiologie III | 2 | 0 |
| Anatomie u. Physiologie IV | 2 | 0 |
| Grundl. d. Datenverarb. i.d. Med. I | 2 | 0 |
| Grundl. d. Datenverarb. i.d. Med. II | 2 | 0 |
| Grundl. d. ärztl. Methodik | 1 | 0 |
| | 13 | 0 |

Abbildung 2: Grundlagen Anwendungsfach Medizin

A) Grundlagen der Medizinischen Informatik I (Auswahl):
   Definition des Anwendungsgebietes
   Umwelt der Medizin und Infrastruktur
   Ausbildungsgänge in der Medizin
   Funktionen im System der medizinischen Versorgung:
           Diagnose
           Therapie
           Prognose
   Gesamtanalytische Aspekte
   Begriff der Medizinischen Dokumentation
   Instanzen der medizinischen Versorgung:
           Ärztliche Praxis
           Krankenhaus
           Rehabilitation
           Öffentliche Gesundheitsversorgung
   Systemanalytische Aspekte Bundesrepublik Deutschland
   Generalisierung d. Probleme d. Datenverarb. i.d. Medizin

B) Probleme der medizinischen Datenverarbeitung II (Auswahl):
   Grundbegriffe der Systemanalyse und des Projektmanagements
   Die Datenbank in einem medizinischen Informationssystem
   Benutzerverhalten
   Befundungssysteme
           Fallbeispiel DADIMOPS
           Fallbeispiel AMAP/DIES
   Biosignalanalyse:
           EKG
           EEG
   Administrativsysteme
   Spezielle Systeme:
           Radiologie
           Computertomographie
           Radiotherapie
           Pathologie
           Intensivmedizin
           Nuklearmedizin
           Klartextanalyse
   etc.

Abbildung 3: Inhalt der Hauptvorlesungen Medizinische Informatik

| 2. Medizinische Informationssysteme | V | O |
|---|---|---|
| Seminar zur Med. Informatik | 0 | 2 |
| Datenstrukturen in Med. Informationssyst. | 1 | 0 |
| Weitere Veranstaltungen aus 3. und 4. ca. | 4 | 0 |
| | 5 | 2 |

Abbildung 4: Schwerpunkt Med. Informationssysteme

| 3. Elektromedizin u. Biosignalverarbeitung | V | O |
|---|---|---|
| Elektr. Messung biomed. Größen | 2 | 1 |
| Elektromedizin I | 1 | 0 |
| Elektromedizin II | 1 | 0 |
| Weitere Veranstaltungen aus 2. und 4. ca. | 2 | 0 |
| | 6 | 1 |

Abbildung 5: Schwerpunkt Elektromedizin und Biosignalverarbeitung

| 4. Pharmakologie | V | O |
|---|---|---|
| Allgem. Pharmakologie I | 1 | 0 |
| Allgem. Pharmakologie II | 1 | 0 |
| Allgem. Pharmakologie III | 1 | 0 |
| Allgem. Pharmakologie IV | 1 | 0 |
| Neurophysiologie u. Pharmakologie I | 1 | 0 |
| Neurophysiologie u. Pharmakologie II | 1 | 0 |
| Weitere Veranstaltungen aus 2. und 3. ca. | 2 | 0 |
| | 8 | 0 |

Abbildung 6: Schwerpunkt Pharmakologie

Der Schwerpunkt 'Pharmakologie' sollte die besonderen Gegebenheiten des Pharmazie-Studiums in Braunschweig nutzen und therapeutische Aspekte in den Vordergrund rücken. Insbesondere wurden die hier auch angebotenen Vorlesungen zur Neurophysiologie (s. Abb. 5) auch den Studenten der anderen Schwerpunkte empfohlen, insbesondere als hier zusätzlich Grundlagen der Physiologie gelehrt wurden.

## 3. ERFAHRUNGEN IM UNTERRICHT

Bei der Gestaltung der Vorlesungen erwies es sich bald als notwendig, den dargebotenen Stoff für das Informatik-Studium gesondert aufzuarbeiten und in einer angemessenen Form vorzutragen. Hierzu erwies es sich als sinnvoll, Konzepte und Denkmodelle der Informatik zu benutzen und für die Darstellung zu verwenden.

Im Rahmen der wenigen zur Verfügung stehenden Zeit und im Hinblick auf das Gesamtstudium schien es nicht ratsam, Untermengen von faktischem Wissen anzubieten aus dem Lehrplan der Studenten der Medizin oder anderer Fächer. Dies machte sich insbesondere im Hinblick auf die Vorlesungen der Pharmazie bemerkbar, da hier die Gegebenheiten der Informatik nur wenig Berücksichtigung finden konnten. Spezielle Vorlesungen zum Gebiet der Anatomie und Physiologie bzw. der allgemeinen Krankheitslehre hingegen fanden wiederum großen Anklang bei den Studenten.

Die Möglichkeit, Exkursionen nach Hannover durchzuführen und hier Anwendungssysteme praktisch kennenzulernen, wurde außerordentlich gut genutzt. Hier bot sich den Studenten die Möglichkeit, die theoretisch dargestellten Aspekte einmal in der praktischen Arbeit nachzuvollziehen und in die Atmosphäre eines Großklinikums eingeführt zu werden.

Bei einer allgemein theoriebetonten Ausbildung der Informatik an den Universitäten wurde die Möglichkeit sehr begrüßt, Studien- und Diplomarbeiten im Anwendunggsgebiet Medizin durchzuführen. Hier wurde die Möglichkeit gesehen, in praktischer, systemanalytischer und systemkonstruktiver Tätigkeit erarbeitetes Wissen anzuwenden und Erfahrungen mit Realsystemen zu gewinnen. Auf der anderen Seite bot sich von der Medizin bzw. der Medizinischen Informatik her die Gelegenheit, die Studenten mit konkreten Konstruktionsaufgaben auf dem Gebiet der Entwicklung von Informationssystemen in der Medizin zu betrauen.

Hinsichtlich der Koordination traten gelegentlich Schwierigkeiten im Hinblick auf zusätzlich eingebaute Lehrverpflichtungen auf. Erlahmendes Interesse der Anbieter oder zeitliche Konflikte mit angebotenen eigenen Vorlesungen führten zu Koordinations- resp. Angebotsschwierigkeiten.

Vorwiegend genutzt wurde der Schwerpunkt 'Med. Informationssysteme' mit entsprechender Teilnahme an Exkursionen und der Durchführung von

Studien- und Diplomarbeiten. Die anderen Modelle erwiesen sich nur als
bedingt lebensfähig resp. führten zu Schwierigekeiten im Lehrangebot.

Eine andere Erfahrung kontrastiert scharf mit den Beobachtungen in der
Lehre der Humanmedizin. Bei einmal eingestellten Studentenzahlen am
Anfang des Semesters werden in den einzelnen Vorlesungen Teilnahmefre-
quenzen von konstant fast 100% beobachtet.


## 4. STUDENTENZAHLEN MED. INFORMATIONSSYSTEME

Die in den Grundvorlesungen und im Schwerpunkt 'Med. Informationssysteme' vom Institut für Medizinische Informatik der Med. Hochschule
Hannover betreuten Studenten zeigten im Hinblick auf Frequenz und Beteiligung ein unterschiedliches Verhalten während der letzten Jahre.
Im allgemeinen konnte ein stärkerer Zugang zu den orientierenden Vorlesungen einschließlich der Einführung in die Methoden der Medizin beobachtet werden. Die hier gesehenen Studenten bewegten sich in einer
Größenordnung von 20/Jahr.

Die Zahl der sich am weiterführenden Studium Beteiligenden lag in den
einzelnen Veranstaltungen jeweils in der Größenordnung zwischen 10 und
15/Semester mit wechselnden Tendenzen.


Abb. 7 gibt eine Übersicht über die abgefaßten Seminar-, Studien- und
Diplomarbeiten sowie über die im Bereich des Instituts durchgeführten
Diplomprüfungen zum Nebenfach Med. Informatik. Hier zeigt sich zunächst eine Frequenz von Seminararbeiten um 10/Jahr, welche dann etwas
absackt und sodann wieder eine zunehmende Tendenz zeigt. Entsprechend
erreichte die Zahl der Diplomprüfungen im Jahr 1980 mit 13 ein Maximum.
Ein starkes Ansteigen der Zahl der Diplom- und Studienarbeiten ist im
Augenblick zu beobachten. Abb. 8 gibt die Daten der Abb. 7 akkumuliert
wieder, um das Gesamtverhalten zu kennzeichnen. Hier zeigen sich die
unterschiedlichen Anstiege während der Beobachtungsjahre. Auch lassen
sich aus dieser Abbildung die Relationen zwischen Eingangsteilnehmer
und Abschlüssen im Nebenfach ablesen, wobei jedoch eine 2-jährige Ver-
zögerung zu beachten ist.

Tabelle 1 gibt eine Gesamtübersicht über die insgesamt durchgeführten
Studien-, Seminar-, Diplomarbeiten und Diplomprüfungen, soweit der

Schwerpunkt Med. Informationssysteme und/oder das Institut für Medizinische Informatik der Medizinischen Hochschule Hannover betroffen war.

In anderen Bereichen sind bisher keine Diplomprüfungen im Anwendungsfach Medizin durchgeführt worden.

TABELLE 1

Gesamtübersicht Inst. f. Med. Informatik, MHH

Art der Tätigkeit '1975-1982'

| | |
|---|---|
| Seminararbeiten | 55 |
| Studienarbeiten | 16 |
| Diplomarbeiten | 17 |
| Diplomprüfungen | 29 |

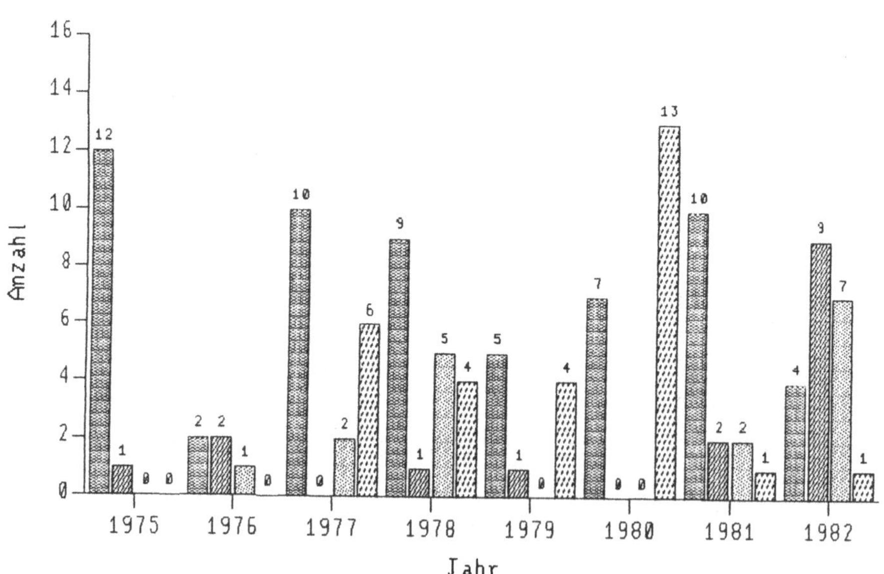


Abbildung 7: Studentenzahlen Inst. f. Med. Informatik, MHH

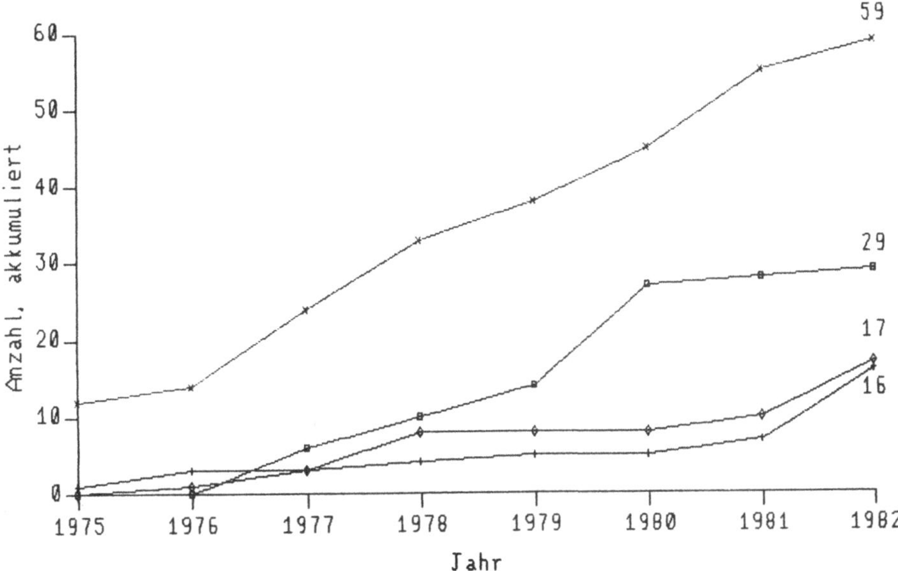


Abbildung 8: Akkumulierte Werte der Abb. 7

## 5. PROMOTION

Wie eingangs ausgeführt, konnte die Promotionsordnung zum Dr. rer. biol.
hum. an der Medizinischen Hochschule im Jahre 1979 genehmigt werden.

Zulassungsvoraussetzungen sind:

1. Wissenschaftliches Studium an einer nicht-humanmedizinischen Fakultät einer wissenschaftlichen Hochschule,

2. Mindestens zweijährige Mitarbeit in einer wissenschaftlichen medizinischen Einrichtung,

3. Anfertigung einer Dissertation.

Thema und Konzeption der Dissertation sollten in der Regel  mit  einem
Mitglied des Lehrkörpers der Medizinischen Hochschule Hannover  vorher
vereinbart worden sein. Anerkannt werden kann  auch  eine  schon  ver-

öffentlichte wissenschaftliche Arbeit, welche zusammen mit demjenigen erfolgt sein kann, welcher die Arbeit angeregt und beaufsichtigt hat. Seit dem Erscheinen sollten jedoch in der Regel nicht mehr als zwei Jahre vergangen sein.

Es werden ein Referent und zwei Korreferenten als Gutachter bestellt. Einer der Korreferenten kann einer anderen Hochschule mit Promotionsrecht angehören.

Die mündliche Prüfung findet als Kolloquium in einem Haupt- und zwei Nebenfächern vor einem Prüfungsausschuß statt. Zwei der Fächer sollen an der Medizinischen Hochschule Hannover vertreten sein.

Bisher wurde eine Promotion in dem Fach Medizinische Informatik abgeschlossen, weitere sind in Vorbereitung.

## 6. WEITERER BERUFSWEG DER STUDIENABSOLVENTEN

Wünschenswert wäre es, Hinweise über die weiteren Berufsschicksale der Studienabsolventen zu erhalten. Leider war dies bis zur Durchführung der Konferenz nicht in dem gewünschten Umfang möglich (siehe auch Beitrag Raufmann).

Nach den vorliegenden Informationen finden Plazierungen in vom Bund geförderten Forschungs- und Entwicklungsprojekten in Medizinischer Informatik, in der Industrie und in wissenschaftlichen Instituten statt. An der Medizinischen Hochschule Hannover allein arbeiten im Institut für Med. Informatik bisher 5 Assistenten (1 weibl., 4 männl.; die Einstellung einer weiteren Assistentin und eines Assistenten sind vorgesehen. Von diesen 7 Studienabsolventen haben 5 auch die Nebenfachprüfung abgelegt. Die anderen beiden haben den medizinischen Anwendungsbereich durch Diplom- oder Studienarbeiten kennengelernt). Informationen liegen aber auch vor, daß Studienabsolventen auf einem ganz anderen Gebiet beruflich tätig werden als im Anwendungsfach Medizin. Als Ursache hierfür ist zum Teil ein kompetitives Industrieangebot anzuführen ebenso wie die am Studienort im Rahmen anderer Universitätsinstitute gebotene Arbeitsmöglichkeit.

## 7. SCHLUSSFOLGERUNGEN

Die bisherigen Beobachtungen im Nebenfachstudium Medizin zeigen ein wechselndes Interesse. Insgesamt pendelte sich die Zahl der Studierenden auf einen Mittelwert um 10/Semester ein. Die Zahl derjenigen, welche dann auch die Diplomprüfung in diesem Anwendungsfach ablegen, liegt jedoch niedriger und beträgt etwa 6/Jahr.

In Abb. 9 wird eine Synopsis über die bisherigen Kennzahlen gegeben. Im einzelnen konnten folgende Beobachtungen gemacht werden:

1. Vorlesungen aus dem Medizinbereich müssen, von wenigen Ausnahmen abgesehen, für die Studenten der Informatik eigens aufgearbeitet werden. Es genügt nicht, Untermengen medizinischen Wissens zu bringen. Dieses Wissen muß an die Vorstellungswelt der Informatiker angepaßt werden und modellhaft einen Einblick in die Denk-, Schluß- und Arbeitsweisen der Medizin vermitteln, ebenso wie in das organisatorische Umfeld.

2. Erfahrungsgemäß ergeben sich Schwierigkeiten bei der Koordination mit anderen Lehrveranstaltungen, solange die Nebenfach-Vorlesungen nicht zur eigentlichen Lehraufgabe gehören resp. im Rahmen eines Lehrauftrages eingepaßt sind.

3. Eingangs der Nebenfach-Vorlesungen findet sich eine größere Studentenzahl, welche sich offensichtlich einen Überblick über das Anwendungsgebiet verschaffen möchte. Danach kann von einer durchschnittlichen Zahl von 10 Studenten ausgegangen werden. Bei der starken Diversifikation der Anwendungsfächer im Studiengang Braunschweig und einer Gesamtzulassung von etwa 80 Studenten/Jahr ist dies ein beachtlicher Anteil (3). Teilweise war und ist die Medizin das größte einzelne Anwendungsfach in diesem Studiengang. Dies wird auch dadurch verdeutlicht, daß bei den 77 insgesamt seit 1975 abgelegten Diplomhauptprüfungen in 29 Fällen, also in 38%, eine Prüfung im Nebenfach Medizin erfolgte.

------------------------------------------

(3) Dabei ist zu berücksichtigen, daß insgesamt 12 Anwendungsfächer zur Auswahl stehen.

```
SYNOPSIS:   Braunschweig/Hannover

Typ des Studiengangs:            Informatik Hauptstudiengang
                                 mit Nebenfach
Berufsbezeichnung:               Dipl.-Inform.
Beginn der Gespräche:            1972/73
Beginn des Studiengangs:         1975
Ausbildungsort:                  Braunschweig
Zugangsvoraussetzungen:          Allgemeine Hochschulreife
Zulassungsverfahren:             örtlich (demnächst ZVS)
Zulassung Hauptstudium:          etwa 85/Jahr (Mittelw. 75)
Bewerb. Hauptstudiengang:        derz. etwa 300/Jahr
Studiendauer:                    mindestens 8 Semester
Beg. Nebenfachstudium:           nach dem Vordiplom
                                 (Orientierung der Studenten
                                  beginnt jedoch meist früher)

Absolv. Hauptst. seit 1975:      77          Mittelw.  12.8
Absolv. Nebenf. seit 1977:       29          Mittelw.   5.8
Berufliche Tätigkeit:            Medizinbezug        33%
                                 ohne Medizinbezug   67%
Aufteilung (Medizinbezug in Klammern):
                                 Forschung und Lehre   62  (71) %
                                 Industrie u. öffent-
                                 licher Bereich        33  (14) %
                                 DV-Hersteller          5  (14) %



Abbildung 9: Synopsis Studiengang Braunschweig/Hannover
```

4. Die Vorlesungen sollten einen exemplarischen Charakter tragen  auch
   im Hinblick auf das allgemeine Anwenderverhalten und die  Abbildung
   empirischer  oder soziologischer Systeme in die formalen Zwänge der
   Informatik. Ein solches Vorgehen gestattet es den Studenten später,
   auch in einem anderen Anwendungsfach tätig zu werden.

5. Die Durchführung von Studien- und Diplomarbeiten auf dem Gebiet der
   Medizin wird von den Studenten als Hinwendung zu praktischen Anwendungen der Informatik begrüßt.

6. Es ist erforderlich, daß sich eine  Institution  verantwortlich  um
   das Anwendungsfach bemüht.

7. Einen wesentlichen Anreiz bieten Promotionsmöglichkeiten im medizinischen Bereich für Informatiker. Dies schlägt sich auch  in  einer
   späteren Tätigkeit an der  Hochschule  als  wissenschaftlicher  und
   Hochschulassistent nieder.

Wünschenswert wäre die Bereitstellung breiterer Möglichkeiten für die Ausbildung. Die Zahl der zur Verfügung stehenden Lehraufträge für dieses Spezialgebiet (im Augenblick 3) ist zu gering und müßte erhöht werden. Entsprechende Vorschläge werden derzeit bearbeitet.

Schwierigkeiten bietet auch die Versorgung der Studenten mit entsprechender Literatur. Dies wurde bisher weitestgehend vom Institut für Medizinische Informatik der Medizinischen Hochschule Hannover durchgeführt. Die Einrichtung spezieller Unterbibliotheken resp. Arbeitsunterlagen wäre begrüßenswert im Hinblick auf die Erstellung von Seminar-, Studien- und Diplomarbeiten.

LITERATURVERZEICHNIS


1. <u>Anonym</u>: Reisensburger Protokolle. Red.: Reichertz, P.L., Med. Hochschule Hannover, (Dept. f. Biometrie u. Med. Informatik, Hannover: 1973); siehe auch überarbeitete Fassung Koeppe, P. (1976)

2. <u>Koeppe, P.</u> Education in Medical Information in the Federal Republic of Germany. Meth. Inform. Med. 16 (1977) 160-167

3. <u>Koeppe, P., Reichertz, P.L.</u> Übersicht über Stand und Ausbildung in der Medizinischen Informatik. In: Möhr, J.R., Köhler, C.O., (Hrsg.): Datenpräsentation. Frühjahrstagung GMDS 1979, Bd. 14, Reihe Medizinische Informatik und Statistik, (Springer, Heidelberg: 1979), 220-231

4. <u>Reichertz, P.L.</u> Medical Informatics in the Federal Republic of Germany. MEDIS'75, Oct. 7-9, 1975 (Kansai Institute of Information Systems, Tokyo: 1975), 197-205

5. <u>Reichertz, P.L.</u> Educational requirements to prepare for expanded usage of information and computer science in health. In: Weller, C. (edit.): Computer applications in health care delivery, 7th Annual meeting of the Society for Advanced Medical Systems, Houston (New York: 1976), 113-120

6. <u>Reichertz, P.L.</u> Education. Computer Programs in Biomedicine 5 (1976) 206-214

7. <u>Reichertz, P.L.</u> Present status of education in medical informatics in the Federal Republic of Germany. MEDIS'78 International Symposium on Information System, Oct. 2-6 1978, Workshop 'Education in Medical Informatics' (published in: Computer Society of Japan (1978, 10/11)) 1-14

'Einführung in die Medizin für Nichtmediziner'
Bilanz eines Ausbildungskonzeptes nach 6 Jahren.


Otto Rienhoff

Institut für Med. Informatik
Medizinische Hochschule Hannover


## 1. PROBLEMSTELLUNG

Innerhalb des Arbeitsfeldes Medizinische Informatik  wie auch bei ver-
gleichbaren  medizinischen akademischen Assistenzberufen (z.B.  Med.
Physiker,  Bioingenieur)  bestand seit den 60er Jahren Bedarf an einem
Curriculum,  das  die Medizin in  knapper Form als  Ganzes beschreibt.
Folgende Zielgruppen waren auf akademischem Niveau zu unterscheiden:

1. in der Medizin (z.B. der Med.  Informatik) tätige, in nichtmedizinischen  Fachrichtungen  ausgebildete  Wissenschaftler
   (z.B. Betriebswirte, Ingenieure)

2. Studenten, die in speziell eingerichteten Studiengängen ausgebildet werden (z.B. Med. Physik, Med. Informatik).

Im folgenden sei aus dem breiten Spektrum der medizinischen Assistenz-
berufe,  für die  die Einführung eines Curriculums  'Einführung in die
Medizin für  Nichtmediziner' relevant wäre,  aufgrund  der Ausrichtung
der Arbeitstagung  nur die Medizinische Informatik  (2,4)  betrachtet.
Die dargestellten  Analysen und  Ergebnisse gelten  jedoch für  andere
Fächer analog.

1976 war trotz mehrjähriger konzeptioneller Bemühungen (z.B. Reisensburg
1973, Tab.  1) noch kein in sich geschlossenes Curriculum zur Vermittlung primär medizinischer Inhalte entstanden.  In den vorhandenen Einrichtungen (z.B. Studiengänge in München, Hamburg, Braunschweig, Heilbronn) unterrichteten Ärzte Medizin im wesentlichen als Untermenge des
klassischen Studienstoffes im Studienfach Medizin.

| Themenbereich | Gewicht (%) | | Gewicht (%) | |
|---|---|---|---|---|
| 1 Struktur und Funktion des menschlichen Körpers | 20 | V | 28 | |
| 2 Krankheitslehre (Pathophysiologie) | 14 | V | 19 | |
| 3 Medizinische Terminologie | 3 | V | 8 | SS, 55 |
| 4 Therapeutische Prinzipien | 6 | D | 5 | |
| 5 Methodenkritik der medizinischen Denk- und Schlussweisen | 5 | D | 7 | |
| 6 Klinisch-chemische u. klinisch-physikalische Arbeitsmethoden | 8 | V | 11 | |
| 7 Mensch und Umwelt | 4 | D | 6 | |
| 8 Krankenhausbetriebslehre | 6 | D | 8 | |
| 9 Organisationsformen im Gesundheitswesen; Recht | 6 | V | 8 | WS, 45 |
| | | | ----- | |
| 10 Biostatistik | 6 | D | 100 | |
| 11 Biomathematische Modelle (z.B. Epidemiologie) | 4 | D | | |
| 12 spezielle Probleme der Medizinischen Datenverarbeitung | 14 | D | | |
| 13 Dokumentation | 4 | D | | |
| | ------ | | | |
| | 100 | | | |

Tab. 1:

Auf der Reisensburger Tagung wurde für das Nebenfach Medizin aus einem
'Idealcurriculum' der folgende Katalog erarbeitet. Zur Gewichtung
(Stundenzahl) erfolgt links eine Angabe in Prozent. Daneben befindet
sich der Vermerk, ob eine Ableistung während des Grundstudiums (bis
zum Vordiplom (V)) oder später (zwischen Vordiplom- und Diplomprüfung
(D)) empfohlen wird.
In der rechten Zahlenspalte sind die Prozentwerte so angegeben wie sie
im Braunschweiger Curriculum im Sommersemester (SS)(Medizin) und im
Wintersemester (WS)(Methodik) im Hauptstudiengang Informatik mit
Nebenfach Medizin unterrichtet werden. Die restlichen 28 Prozent des
Reisensburger Katalogs sind in andere Vorlesungen integriert (3).

Auch heute gibt es nur wenige Ansätze, den klassischen medizinischen Lehrstil (Begreifen des Zusammenhanges aufgrund der Kenntnis vieler Einzelheiten) durch den als notwendig erachteten umgekehrten Ansatz (Darstellung der Prinzipien und Verdeutlichung anhand einzelner Beispiele) zu ersetzen. Es geht bei einer Einführung nicht um ein tiefes Detail- und Anwendungsverständnis, sondern um ein allgemeines Sinnverständnis. Ein wichtiges Lernziel ist das Begreifen der Medizin als empirische Wissenschaft. Darüber hinaus soll der Student selbständig entscheiden können, wie in der Medizin Entscheidungsfindung und Handeln im Rahmen eines gesellschaftlichen Wertesystems abläuft und bedingt ist.


## 2. ENTWICKLUNG DES AUSBILDUNGSKONZEPTES

Im Frühjahr 1976 wurde deshalb an der Medizinischen Hochschule Hannover (MHH) eine 3-semestrige Einführungsvorlesung in die Medizin entworfen, die den auf der Reisensburg 1973 gestellten Forderungen zu entsprechen suchte. Die inhaltliche Gliederung wurde seinerzeit semesterweise wie folgt vorgesehen:

   I   Vom Erbe über den Bau der Funktion
   II   Krankheiten als Systemstörungen
   III  Diagnostik und Therapie

Ein detailliert gegliedertes Konzept bestimmte die Lerninhalte, Medien etc., und war so angelegt, daß die Kurzform der Vorlesung mit zwei Wochenstunden für die Unterrichtung der Zielgruppe 1 an der MHH und eine doppelt so umfangreiche Version für den Studiengang 'Medizinische Informatik' in Braunschweig (2) zu verwenden war.

1976/77 wurde nach diesen Vorarbeiten die Vorlesung an der MHH durchgeführt. Die Erfahrungen hieraus führten zu einer überarbeiteten kürzeren Version, die insbesondere im Bereich der Nosologie erheblich gestrafft worden war. Diese '2. Generation' ist einerseits seit 1979 für die Seminarkursstelle der Universität Hannover im Rahmen der Erwachsenenbildung didaktisch aufgearbeitet worden, zum anderen wurde die Einführung in die Medizin im Braunschweiger Curriculum zweisemestrig (4 Semesterwochenstunden) ab 1981 ausgelegt, wobei die traditionelle Wintervorlesung 'Einführung in die ärztliche Methodik' überarbeitet und auf eine neue Sommervorlesung 'Einführung in die

Medizin' abgestimmt wurde.

Weitere grundsätzliche Erfahrungen wurden dadurch gewonnen, daß in den
Jahren 1979 und 1980 im Rahmen des Bund-Länder-Modellversuches 'Konzeption und Entwicklung von Studiengängen im Bereich Bibliothek,
Information und Dokumentation' ein neues Curriculum 'Diplomdokumentar
Fachrichtung Biowissenschaften' für die Fachhochschule Hannover entwickelt und ab 1981 eingerichtet wurde. In diesem Zusammenhang wurde
die Frage der Fachausbildung, die auch für die Spezialdokumentare
ansteht, noch einmal systematisch überdacht, die verfügbaren Erfahrungen der Dokumentationsassistentinnenschulen in Gießen und Ulm, des
Studienganges in Heilbronn und der Diplomstudiengänge Informatik mit
Nebenfach Medizin wurden ausgewertet. Das dabei entwickelte Fachkon-
zept für den Fachunterricht ist weitgehend der Auslegung des Fachun-
terrichtes in dem Hamburger Studiengang (Informatik mit Nebenfach
Medizin) vergleichbar. Lediglich einige weiterbildende Lerneinheiten
sind in dem Curriculum für die wissenschaftliche Hochschule gegenüber
dem Curriculum für die Fachhochschule zusätzlich vertreten. Auch die
Arbeiten im Rahmen des Bund-Länder-Modellversuches unterstrichen die
Notwendigkeit für eine prinzipielle Darstellungsweise der Medizin bzw.
Biowissenschaften im Gegensatz zur Vermittlung von Fachdetailwissen.
Gleichzeitig mußte jedoch die betrübliche Feststellung gemacht werden,
daß ähnlich wie an den meisten wissenschaftlichen Hochschulen, auch an
der Fachhochschule geeignete Lehrveranstaltungen mit einem entsprechenden Unterrichtskonzept nicht spontan verfügbar sind und deshalb
neu entwickelt werden müssen.


## 3. ERFAHRUNGEN UND SCHLUSSFOLGERUNGEN

Nach jetzt 6-jährigen Erfahrungen lassen sich im Hinblick auf die Vorbereitung und Durchführbarkeit einer prinzipiell orientierten
Einführung in die Medizin für Nichtmediziner folgende Aussagen
ableiten:

- Auch die Darstellung der Medizin in Prinzipien ist ohne
  gezielte Vermittlung von Detailkenntnissen nicht möglich,
  wenn sie nicht in einem zu abstrakten Raum bleiben soll.
  Oder positiv ausgedrückt: die exemplarische Darstellung ver-
  langt mit sehr viel Erfahrung und Sorgfalt ausgewählte
  Demonstrationsbeispiele.

- Der prinzipiellen Darstellung des Stoffes sind mit dem Modellbegriff nicht vertraute Studenten nur begrenzt gewachsen.

- Es existieren kaum Unterrichtsbücher, die sich als vorlesungsbegleitende Texte eignen.

- Eine Komprimierung des Gesamtstoffes unter 50 Unterrichtsstunden ist nicht sinnvoll möglich.

- Gelegentliche Kliniksexkursionen führen nicht zu einem Verständnis der tatsächlichen Funktionsabläufe und Prioritätenstrukturen im medizinischen Alltag.

Alle in dieser Arbeit genannten hohen Anforderungen an die Ausgestaltung eines Lehrkonzeptes verlangen von dem Dozenten eine intensive Auseinandersetzung mit Fragen der Hochschuldidaktik. Medizin läßt sich, so der wesentlichste Punkt der 6-jährigen Erfahrung, in dieser komprimierten Form nicht als Frontalvorlesung darbieten. Vielmehr muß ein seminaristischer Unterricht, wenn möglich mit erheblicher Kleingruppenarbeit, angestrebt werden.

Für den Dozenten bedeutet dies, daß der Aufwand zur Vorbereitung und Durchführung der Lehrveranstaltungen steigt. Bei diesem Verfahren wird mit etwa 30 Studenten pro Lehrveranstaltung das Maximum der von einem Dozenten beherrschbaren Gruppe erreicht. Umgekehrt muß festgestellt werden, daß die so an der Universität Braunschweig im Studiengang Medizinische Informatik durchgeführten Vorlesungen so attraktiv wurden, daß deren Teilnehmerzahl von 10 auf über 40 (leider) gestiegen ist.

Bezüglich der Medienauswahl für diese Lehrveranstaltungen kann ebenfalls auf erhebliche Vorarbeiten aus dem Bund-Länder-Modellversuch, der oben bereits zitiert wurde, zurückgegriffen werden. Film, Folien und Diamaterial können eingesetzt werden und sind teilweise in guter, vorgefertigter Form von Lehrbuchverlagen beziehbar. Dennoch bleibt erhebliche Arbeit für die Handunterlagen und die themaspezifische Foliendarstellung aufzuwenden.

## 4. NEUGESTALTUNG EINES LEHRBUCHES:
### 'Einführung in die Medizin für Nichtmediziner'

Die beschriebenen Erfahrungen finden zur Zeit ihren Niederschlag in der Zusammenstellung eines entsprechenden Lehrbuches. Dieses ist grundsätzlich auf alle jene im Gesundheitssystem Beschäftigten ausgelegt, zu deren Berufsausübung es notwendig ist, ein grundlegendes medizinisches Fachwissen zu besitzen. Nach der Sprachregelung des öffentlichen Dienstes besteht die Zielgruppe aus Angehörigen des Gehobenen und Höheren Dienstes entsprechend den Ausbildungsgängen an den Fachhochschulen und wissenschaftlichen Hochschulen. Darüber hinaus soll das Lehrbuch für den interessierten Laien mit weiterführendem Schulabschluß verständlich sein.

| Themenbereich | Gewicht % |
|---|---|
| 1. Die medizinische Fachsprache | 4 |
| 2. Bau und Funktionen des Menschen | 27 |
| 3. Krankheiten | 16 |
| 4. Ärztliche Arbeitsmethoden | 16 |
| 5. Gesundheitssysteme | 20 |
| 6. Medizinische Forschung | 4 |
| 7. Berufe in der Medizin | 4 |
| 8. Rechtliche Fragen in der Medizin | 4 |
| 9. Geschichte der Medizin | 4 |
| 10. Persönliche Weiterbildung | 2 |

Tab. 2:
Inhaltliche Gliederung des vorgesehenen Lehrbuches und die Gewichtung.

Jedes Kapitel des Buches beginnt mit einer kurzen Übersicht, die auch Hinweise zur Erarbeitung des Stoffes enthält; es schließt mit Angaben zu weiterführender Literatur. Innerhalb der Kapitel werden angesprochene Probleme oder Zusammenhänge soweit möglich durch schematische Zeichnungen über den Text hinaus verdeutlicht. Der Sprachstil wird bewußt schlicht gehalten und vermeidet Fachslang. Die starke Betonung der graphischen Komponente und der 'zwanglose' Sprachstil sind durch ein sorgfältiges Layout des gesamten Buches zu ergänzen.

Die inhaltliche Gliederung ist in Tab. 2 enthalten. Zum Vergleich für die Wichtung der einzelnen Fachaspekte sind die Prozentwerte entsprechend Tab. 1 rechts angegeben.

Zur Zeit wird wegen der Veröffentlichung des Buches mit mehreren Verlagen verhandelt. Ein Erscheinen ist für 1983 vorgesehen.


## 5. SCHRIFTTUM

1. Koeppe, P., Ausbildungsziele, -inhalte und -methoden in der Medizinischen Informatik, Arbeitspapier vorgelegt f. d.  Fachausschuß 14 d. GI und d. Gruppe 'Ausbildungsfragen' der GMDS, Berlin, 1976.

2. Reichertz, P.L., Present Status of Education in Medical Informatics in the Federal Republic of Germany, Medis '78 Workshop on Education in Medical Informatics,  Computer Society of Japan,  10/11 (1978) 1-14.

3. Reichertz, P.L.,  Konzepte und Erfahrungen zum Nebenfachstudium Medizin im Diplomstudiengang Informatik  an der Technischen Universität Braunschweig, im vorliegenden Buch.

4. Rienhoff, O. (Hrsg.),  Studienrichtung 'Biowissenschaftliche Dokumentation' an der Fachhochschule Hannover,  Schriftenreihe der GMDS 3 (Schattauer, Stuttgart, New York, 1980).

5. Rienhoff, O. und Reichertz, P.L., The Communicational Structure of Medical Information Systems and  its Educational Consequences,  in: Anderson, J. (Hrsg.), Medical Informatics Europe 78 (Springer, Berlin, Heidelberg, New York, 1978) 315-327.


Anschrift des Autors:

Prof. Dr. med. O. Rienhoff
Medizinische Hochschule Hannover
D-3000 Hannover 61

<u>DAS NEBENFACH MEDIZINISCHE INFORMATIONSVERARBEITUNG</u>
im Diplomstudiengang Informatik
an der Universität Erlangen-Nürnberg


H. Prestele, L. Horbach
Institut für Medizinische Statistik und Dokumentation
der Universität Erlangen-Nürnberg


## 1. Einrichtung des Nebenfachs

Das Institut für Mathematische Maschinen und Datenverarbeitung (Informatik), an dem es heute in Erlangen 7 Lehrstühle gibt, ist im Jahre
1976 an das Institut für Medizinische Statistik und Dokumentation heran-
getreten, ein Lehrangebot für das Nebenfach Medizin im Rahmen des Informatikstudiums an der Universität Erlangen-Nürnberg zu organisieren.
Voraussetzung dafür waren schon bestehende Arbeitskontakte zwischen
dem Institut und der Erlanger Informatik. Es war damals schon voraus-
zusehen, daß die Medizinische Fakultät in Erlangen in absehbarer Zeit
einen erhöhten Bedarf an medizinischen Informatikern haben wird, z.B.
stand die Einrichtung des Medizinischen Fachbereichsrechnersystems be-
vor. Nicht zuletzt deswegen wurde die Anfrage der Informatiker für die
Mediziner zu einem eigenen Anliegen.

Mitte 1976 wurde dem Dekan der Medizinischen Fakultät ein Planungsent-
wurf unterbreitet und dabei das zu leistende Lehrangebot wie folgt
charakterisiert:

"Es kann sich keinesfalls darum handeln, den Informatikern die Medizin
umfassend darzustellen, sondern lediglich exemplarisch die medizinische
Arbeitsweise darzulegen, wobei natürlich Gesichtspunkte der Datenverarbeitung, der Statistik und des Informationsflusses eine besondere
Rolle spielen."

Das Ziel des Planungsentwurfs sollte es also sein, wenigstens zu einem
Teil informatiknahe Vorlesungen anzubieten, um stets einen sinnvollen
Bezug zum Hauptfach zu gewährleisten. Den Absolventen sollte somit der
Einstieg in die medizinische Informationsverarbeitung erleichtert wer-
den.

Die Benennung des Nebenfachs ("Medizinische Informationsverarbeitung")
trägt dieser Zielsetzung Rechnung. Es ist jedoch an dieser Stelle zu

erwähnen, daß für den Informatikstudenten an der Universität Erlangen-Nürnberg auch das Nebenfach "Physiologie" wählbar ist; durch die Namensgebung wurde eine Abgrenzung angestrebt.

Die Verwirklichung der gesteckten Ziele hing aber im wesentlichen von der Bereitschaft der Kliniker und Theoretiker in der Medizinischen Fakultät ab, ein Lehrangebot in der angestrebten Form zu erbringen.


## 2. Vorlesungsangebot

Das Informatikstudium unterteilt sich in Grundstudium und Hauptstudium. Im ersten Abschnitt bis zum Vordiplom nach 4 Semestern besteht das Lehrangebot für das Nebenfach Medizinische Informationsverarbeitung in 7 Semesterwochenstunden (SWS) (Abbildung 1).

| Vorlesung | SWS |
|---|---|
| 1.) Physiologie IIa (Muskel, Nerv, Sinnesorgane) | 5 |
| 2.) Biokybernetik und Datenverarbeitung in Organismen | 2 |

Abbildung 1: Medizinisches Vorlesungsangebot für das Informatik-Grundstudium im Nebenfach Medizinische Informationsverarbeitung

Die Vorlesung Physiologie IIa bietet eine Einführung in die Physiologie von Muskel, Nerv und Sinnesorganen. Die Vorlesung Biokybernetik und Datenverarbeitung in Organismen behandelt u.a. neurale Schaltelemente, informationstheoretische Grundbegriffe in der Biologie, Vergleich technischer und biologischer Speicher, biologische Grundlagen der Mustererkennung und biologische Regelungsprozesse. Da diese beiden Vorlesungen auch für das Nebenfach Physiologie im Grundstudium angeboten werden, ist für den Studenten die Entscheidung für das Nebenfach Medizinische Informationsverarbeitung resp. für das Nebenfach Physiologie erst nach dem Vordiplom zu treffen.

Für das Informatikhauptstudium hat der Student wenigstens 13 SWS aus

dem Lehrangebot der medizinischen Institute und Kliniken zu hören.
Obligatorisch sind die in der Abbildung 2 aufgeführten Vorlesungen.

| Vorlesung | SWS |
|---|---|
| 3.) Anatomie | 4 |
| 4.) Allgemeine Krankheitslehre für Informatiker | 2 |
| 5.) Medizinische Dokumentationssysteme | 1 |
| 6.) Anwendung statistischer Methoden in der Medizin | 2 |

<u>Abbildung 2</u>: Obligatorische Vorlesungen im Informatik-Hauptstudium für
das Nebenfach Medizinische Informationsverarbeitung

Im Fach Anatomie besteht i.a. die Wahl zwischen der Vorlesung "Funktionelle Anatomie des Menschen" (Allgemeine Anatomie, Aufbau des Bewegungs-
apparates und makroskopische Anatomie der Eingeweide einschießlich der
Grundbegriffe von Nervensystem und Kreislauforganen) und der Vorlesung
"Funktionelle Anatomie des Nervensystems und der Sinnesorgane mit Demonstrationen" (Darstellung der funktionellen Anatomie, der Histologie und
Cytologie des Nervensystems und der Sinnesorgane). Beide Vorlesungen werden im Rahmen des Medizinstudiums angeboten.

In der allgemeinen Krankheitslehre für Informatiker werden exemplarisch
typische Krankheitsprozesse an Organen des menschlichen Körpers dargestellt. In der Vorlesung Medizinische Dokumentationssysteme werden u.a.
Prinzipien der Dokumentation, die Basisdokumentation und medizinische
Klassifikationsschemata wie z.B. ICD und SNOP vermittelt. Da aus dem
Grundstudium Vorkenntnisse in mathematischer Ststistik vorausgesetzt
werden können, liegt der Schwerpunkt der hier angebotenen Statistik-
vorlesung im praktischen Einsatz allgemeiner statistischer Verfahren in
der Medizin, z.B. Regressions- und Korrelationsrechnung oder Prinzip
des statistischen Tests an ausgewählten Beispielen.

Das weitere medizinische Lehrangebot im Hauptstudium ist in der Abbildung 3 zusammengefaßt:

| Vorlesung | SWS |
|---|---|
| 7.) Endokrinologiegeschichte: Informationsgewinnung und Begriffsbildung | 1 |
| 8.) Informationsverarbeitung in der Medizinischen Mikrobiologie | 1 |
| 9.) Untersuchungsmethoden der Umwelthygiene für Informatiker | 1 |
| 10.) Labordatenverarbeitung | 1 |
| 11.) Psychologische Tests und Psychopathometrie | 1 |
| 12.) Analyse von Überlebenskurven | 1 |
| 13.) Analyse von Kontingenztafeln | 1 |

Abbildung 3: Weiteres medizinisches Lehrangebot für das Informatik-Hauptstudium im Nebenfach Medizinische Informationsverarbeitung

In allen diesen Vorlesungen wird versucht, anhand ausgewählter Themen die medizinische Denk- und Arbeitsweise zu erläutern. Z.B. wird der Stoffinhalt der "Endokrinologiegeschichte" im Studienführer wie folgt charakterisiert: "Am Beispiel der Geschichte der Endokrinologie wird dargelegt, wie in einer medizinischen Wissenschaft neue Informationen gewonnen werden und Begriffe entstehen. Fragen der Methodenlehre werden dabei ebenso behandelt wie Fragen der medizinischen Terminologie. Im einzelnen wird auf die Anatomie endokriner Organe und Gewebe wie z.B. Hypothalamus, Hypophyse, Hoden und Ovarien eingegangen, auf deren Hormone und die Funktion dieser Hormone."

Bei den in der Abbildung 3 genannten Vorlesungen handelt es sich um sog. Wahlpflichtveranstaltungen. Sie wurden in den letzten Jahren regelmäßig abgehalten, jedoch könnten sich bei diesem Angebot Veränderungen ergeben. Nicht aufgeführt sind z.B. solche Vorlesungen, die wegen Weggang eines Dozenten nur einmal stattfanden und für die kein direkter Nachfolger gefunden werden konnte. Andererseits wird laufend versucht, das Vorlesungsangebot zu erweitern.

Die Lehrveranstaltungen haben i.a. die Form einer Vorlesung. Demon-

strationen werden lediglich in den Vorlesungen Anatomie und Labordatenverarbeitung (im Zentrallabor des Universitätskrankenhaus und am medizinischen Fachbereichsrechner) angeboten. Für weitere apparative
Übungen sind die Kapazitäten durch die Medizinstudenten ausgelastet.
Mit Ausnahme der Anatomievorlesungen werden alle Lehrveranstaltungen
eigens für die Informatikstudenten abgehalten.


## 3. Prüfungen

Die Vorlesungen des Grundstudiums werden durch eine mündliche (Physiologie IIa) und eine schriftliche Prüfung (Biokybernetik und Datenverarbeitung in Organismen) abgeschlossen.

Für die Hauptdiplomprüfung sieht die Studienordnung eine mündliche
Prüfung über den Stoff von wenigstens 10 SWS sowie einen Nachweis
(Schein) über die erfolgreiche Teilnahme von wenigstens 3 SWS vor. Der
Scheinerwerb ist möglich in den Vorlesungen Anatomie, Endokrinologiegeschichte, Informationsverarbeitung in der medizinischen Mikrobiologie sowie in Untersuchungsmethoden der Umwelthygiene. Für die mündliche
Prüfung kommen die Lehrveranstaltungen des Hauptstudiums in Frage, für
die kein Scheinerwerb vorgesehen ist. Sie dauert 30 Minuten und wird
vom Institutsvorstand mit einem Beisitzer aus dem Institut für Medizinische Statistik oder einer der beteiligten Institute oder Kliniken abgehalten.


## 4. Erfahrungen

Die genannten Vorlesungen werden teilweise im 2-, teilweise im 4- se-
mestrigen Zyklus angeboten. Die Zahl der Hörer liegt zwischen 6 und 20.
In mehreren Fächern wird der Stoff durch die Institutsleiter selbst
präsentiert. Stundenplanüberlappungen ergaben sich nur bei den Anatomievorlesungen, die ja im Rahmen des Medizinstudiums angeboten werden. Ansonsten nehmen die Studenten sehr interessiert und regelmäßig, d.h.
mit nahezu 100%-iger Anwesenheit, an den Vorlesungen teil. Alle befragten Studenten würden das Nebenfach trotz der dargebotenen Stoffmenge
wieder wählen. Eine Reihe von Informatikstudenten, die das Nebenfach
Medizinische Informationsverarbeitung gewählt hatten, haben Studien-
und Diplomarbeiten mit medizinischen Fragestellungen an Kliniken und
Instituten übernommen bzw. bereits abgeschlossen. Diese Möglichkeit,

mit dem bereits erworbenen Wissen praxisbezogene Problemstellungen zu
bearbeiten, wird von den Studenten sehr begrüßt.

In der Abbildung 4 werden abschließend einige Kenndaten über den Studiengang Informatik und über das Nebenfach Medizinische Informationsverarbeitung, soweit eruierbar, wiedergegeben:

| | |
|---|---|
| Typ des Studiengangs | : Hauptstudium Informatik mit Neben-<br>fach Medizinische Informationsver-<br>arbeitung |
| Ausbildungsort | : Erlangen |
| Studiendauer | : mindestens 8 Semester;<br>mit Diplomvorprüfung, Diplomhaupt-<br>prüfung, Studienarbeit und Diplom-<br>arbeit |
| Abschluß | : Dipl. Inf. Univ. |
| Planung des Nebenfachs | : 1976 |
| Einrichtung des Nebenfachs | : 1977 |
| Nebenfachvorlesungen | : Grundstudium und Hauptstudium |
| Studentenzahlen<br>   Einschreibungen 1. Sem. (ins-<br>     ges.) | : WS 81: 246 |
|    Einschreibungen 5. Sem. (ins-<br>     ges.) | : WS 81: 120 |
|    Nebenfachprüfungen | : 1. Halbjahr 1982: 7 |

Abbildung 4: Einige Kennzahlen des Studiengangs Informatik mit Nebenfach Medizinische Informationsverarbeitung an der Universität Erlangen-Nürnberg

<u>PLANUNGEN ZUM</u>
<u>CURRICULUM EINES NEBENFACHSTUDIUMS</u>
<u>"MEDIZINISCHE INFORMATIK"</u>
<u>AM KLINIKUM DER</u>
<u>JOHANN WOLFGANG GOETHE-UNIVERSITÄT FRANKFURT</u>

R. Göhring
Klinikum der J.W. Goethe-Universität Frankfurt
Zentrum der Medizinischen Informatik
(Geschäftsführender Direktor: Prof. Dr. med. W. Giere)
Abteilung für Dokumentation und Datenverarbeitung

## 1. Ausgangslage

Im näheren Einzugsbereich des Universitätsklinikums Frankfurt gibt es
zwei Hochschulen, an denen ein Informatikstudium belegt werden kann.
Einmal die Universität Frankfurt selbst mit seinem relativ jungen Fachbereich Informatik (Fachbereich 20), zum anderen die Technische Hochschule Darmstadt. Am Rande sei noch die Fachhochschule Darmstadt erwähnt mit einem eigenen Fachbereich Informatik.

Bisher ist das Vorlesungsangebot der Abteilung für Dokumentation und
Datenverarbeitung an der J.W. Goethe-Universität ausschließlich auf den
Bedarf der Mediziner und der Weiterbildung der eigenen Mitarbeiter aus-
gerichtet (siehe Kapitel 3).

Wünsche nach einem Nebenfach Medizin im Hauptstudiengang Informatik be-
standen schon längere Zeit von Seiten der Studenten der TH Darmstadt -
die Studienordnung der TH Darmstadt sieht das im Prinzip auch vor (siehe
Kapitel 2.1) - und werden in verstärktem Maße auch von denen des neuen
Fachbereichs Informatik der Universität Frankfurt nachgefragt. Diese
Wünsche wurden bisher und werden gegenwärtig immer noch von Seiten des
Zentrums der Medizinischen Informatik sehr restriktiv gehandhabt. Die
Begründung liegt darin, daß die von der Abteilung angebotenen Vorlesun-
gen vom Dekan des Fachbereichs Informatik der TH Darmstadt als nicht
ausreichend für ein Nebenfach Medizin angesehen werden und spezielle
Medizinvorlesungen von Informatikern wegen Bestimmungen des Numerus
Clausus nicht besucht werden dürfen. Die Teilnahme an Vorlesungen ande-
rer Fachbereiche zum Thema Medizin, wie z.B. Pharmakologie oder Human-

biologie, scheiterte in der Regel an Stundenplanproblemen; das gleiche
gilt auch für eine eventuelle Teilnahme an Veranstaltungen für paramedi-
zinisches Personal, da die Kurse in der Regel nicht mit den Semestern
zusammenfallen.

Im Wintersemester 1981/82 wurde in der Abteilung für Dokumentation und
Datenverarbeitung der Entschluß gefaßt, mit den Planungen zu einem Curriculum eines offiziellen Nebenfachstudiums "Medizinische Informatik" zu
beginnen und der Autor damit beauftragt. Die vorliegenden Ausführungen
stellen den gegenwärtigen Stand (März 1982) unserer Planungen dar.

Grundlage unserer Überlegungen waren insbesondere die Gedanken, die in
dem Reisenburger Protokoll /2/ niedergelegt sind, und die Forderungen,
die an die Aus- und Weiterbildung zum Zertifikat "Medizinischer Informatiker" gestellt werden /7/. Anregungen zu unserer Curriculum-Gestal-
tung holten wir uns aus den Studienplänen und den entsprechenden Erfahrungen aus Hamburg /3/, Hannover und Heilbronn (/6/, /8/).

2. Nebenfachstudiengänge im Rahmen des Hauptstudiums Informatik in
   Darmstadt und Frankfurt

An der Technischen Hochschule Darmstadt besteht seit 1972 ein eigener
Fachbereich Informatik, der entsprechende Fachbereich der Universität
Frankfurt wurde 1977 gegründet und befindet sich noch in der Aufbau-
phase. Von beiden Hochschulen kommen, wie im 1. Kapitel schon erwähnt,
die Studenten, die den Wunsch haben, das Nebenfach Medizin zu belegen.
An die Studienpläne und insbesondere an deren Nebenfachbestimmungen
haben wir uns zunächst mit unserem Curriculum zu orientieren. In einem
zweiten (zukünftigen) Schritt hoffen wir, auf die Nebenfachbestimmungen
der Fachbereiche beider Hochschulen vereinheitlichend einwirken zu können, um den Studenten einen Studienplatzwechsel - in diesem Nebenfach-
bereich - zu erleichtern. Im folgenden ist genauer der Ist-Zustand an
beiden Hochschulen dargestellt.

## 2.1 Technische Hochschule Darmstadt

Der Studienplan /9/ für das Studium der Informatik vor dem Vordiplom
ist durch einen detaillierten Stundenplan festgelegt und umfaßt 47 SWS
Vorlesungen und 28 SWS Übungen/Praktika/Proseminar (SWS=Semesterwochen-
stunden). Es werden in diesem Studienabschnitt folgende Studienziele
vermittelt:

- Datenverarbeitungsanlagen als Gegenstand der Informatik und deren An-
  wendungsmöglichkeiten. Der Algorithmusbegriff steht hierbei im Mittel-
  punkt.

- Erlernen einiger Programmiersprachen und Programmiertechniken.

- Hilfsmittel aus anderen Wissenschaftsbereichen, insbesondere der
  mathematische und physikalisch-elektrotechnische Bereich.

- Durch geeignete Wahl eines Nebenfaches soll, ohne eine vorzeitige
  Spezialisierung herbeizuführen, das im zweiten Studienabschnitt vorgesehene Anwendungswahlfach vorbereitet werden.

Im ersten Studienabschnitt - bis zum Vordiplom - sind hier als Nebenfächer namentlich genannt

- entweder technisch-naturwissenschaftliche Richtung mit Schwerpunkt
  Elektrotechnik
        8 SWS Vorlesungen und 5 SWS Übungen

- oder Betriebswirtschaftslehre/Volkswirtschaftslehre
        10 SWS Vorlesungen und 3 SWS Übungen.

Eines dieser Nebenfächer ist Gegenstand der Prüfung zum Vordiplom.

Prüfungsfächer in der Diplom-Hauptprüfung sind:
1. Programmiersprachen und Übersetzerbau
2. Betriebssysteme
3. Systeme zur Datenverwaltung
4. Rechnerorganisation und Schaltwerke
5. Theorie der Automaten und formale Sprachen
6. Anwendungswahlfach.

In diesen Fächern müssen mindestens jeweils Vorlesungen (ohne Praktika)
im Umfang von 6 SWS, insgesamt jedoch mindestens 48 SWS nachgewiesen
werden. Werden mindestens 12 SWS in einem der Fächer 1. bis 5. oder auch
6. nachgewiesen, so wird hierfür im Diplom der Zusatz "Schwerpunkt in
..." oder "Anwendungsschwerpunkt in ..." verliehen.

Offizielle Anwendungswahlfächer sind gegenwärtig an der Technischen
Hochschule Darmstadt:
1. Mechanik
2. Regelungstechnik
3. Nachrichtentechnik
4. Theoretische Physik
5. Betriebliche Anwendungen
6. Technische Informatik
7. Mathematik.

Über diese Anwendungswahlfächer hinaus besteht die Möglichkeit, andere
Fächer als in diesem Katalog aufgezählt, zu wählen. Hierzu ist aber im
Einzelfall die Zustimmung des Dekans erforderlich.

Über diese Ausnahmeregelung wurde in der Vergangenheit versucht (und
auch erreicht), den Anwendungsschwerpunkt auf die Medizin zu verlegen.
Unser Ziel ist es, zumindest die Anerkennung der Medizin (sprich Medizin-Informatik) als offizielles Anwendungswahlfach, wenn nicht sogar
als offizielles Nebenfach bereits vor dem Vordiplom zu erreichen.

## 2.2 Universität Frankfurt

Für den Fachbereich Informatik der Universität Frankfurt wird momentan
die endgültige Ordnung für die Diplom-Prüfung verabschiedet; gültig ist
noch eine vorläufige Ordnung für die Diplom-Vorprüfung (Stand 1.4.1980)
und ein vorläufiger Zeitplan für das Informatik-Grundstudium.

Nach diesen Plänen sollen im ersten Studienabschnitt folgende allgemeine
Grundlagen erarbeitet werden, die erforderlich sind, um das weitere Studium mit Erfolg zu betreiben. Im einzelnen sind vier Fachprüfungen vorgesehen:

- Informatik, mit den beiden Bereichen
    . Programmierung und Datenstrukturen
    . Theorie der Algorithmen, formale Sprachen, Betriebssysteme und

Übersetzer

- Technische Informatik, mit den Bereichen
     Physikalische Grundlagen der Informatik,
     Halbleiter und Halbleiterbauelemente, digitale Schaltungen,
     Netzwerke

- Mathematische Grundlagen, mit den Bereichen
     Analysis, Grundstrukturen der Mathematik,
     praktische Mathematik

- Anwendungswahlfach
     offiziell ist hier vorgesehen Betriebswirtschaftslehre mit
     Produktions- und Absatztheorie, Investitions- und Finanzierungs-
     theorie.

Andere Wahlfächer können auf Antrag durch den Fachbereich genehmigt
werden.

Prüfungsfächer für die Diplom-Hauptprüfung sind:
     1. Informatik
     2. Technische Informatik
     3. Vertiefungsfach aus der Informatik, das sich nicht mit dem Prü-
        fungsstoff aus 1. und 2. überschneidet
     4. Anwendungsfach
     5. Zusatzfach, der Stoff darf sich nicht mit 1.-4. überschneiden.

Das Ergebnis der Prüfung in dem Zusatzfach wird auf Antrag des Kandida-
ten in das Zeugnis aufgenommen, jedoch bei der Festsetzung der Gesamt-
note nicht mit einbezogen.

3. Vorlesungsangebot der Abteilung für Dokumentation und
   Datenverarbeitung

Das Angebot an Vorlesungen, Übungen und Kursen der Abteilung für Doku-
mentation und Datenverarbeitung ist im Moment ausschließlich auf die
Bedürfnisse der Mediziner an dem Klinikum ausgerichtet; Vorlesungen,
Übungen und Kurse für Studenten, aber auch Kurse für Doktoranden (der
Medizin), die im Rahmen ihrer Dissertation Methoden der Dokumentation
und Datenverarbeitung einsetzen wollen.

Gemäß § 2 (1) ÄppO /1/ wird vom Zentrum der Medizinischen Informatik eine gemeinsame Vorlesung über "wichtige Verfahren der med.Statistik und Dokumentation" (2 SWS) abgehalten. In dieser Vorlesung werden die Schwerpunkte der Arbeiten in den drei Abteilungen des Zentrums vorgestellt:

- statistische Verfahren aus der Abteilung für Biomathematik

- Verfahren und Ergebnisse aus der Abteilung für klinische Nosologie und Semiotik

- Dokumentationsverfahren und Informationssysteme der Abteilung für Dokumentation und Datenverarbeitung.

Darüberhinaus werden von der Abteilung für Dokumentation und Datenverarbeitung momentan folgende Vorlesungen und Kurse regelmäßig angeboten:

. Befunddokumentation und Arztbriefschreibung im Krankenhaus; 2 Std. Vorlesung mit Übung.

. Ausgewählte Kapitel der Datenverarbeitung in der Medizin, Kurs mit Exkursionen.

. Datenstrukturen für medizinische Datenbanken; 1 Std. Vorlesung.

. Elektronische Datenverarbeitung in der Medizin: Probleme des Datenschutzes u. ärztliche Schweigepflicht
2. Std. Vorlesung.

. Kurse mit Übungen in der Programmiersprache MUMPS.

. Kurse mit Übungen für unsere Standardsoftware DUSP, DUTAP und IATROS zur Befundschreibung, Arztbriefschreibung und Retrieval (diese Kurse werden in erster Linie für Mitarbeiter anderer Krankenhäuser im Rahmen des Projektes BAIK /4/ angeboten, werden aber auch von Doktoranden und Medizinern der Uniklinik Frankfurt stark genutzt).

. Workshops mit Seminarcharakter
   .. zu aktuellen Fragen der Dokumentation
   .. zu Fragen der Software-Entwicklung und -Anwendung.

Auf die einzelnen Vorlesungs- und Kursinhalte soll hier nicht näher eingegangen werden, da die Titel weitgehend selbsterklärend sind.

An der Abteilung für Dokumentation und Datenverarbeitung werden im Moment folgende Arten von Arbeiten vergeben und betreut:

. Studien-/Semesterarbeiten für Fachbereich Informatik der TH Darmstadt
  (für Studenten, die die Ausnahmegenehmigung zum Anwendungswahlfach
  "Medizin" haben)

. Praktika und Abschlußarbeiten für den Fachbereich Informatik der Fachhochschule Darmstadt

. Diplomarbeiten.

Außerdem kann im Fachbereich Humanmedizin der Uni Frankfurt promoviert
werden zum Dr.rer.med. (theoretische Medizin) gemäß Änderung der Promotionsordnung vom 31.1o.1979. Voraussetzungen zur Zulassung sind:

. abgeschlossenes wissenschaftliches Hochschulstudium

. zweijährige Tätigkeit im Bereich der Medizin oder Zahnmedizin

. Die Note des berufsqualifizierenden Examens muß mindestens "befriedigend" betragen.

. Es muß der Nachweis der Berechtigung zur Promotion vom jeweils zuständigen Fachbereich oder Fakultät der Hochschule erbracht werden, in
  der das Studium abgeschlossen worden ist.

Die Habilitationsordnung des Fachbereichs sieht für Nicht-Mediziner
auch die Habilitation vor. Neben den üblichen Unterlagen sind folgende
Voraussetzungen für die Zulassung zu erfüllen:

. Doktorarbeit und das Doktordiplom einer naturwissenschaftlichen
  Abteilung, einer philosophischen Fakultät oder einer veterenärmedizinischen Fakultät.

. Nachweis naturwissenschaftlicher Studien an Universitäten, Technischen Hochschulen oder veterenärmedizinischen Fakultäten.

. Nachweis einer mindestens 4-jährigen Fortbildung nach dem Studium,
  wobei hiervon mindestens 3 Jahre in dem Fach, in dem habilitiert
  werden soll.

Seit Bestehen der Abteilung für Dokumentation und Datenverarbeitung
(Gründung erfolgte 1976) wurden insgesamt folgende Arbeiten abgeschlossen bzw. sind momentan in Arbeit:

. Eine Semesterarbeit für einen Studenten des Fachbereichs Informatik
  der TH Darmstadt (in Arbeit)

. Ein Praktikum für einen Studenten des Fachbereichs Informatik an der
  Fachhochschule Darmstadt (in Arbeit)

. Sechs Diplomarbeiten (ausschließlich Absolventen des Studienganges
  "Medizinische Informatik" der Fachhochschule Heilbronn/Universität
  Heidelberg).

Drei Promotionen und eine Habilitation sind momentan in Vorbereitung.

4. Geplantes Curriculum

In der momentanen Planungsphase für das Curriculum orientieren wir uns
rein an den fachlichen Erfordernissen für ein Nebenfachstudium "Medizinische Informatik". Hauptstudiengang ist nach wie vor die Informatik,
für das Nebenfach werden etwa 20 bis 25 % der Semesterwochenstunden
(SWS) angesetzt. Leitlinie für den Studieninhalt des Nebenfaches und
für die prozentuale Aufteilung der einzelnen Fächer war das Reisenburger Protokoll /2/, wobei wir in einzelnen Punkten - wie Plazierung gewisser Vorlesungen in den ersten Studiengang oder Gewichtung gewisser
Vorlesungen - im Sinne einer regionalen Schwerpunktsbildung durchaus
davon abgewichen sind. Für den ersten Studienabschnitt (bis zum Vordiplom) sehen wir folgendes Vorlesungsangebot vor:
1. Studienabschnitt

| | |
|---|---:|
| . Anatomie | 2 SWS |
| . Terminologie | 1 SWS |
| . Physiologie | 4 SWS |
| . Biochemie | 4 SWS |
| . Pathologie (einschl. Nosologie und Pathophysiologie) | 2-4 SWS |
| . Biomathematik | 2 SWS |
| . Gesundheitswesen/Krankenhausorganisation | 2 SWS |
| | 17-19 SWS |

Hinsichtlich der Terminologie wird gegenwärtig mit der Abteilung Didaktik der Medizin an der Uni-Klinik Frankfurt geprüft, ob sie nicht zugunsten Anatomie und Physiologie aufgegeben werden soll.

Im zweiten Studienabschnitt soll bereits auf eine gewisse Spezialisierung hingearbeitet werden, die dann letztendlich in eine konkrete Diplomarbeit einmündet. Im einzelnen sollen angeboten werden:

2. Studienabschnitt

|  |  |
|---|---|
| . wichtige Verfahren der med. Statistik und Dokumentation | 2 SWS |
| . Vertiefung med.Gebiete/med. DV (medizinische Subsysteme, med. Physiologie, med. Dokumentation ...) | 6-8 SWS |
| . Datenbanken in der Medizin | 2 SWS |
| . Medizinische Gesetzeskunde/ Datenschutz | 2 SWS |
|  | 12-14 SWS |

Für diesen Studienabschnitt ist auch die Erarbeitung einer Semesterarbeit geplant, die als Vorstufe zur Dplomarbeit dient.

Es sei nochmals betont, daß es sich hier um Planungen handelt und die vorgenannten Angaben als Idealvorstellungen unsererseits anzusehen sind. In den weiteren Stufen unserer Planungen werden sicher Korrekturen anzubringen sein, insbesondere, wenn es darum geht, Referenten für einzelne Vorlesungsveranstaltungen zu gewinnen, oder wenn die Studienpläne an die vorhandenen des Studienganges angepaßt werden müssen.

5. Zusammenfassung

Von Seiten der Studenten der Fachrichtung Informatik liegt ein Interesse an dem Studiengang Medizinische Informatik vor, dem wir durch Einführung eines entsprechenden Nebenfachstudiums Rechnung tragen wollen. Erste Gespräche dazu sind gerade im Gange, Erfahrungen können hier noch nicht dargestellt werden. Als Leitlinie für unsere Planungen mögen aber folgende Punkte im einzelnen angesprochen werden:

1. Das Problem des Numerus Clausus in der Medizin, aber auch rein fachliche Überlegungen machen es erforderlich, den Studenten der Informatik durch eigens ausgearbeitete Vorlesungen das medizinische Grundwissen nahezubringen. Einschlägige Erfahrungen wurden an anderen Orten bereits gemacht. In Ausnahmefällen wollen wir versuchen, in unser Angebot spezielle Vorlesungen für Nichtmediziner von anderen Bereichen - Humanbio-

logie, Pharmakologie, Psychologie, etc. - zu integrieren.
Als Dozenten versuchen wir externe Referenten oder Habilitanten aus den
entsprechenden Fachgebieten zu gewinnen. Insbesondere für die Themen
"Organisation des Gesundheitswesens, Krankenhausorganisation" und "Medizinische Subsysteme" sollen externe Referenten gewonnen werden.

2. Es wird angestrebt, im ersten Studienabschnitt - bis zum Vordiplom -
die Grundlagen für das Nebenfachstudium Medizinische Informatik zu legen; insbesondere soll hier das medizinische Grundwissen vermittelt werden. Im zweiten Studienabschnitt soll dann auf eine Spezialisierung hingearbeitet werden, die in der entsprechenden Diplomarbeit ihren Abschluß
findet.

3. Unser Lehrangebot wird auf einen Beginn des Nebenfachstudiums mit
dem 1. Semester ausgerichtet. Diese Voraussetzungen finden wir in der
Studienordnung des Fachbereichs Informatik an der Universität Frankfurt
vor. Probleme ergeben sich bei Studenten der TH Darmstadt, wo das entsprechende Nebenfachstudium erst nach dem Vordiplom beginnt.

4. Der Beginn des Nebenfachstudiums ist für das Wintersemester 1982/83
vorgesehen.

5. <u>SYNOPSIS: FRANKFURT</u>

| | | |
|---|---|---|
| Typ des Studienganges | : | Informatik Hauptstudiengang mit Nebenfach |
| Berufsbezeichnung | : | Dipl.-Informatiker |
| Beginn der Gespräche | : | 1982 |
| Beginn des Studienganges | : | Geplant WS 1982/83 |
| Ausbildungsort | : | Frankfurt<br>Darmstadt |
| Zugangsvoraussetzungen | : | Frankfurt: allgemeine Hochschulreife<br>Darmstadt: allgemeine Hochschulreife |
| Zulassungsverfahren | : | Örtlich |
| Zulassung zum Hauptstudium | : | Frankfurt:  90/Jahr ab WS 82/83<br>Darmstadt: 125/Jahr |
| Bewerb.Hauptstudiengang | : | Frankfurt: 115 im WS 81/82<br>Darmstadt: >300 |
| Studiendauer | : | Mindestens 8 Semester |
| Beginn Nebenfachstudium | : | Frankfurt: 1. Semester<br>Darmstadt: nach Vordiplom (für Medizin) |

Auf eine Darstellung des beruflichen Werdeganges der Absolventen, die
in der Abteilung für Dokumentation und Datenverarbeitung eine Diplomarbeit angefertigt haben, wurde hier verzichtet, da sie in der Statistik der Fachhochschule Heilbronn/Universität Heidelberg auftauchen.

LITERATURVERZEICHNIS

1. Ärztliche Approbations-Ordnung

2. Anonym: Reisenburger Protokolle, Red. Reichertz, P.L., Med. Hochschule Hannover (Dept. für Biometrie u.Med.Informatik, Hannover,
   1973)

3. Brauer, W. et al: Der Studienplan "Nebenfach Medizin für Studierende
   der Informatik" an der Universität Hamburg - Vorstellung, Begründung,
   Erfahrungen; Preprint Jan. 1977

4. Giere, W.: Foundations of Clinical Data Automation in Cooperative
   Programs, in Proceed. 5th Symposium on Computer Applications in
   Medical Care, 1981, Heffernan H.G. (Ed.), Computer Society Press

5. Koeppe, P., Reichertz, P.L.: Übersicht über den Stand der Ausbildung in der Medizinischen Informatik, in: Möhr, J.R.; Koehler, C.O.
   (Eds.), Datenpräsentation, 6. Frühjahrstagung der GMDS, Heidelberg
   1979, Springer-Verlag 1979, S. 220-231

6. Leven, F.J.: Studium des Diplom-Informatikers Fachrichtung Medizin,
   in Gaus, W. (Ed.), Ausbildung in Medizinischer Dokumentation, Statistik und Datenverarbeitung, Springer-Verlag 1980, S. 11-32

7. Möhr, J.R.: Zertifikat Medizinischer Informatiker, Schriftenreihe
   der Deutschen Gesellschaft für Medizinische Informatik und Statistik, Heft 2, Schattauer

8. Studienführer: Studiengang Medizinische Informatik, Universität
   Heidelberg, Fachhochschule Heilbronn (Stand April 1979)

9. Technische Hochschule Darmstadt: Personal- und Studienverzeichnis,
   WS 1978/79, SS 79

<u>Das "Anwendungsfach Medizin" im Informatik-Studium</u>
<u>an der Universität Hamburg</u>

Klaus Brunnstein [*]
Fachbereich Informatik
Universität Hamburg

<u>Zusammenfassung</u>

In dem vorgelegten Aufsatz wird die Notwendigkeit
eines Anwendungsfaches "Medizin für Studierende
der Informatik" begründet. Der in Hamburg seit
18 Semestern erprobte Nebenfach-Studienplan wird
vorgestellt und unter curricularen und didaktischen
Aspekten erörtert. Die besonderen Schwierigkeiten
dieses Nebenfachstudiums und gesammelte Erfahrungen
werden dargelegt. Der Bericht möchte eine notwendig
erscheinende breitere Diskussion anregen.

---

[*]

Mitglieder der "Gemeinsamen Kommission Medizin/
Informatik", welche den vorgelegten Studienplan
erarbeiteten und für seine Fortschreibung und
Ausführung verantwortlich sind:

        Prof. Dr. Wilfried Brauer
        Prof. Dr. Klaus Brunnstein

        <u>beide</u>  Fachbereich Informatik
               Universität Hamburg

        Prof. Dr. K.-H. Höhne
        Prof. Dr. Klaus-Dieter Voigt

        <u>beide</u> Universitätskliniken
              Hamburg-Eppendorf

# 1. Zur Einleitung: Der fachliche Hintergrund

In den Darstellungen der Arbeitsergebnisse von Hochschul-Informatik-Instituten haben **meist** Berichte aus den "herkömmlichen" Gebieten der Theorie, der Hardware sowie der Software-Technologie im Vordergrund gestanden. Die Darstellung verschiedener Anwendungsgebiete, wie auch insbesondere deren Lehre findet erst seit kürzerer Zeit eine zunehmende Beachtung.

Neben den traditionellen Anwendungsgebieten der Informatik - im wirtschaftswissenschaftlichen sowie naturwissenschaftlich/technischen Bereich - hat das Gebiet der Anwendungen der Informatik in der Medizin und dem öffentlichen Gesundheitswesen (AIMöG) bereits große Bedeutung gewonnen. Dies wurde auch durch das steigende Interesse und die entsprechende Förderung durch die Bundesregierung im Gebiet "Datenverarbeitung in der Medizin" dokumentiert [1]. Dementsprechend ist eine zunehmende wissenschaftliche Aktivität festzustellen, die in Deutschland wesentlich von der Gesellschaft für Medizinische Dokumentation, Informatik und Statistik (GMDS) sowie der Gesellschaft für Informatik (GI), insbesondere von deren Fachausschuß 14 "Anwendungen der Datenverarbeitung in der Medizin", koordiniert wird. An einzelnen Hochschulen, so auch im Fachbereich Medizin der Universität Hamburg, wurden Institute für "Datenverarbeitung in der Medizin" eingerichtet; daneben existieren Forschungsinstitute, die spezielle Aspekte von DV-Anwendungen in der Medizin behandeln.

Die bisherige Entwicklung der Forschung hat insbesondere im Bereich AIMöG gezeigt, daß eine der vordringlichsten Aufgaben die Heranbildung qualifizierten Personals ist. Insbesondere sind hochqualifizierte Informatiker vor allem erforderlich, um die Erkenntnisse aus der Informatik anwenden und neue speziell auf die Problematik der AIMöG bezogene Methoden sowie praxisreife Verfahren und Systeme entwickeln zu können. Diese Informatiker benötigen - neben ihren Grundkenntnissen aus den Kerngebieten der Informatik - zusätzliche Spezialkenntnisse aus dem Bereich der Medizin, die es ihnen ermöglichen, im Team mit Medizinern arbeiten und darüber hinaus selbst beurteilen zu können, zu welchem Zweck jeweils die Informatik-Methoden eingesetzt werden, und welche direkten und indirekten Wirkungen die von ihnen erstellten Systeme auf die Medizin und das öffentliche Gesundheitswesen ausüben.

Weil die Methoden der Informatik und die Datenverarbeitungssysteme von
Medizinern für ihre Probleme eingesetzt werden sollen, müssen natürlich auch in ausreichendem Maße Mediziner einige Grundkenntnisse der
Informatik erwerben - das läßt sich jedoch nicht mit einem Nebenfachkonzept durchführen, sondern (wenigstens gegenwärtig) nur im Rahmen
eines Aufbaustudiums; ausgehend von Überlegungen einer Gruppe von Medizinern und Informatikern - Schloß Reisenburg, Mai 1973 [2] - ist inzwischen ein Zertifikat "Facharzt Medizinische Informatik" von den
Fachgesellschaften entwickelt worden. In Reisenburg wurden auch Vorschläge für ein Nebenfach "Medizin für Informatiker" erörtert, wobei
die ersten Hamburger Überlegungen ebenfalls zur Diskussion gestellt
wurden.

Der vorgelegte Beitrag greift das Problem der Ausbildung von Studierenden der Informatik mit einem Nebenfach Medizin auf. Hierzu sei angemerkt, daß nach dem in Hamburg gültigen "Studienplan Informatik" die
Studierenden ein sogenanntes Anwendungsfach wählen können, in dem
etwa 25% der Lehrveranstaltungen absolviert werden, und in dem auch
informatikbezogene Themen der Studien- und Diplomarbeiten liegen können; der Katalog der Anwendungsgebiete umfaßt zur Zeit mehr als 10
Fächer, unter anderem Wirtschaftswissenschaften, Mathematik, Pädago-
gik, Psychologie und Medizin [3]. Der hier vorgestellte Studienplan
wird nach Erprobung und kleineren Modifikationen seit dem Wintersemester 1973/74 angeboten; mit dem im SS 1982 begonnenen 10. Zyklus
dürften mehr als 200 Studierende dieses Anwendungsfach in Hamburg
gewählt haben.

## 2. Das Hamburger Studienplanmodell "Medizin für Informatiker"

Seit dem Frühjahr 1973 bereitete eine gemeinsame Kommission des Fachbereichs Medizin und des Instituts für Informatik einen Studienplan
"Medizin für Studierende der Informatik" vor. Nachdem die ersten Kurs-
vorlesungen im Wintersemester 1973/74 und im Sommersemester 1974 noch
experimentellen Charakter hatten, wurde im Wintersemester 1974/75 der
hier vorgelegte Studienplanvorschlag vom Institut für Informatik und
dem Fachbereich Medizin verabschiedet. Eine Übersicht über die darin
enthaltenen Lehrveranstaltungen ist im Anhang zusammengestellt. Für
das Verständnis dieses Studienplans ist es wesentlich, daß hierbei
vor allem in der Phase des Grundstudiums besondere Veranstaltungen
für Studierende der Informatik eingerichtet werden, also in der Regel nicht die "normalen" Lehrveranstaltungen für Studierende der Medizin herangezogen werden. Dies schien nach ersten Erfahrungen im

Hinblick auf die Medizinische Terminologie, die starken Bezüge auf
(für Informatiker nicht vorgesehene) andere Veranstaltungen sowie
allgemein auf die anders geartete Medizinische Didaktik erforderlich.

Der Studienplan "Medizin für Informatiker" sieht in der ersten Studienhälfte Lehrveranstaltungen im Umfang von etwa 22-26 Semester-Wochenstunden (SWS) vor. Parallel zu einer Einführung in Geschichte und Soziologie der Medizin (1. Semester: "Einführung in die Allgemeine Medizin I") und in die Medizinische Terminologie (2. Semester) sowie zu
einer Übersicht über Krankenhausorganisation werden insbesondere die
notwendigen Kenntnisse über Organische Chemie vermittelt. Darauf aufbauend werden in jeweils zwei Semestern die biochemischen und die physiologischen Grundlagen der Medizin gelegt.

Im zweiten Semester sollen weiterhin Kenntnisse der Anatomie erworben
werden, die im dritten Semester vertieft werden können. In einer Veranstaltung für Hygiene wird auch eine Einführung in ökologische Probleme gegeben. Im vierten Semester soll neben den pharmakologischen
Problemen die medizinische Gesetzeskunde behandelt werden. Mit den Veranstaltungen zur medizinischen Psychologie und zur Nosologie I werden
hier bereits vor dem Vorexamen die ersten patienten-bezogenen Lerninhalte vermittelt.

Im zweiten Studienabschnitt stehen die patientenbezogenen Lehrveranstaltungen ganz im Vordergrund (siehe Übersicht). Dabei bietet eine
Veranstaltung für Kinderheilkunde die Möglichkeit, einen Überblick über
viele verschiedene Krankheiten zu geben (Nosologie III). Die (im Anhang
erwähnten) Spezialvorlesungen werden teilweise bereits seit längerem
in den Universitätskliniken Hamburg-Eppendorf angeboten, zumal dort
einzelne DV-Anwendungen in Entwicklung, Erprobung oder auch bereits im
Routineeinsatz stehen.

Die erworbenen Kenntnisse sind jeweils nach dem ersten und zweiten Studienabschnitt (Vordiplom, Diplom) in einer mündlichen Prüfung "Anwendungsfach Medizin" nachzuweisen. Zum Abschluß ihres Studiums können die
Studierenden die erworbenen Kenntnisse in einer Studienarbeit sowie
einer Diplomarbeit anwenden. Bei diesen Arbeiten sollen ein Betreuer
aus dem medizinischen Anwendungsbereich, sowie aus dem Fachbereich Informatik mitwirken.

## 3. Besondere Probleme des Anwendungsfaches Medizin

Neben besonderen Problemen aus Hamburger Sicht treten einige generelle
Schwierigkeiten auf. Zunächst muß darauf hingewiesen werden, daß dem
Studierenden für Informatik mit Nebenfach Medizin zwar ein möglichst
guter Überblick über das Anwendungsfach vermittelt werden muß. Weil dabei jedoch keinesfalls ein "Teil-Mediziner" ausgebildet werden soll,
müssen die Lehrveranstaltungen nach Form, Inhalt und Reihenfolge anders
gestaltet werden, als dies etwa im Medizinstudium erforderlich ist. Bis
zur Gestaltung des Hamburger Studienplanes gab es keine Studiengänge
mit Nebenfach Medizin, die als Vorbild hätten dienen können. Weiterhin
gibt es im Medizinstudium kein Nebenfachkonzept ähnlich dem der Informatik: anfängliche Verständigungsschwierigkeiten seitens der Mediziner
für die Probleme eines Nebenfaches waren daher unvermeidbar. Insofern
erwies sich der Aufbau eines Fächerkanons mit besonderen Lehrveranstaltungen für Informatiker als zunächst recht schwierig.

Während die medizinischen Lehrveranstaltungen die patientenbezogenen
Lehrstoffe erst nach dem Vorexamen behandeln, ist dies im Informatik-
Studium nicht möglich. Denn während vor dem Vorexamen mindestens 22 SWS
für Lehrveranstaltungen zur Verfügung stehen, nimmt nach dem Vorexamen
die Studien- und Diplomarbeit einen so großen Platz ein, daß kaum mehr
als 10-14 SWS für das Anwendungsfach untergebracht werden können. Daher müssen patientenbezogene Lehrinhalte, wie Nosologie, auch bereits
vor dem Vorexamen behandelt werden.

Eine weitere allgemeine Schwierigkeit liegt in der hohen Belastung der
Hochschullehrer der Medizin durch ihre starke Lehrverpflichtung und die
gleichzeitige Mitarbeit im klinischen Bereich. Dieses Problem konnte
beim vorliegenden Modell durch eine beispielhaft gute Zusammenarbeit
in der "Gemeinsamen Kommission Medizin/Informatik" und durch die Bereitschaft zahlreicher Mediziner zur Mitarbeit gelöst werden. Seit seiner Gründung hat hier auch das "Institut für Datenverarbeitung in der
Medizin" wesentliche Hilfestellung geleistet.

Ein wichtiges weiteres Problem liegt darin, daß im Fach Medizin ein
genereller Numerus Clausus herrscht, vor allem bedingt durch Begren-
zungen an Ausbildungsplätzen und Ausbildern. Im vorgelegten Studienplan werden besondere Praktika im wesentlichen in den biochemischen
Grundlagen durchgeführt. Um die zusätzliche Lehrbelastung der Mediziner
in Grenzen zu halten, können jeweils mit Studienbeginn im Sommerse-

mester zurzeit 20-25 Studierende das Studium des Anwendungsfachs Informatik aufnehmen. (In Hamburg ist bisher ein Studienbeginn für Informatik jeweils nur zum Sommersemester, ab Herbst 1982 nur zum Wintersemester, möglich).


## 4. Bisherige Erfahrungen mit dem Studienplan-Modell

Nach ersten Planungen im Sommer 1973 startete die "erste Generation" mit zunächst 19 Studenten im Wintersemester 1973/74. Im Wintersemester 1974/75 begannen weitere 22 Studenten, und ab Sommersemester 1975 beginnen jährlich über 20 Studierende mit dem Nebenfachstudium "Medizin".

Die Quote, die sich aus der begrenzten Zahl von verfügbaren Praktikumsplätzen ergibt, ist stets voll ausgeschöpft worden.

Die "erste Generation" der Studierenden hat bereits längere Berufserfahrung, oft in einschlägigen Anwendungsgebieten. Hieraus ergibt sich - wenn auch leider nicht häufig genug - die Gelegenheit, Berufserfahrung für die Verbesserung des Lehrplanes heranzuziehen, dies wird vor allem für Themen einschlägiger Projekte, Studien- und Diplomarbeiten genutzt.

Für die Studierenden der ersten Generation galten noch vorläufige Regelungen, als zunächst ab dem zweiten Studiensemester ein dreisemestriges Nebenfachstudium angeboten wurde, wobei einzelne Vorlesungen aus dem oben dargestellten Vorlesungskatalog noch fehlten oder mit weniger Wochenstunden angesetzt waren. Die ursprüngliche Planung wurde wegen der Fülle des Stoffes revidiert. Seit Sommersemester 1975 gilt, von kleineren Modifikationen abgesehen, der hier vorgestellte Veranstaltungsplan.

Da anfänglich einzelne Studierende erst nach dem Vordiplom, bei dem sie ein anderes Nebenfach gewählt hatten, in das damals neue Anwendungsfach Medizin einstiegen, ergaben sich besondere Anpassungsprobleme, die jedoch durch das hohe Engagement der beteiligten Mediziner und die Motivation der Studenten überwunden werden konnten. Weitere Probleme ergaben sich daraus, daß in einzelnen Gebieten, z.B. der Anatomie zeitweise keine gesonderten Lehrveranstaltungen für Informatik-Studenten angeboten werden konnten. Aus der Beobachtung der Schwierigkeiten, die sich aus dem dabei erforderlichen Besuch "normaler" Vorlesungen für Hauptfachstudierende der Informatik ergab,

wurde die Forderung nach gesonderten Lehrveranstaltungen nachdrücklich
unterstützt. Wichtig für diese Diskussion war übrigens auch die aktive Mitwirkung eines studentischen Mitgliedes in der "Gemeinsamen Kommission Medizin/Informatik" von Anfang an. Bisher konnten die Lehrveranstaltungen fast stets wie im Studienplan vorgesehen abgewickelt werden; auch bei der häufigeren "Abwanderung" eines Hochschullehrers
konnten stets kompetente neue Hochschullehrer für die Mitarbeit gewonnen werden. Wegen der hohen Belastung der Hochschullehrer in ihrem medizinischen Kernbereich (insbesondere auch nach der neuen Approbations-
ordnung) war bisweilen ein Ausweichen auf gleichartige Lehrveranstaltungen, z.B. Anatomie für Biologen nötig; bei der Größe der einschlägigen Medizinvorlesungen erschien deren Besuch nicht ratsam, da sonst
die notwendige intensive Diskussion zwischen Dozenten und Studenten-
gruppe nicht möglich erschien. Einzelne Vorlesungen mußten erst geschaffen werden - beispielsweise die Vorlesung "Krankenhausorganisation", die von einem Mitarbeiter der Klinikverwaltung vollkommen neu
aufgebaut wurde (sie könnte auch für Mediziner von Interesse sein!).

Die Erfahrungen zeigen aber, daß ein so strukturiertes Studium des
Anwendungsfaches Medizin auch unter belastenden Nebenbedingungen mit
gutem Erfolg durchgeführt werden kann. Nach den Hamburger Erfahrungen
lernen die Studierenden mit einem 25%-Anteil der Medizinveranstaltun-
gen genügend viel, um die Informations-Probleme der Medizin verstehen
zu lernen; andererseits ist der 75%-Anteil an Informatikkenntnissen
noch ausreichend, ihnen exemplarisch genügend tiefes Methoden- und
Faktenwissen der Informatik zu vermitteln: Dieses Verhältnis 25:75%
ist daher begründet und notwendig! Dagegen dürfte ein besonderer Studiengang Medizin-Informatik, der je 50% Kenntnisse aus Informatik und
Medizin vermitteln will, schwerlich in beiden Gebieten die notwendigen
Grundlagen schaffen - es sei denn durch eine Verlängerung des Studiums!
Nimmt man gar zu Medizin und Informatik noch Mathematik, Betriebswirtschaftslehre und Naturwissenschaften hinzu [6], so ist zu befürchten,
daß eine scheinbar größere Breite der Anwendungskenntnisse zu einer
Verflachung in der Tiefe führen könnte.

Die Frage nach einer Übersichtsvorlesung über "Anwendungen der Informatik in der Medizin" ist bei der Konzeption eines Nebenfach-Studien-
planes ernsthaft erwogen worden. P. Koeppe schlägt eine solche Über-
sichtsveranstaltung im Umfang von 15 Doppelstunden (d.h. einer zwei-
stündigen Vorlesung) bei Studienbeginn vor [5]. Ohne dies formal fest-
zulegen, werden regelmäßig Veranstaltungen mit Einzelthemen unter dem

Titel "Anwendungen der Informatik in der Medizin" angeboten (K.H.
Hoehne). Außerdem wird vor Beginn des Grundstudiums in einer Orien-
tierungseinheit auch über die Möglichkeiten des Nebenfaches Medizin
berichtet. Eine ähnliche Veranstaltung zu Beginn des Hauptstudiums
orientiert über spezielle Lehrveranstaltungen zu Themen aus dem
Koeppe'schen Katalog [5] sowie Studien- und Diplomarbeiten.


5.  Erfahrungen und Tendenzen bei schriftlichen Abschlußarbeiten
    (Studien-, Diplom-Arbeiten)

Zunächst sei darauf hingewiesen, daß im Hamburger Informatik-Studienplan im 7. Semester eine schriftliche, aber unbenotete Studienarbeit
vorgesehen ist, die dem Studierenden die Möglichkeit gibt, sich unter
besonderer Betreuung durch einen Hochschullehrer in die Techniken der
Anfertigung einer wissenschaftlichen Arbeit einzuüben sowie seine
Kenntnisse in einem freigewählten Interessengebiet zu vertiefen. Obwohl die anschließende schriftliche (von zwei Hochschullehrern zu
bewertende) Diplomarbeit nicht notwendig im gleichen Gebiet wie die
Studienarbeit liegen muß, hat es sich gerade bei dem so neuen wie komplexen Gebiet der Medizin/Informatik als nützlich erwiesen, die Studienarbeit zur Vorbereitung der späteren Diplomarbeit zu verwenden.
Eine solchermaßen vorbereitete Diplomarbeit kann dann auch Ergebnisse
(z.B. Programmpakete) liefern, die in der medizinischen Routine eingesetzt werden können.


Ein erheblicher Teil der Studierenden, die Medizin als Anwendungsfach
wählen, sucht sich eine Studien- bzw. Diplomarbeit in diesem Gebiet.
Bisher sind etwa 50 solcher Arbeiten abgeschlossen. Die Themen kommen
aus vielen Bereichen, wobei sich Themen oft an den Schwerpunkten der
Forschungsgebiete der Hochschullehrer ausrichten.


Ein gutes Beispiel, wie aus Studien- und Diplomarbeit ein auch praktisch nutzbares "Produkt" entsteht, bietet bereits die erste abgeschlossene Diplomarbeit [8], bei der - ausgehend von Voruntersuchungen
im Rahmen einer Studienarbeit [7] - ein Programmpaket zur Erkennung
von Organgrenzen an Leber und Milz auf der Grundlage computer-erfaßter
Szintigramme entwickelt und an vorliegenden klinischen Befunden als
einsetzbar nachgewiesen werden konnte. Das in PASCAL beschriebene
Programmsystem, welches in enger Zusammenarbeit zwischen der Forschungsgruppe "Mustererkennung" (H.H. Nagel) und der Abteilung für Strahlen-
medizin in Eppendorf entwickelt wurde, wird - nach Installation eines

neueren Kleinrechners - im Routinebetrieb eingesetzt.

In der Forschungsgruppe "Mustererkennung" wurde eine Mehrzahl weiterer
Studien- und Diplomarbeiten aus dem Bereich der Erkennung medizinischer Muster und Verarbeitung solcher Bilder (etwa: zeitliche Abläufe
nuklear-medizinischer Muster) angefertigt. Weitere Arbeiten befassen
sich mit der Plausibilitätskontrolle der im medizinisch- chemischen
Labor erfaßten Meßdaten.

Interessante Aufgabenstellungen für Studien- und Diplomarbeiten finden sich auch im Bereich "Anwendungen der Informatik" (K. Brunnstein),
wo insbesondere Möglichkeiten zum Einsatz von Informations- und Simu-
lationssystemen bearbeitet werden. In mehreren Arbeiten wurden beispielsweise die Informationsflüsse in einer großen Universitätsklinik
(am Beispiel der Universitätskliniken Eppendorf) analysiert und daraus
ansatzweise Vorschläge für den Entwurf verteilter Datenbanken sowie
die Struktur geeigneter Frage-Antwort-Systeme entwickelt. Im Bereich
des Computer-Gestützten Unterrichts (CGU) wurde (in mehreren Arbeiten)
die Struktur eines Frage-Antwort-Systems zum Erlernen diagnostischer
Techniken untersucht; in diesem Fall einer typischen Teamarbeit waren
sowohl Kenntnisse der Medizin/Informatik als auch des CGU erforderlich.
Künftig sollen Simulationsmodelle,ein Schwerpunkt der Forschungsarbeit,
auch an Medizinbeispielen erarbeitet werden. Neuere Arbeiten befassen
sich mit "Wirkungen moderner Informationstechnologien", von Problemen beim Schutz medizinischer Daten oder dem Einsatz von Computern in
Intensivstationen [9]; trotz der besonderen Probleme, die die Einschätzung der Wirkungen aus einer bestimmten Welt-Sicht ergeben, lassen sich auch für kritische Leser hieraus interessante Erkenntnisse
über Trends der Informatik-Anwendungen gewinnen.

Auch im Bereich Theoretische  Informatik sowie der Programmiersprachen,
insbesondere der Dialogsprachen und der Interaktiven Systeme (W. Brauer, J. Kupka) liegen interessante Aufgabenstellungen vor. Besondere
Schwerpunkte wie der Entwurf interaktiver Systeme und der sprachliche
Aspekt der Dialogverarbeitung von Szintigrammen bieten - auf dem Hintergrund eines bei DESY entwickelten (K.H. Höhne) und in der Routine
eingesetzten Szintigramm-Bearbeitungssystems - einen Katalog von Aufgaben, aus dem bereits Themen für Doktorarbeiten erwachsen sind.

Zusammenfassend sei darauf hingewiesen, daß die erwähnten Themen stets
in engem Kontakt zwischen den genannten Forschungsgruppen der Informa-

tik und interessierten, fachlich-kompetenten Hochschullehrern der Medizin bearbeitet werden. Auf diese Weise wird erreicht, daß der Studierende das im Studium gewonnene Wissen aus Informatik und Medizin
möglichst gut kombiniert einsetzen kann. Durch solche gemeinsame Betreuung von Studien- und Diplomarbeiten wird auch das Verstehen der
gegenseitigen Probleme und Auffassungen verbessert. Dies hat auch
mehrfach zu gemeinsamen Forschungsprojekten von Medizinern und Informatikern geführt.

Abschließend sei angemerkt, daß die Beschäftigung des Studierenden der
Informatik mit dem Nebenfach Medizin nicht nur seine Kenntnisse spezifisch erweitert. Vielmehr wird er in der Anwendung der erlernten Methoden besser über die Möglichkeiten wie besonders die Grenzen seiner
Systeme Klarheit gewinnen. Gerade deshalb wird der künftige Medizin-
Informatiker in einem Team sowohl zu hohe Erwartungen wie auch zu
große Reserve der Mediziner gegenüber dem Computer argumentativ kor-
rigieren können. Diese katalytische Funktion könnte ein "Fifty-Fifty"-
Student (mangels hinreichend tiefer Informatikkenntnisse) kaum über-
nehmen. Andererseits setzt dies Konzept auch Basiskenntnisse aus der
Informatik bei den im Team kooperierenden Medizinern voraus.

6. Zusammenfassung

Als wesentliche Erkenntnisse des Hamburger Studienplan-Modells "Medizin für Informatiker" sei herausgestellt:

- Es muß ein besonders auf den Informatik-Studienplan
  abgestimmter Fächerkanon für ein Anwendungsfach
  Medizin aufgestellt werden.

- Für diesen Fächerkanon müssen in der Regel speziell
  konzipierte, eigene Lehrveranstaltungen außerhalb des
  üblichen Vorlesungsplanes für Studierende der Medizin
  angeboten werden.

- Eine enge Kooperation von Medizinern und Informatikern
  ist erforderlich. Die vertrauensvolle Zusammenarbeit hat
  es in Hamburg ermöglicht, schnell alle auftretenden
  Probleme des Studienganges zu lösen. Zunehmend ist es
  darüber hinaus zu einer engeren Zusammenarbeit in Forschung und Entwicklung gekommen: dies bringt sowohl
  für die Medizin wie auch für die Informatik neue Im-
  pulse, interessante Aufgaben und bessere Ergebnisse.

- Ein Studiengang, der zu je etwa 50% aus Lehrinhalten
  der Medizin und der Informatik besteht, erscheint
  nach unseren Erfahrungen als nicht ratsam, wenn der
  Titel "Diplom-Informatiker" vergeben werden soll.

Insbesondere die gute Motivation und Bereitschaft der an der Entwick-
lung des Studienplanes Beteiligten mag wesentlich zu einem "guten
Ergebnis" der Studienplan-Diskussion in Hamburg beigetragen haben.
Hier wiederum können die Hochschullehrer dem Studierenden ein Beispiel
der im Anwendungsgebiet "Medizin/Informatik" nötigen Team-Arbeit von
Medizinern und Informatikern geben.

# 7. Literatur

[1] Projekt "Datenverarbeitung in der Medizin"
Projektplan (Stand 17.12.1973)
Gesellschaft für Strahlen- und Umweltforschung mbH München

[2] Protokoll der Klausurtagung "Ausbildungsziele, -inhalte und
-methoden in der Medizinischen Informatik", Schloß Reisenburg,
2.-5. Mai 1973 (anzufordern bei Prof. Dr. P.L. Reichertz, Medizinische Hochschule, Hannover)

[3] "Studienführer Informatik 1982", Fachbereich Informatik,
Universität Hamburg

[4] Bundesminister für Forschung und Technologie: Empfehlungen für
den Ausbau der DV-Ausbildung Forschungsbericht BMFT-FB DV 75-07
1975

[5] P. Koeppe: Überlegungen zur Gestaltung einer Vorlesung
"Medizinische Informatik" in: G. Wagner, C.O. Köhler (Hrsgb.),
Interaktive Datenverarbeitung in der Medizin, F.K. Schattauer
Verlag, Stuttgart 1975, SS. 345-367

[6] G. Hoffmann: Ein neuer Studiengang: Medizinische Informatik
Angewandte Informatik 1/76 (S. 5-8)

[7] M. Albrecht, B. Fischer, D. Platz: Anwendung spezieller Bildbear-
beitungsverfahren zur Erkennung von Organgrenzen und Tumoren in
lokalisations-diagnostischen Leberszintigrammen in einem interpre-
tativen Dialogsystem (1975), Studienarbeit (Mitteilung Nr. 17)

[8] M. Albrecht: Automatische Erkennung von Organgrenzen in Leber-
Szintigrammen und Erfassung von Parametern zur Beschreibung des
Leber-Abbildes im Szintigramm (1976), Diplomarbeit: (Bericht
Nr. 26)

[9] R. Eschmann: Humanisierung oder Rationalisierung? Auswirkungen
des Einsatzes von Computersystemen auf Intensivstationen,
Diplomarbeit am Fachbereich Informatik (1981) und Mitteilung
Nr. 94

65

Anhang

<u>Übersicht über die Lehrveranstaltungen zum "Nebenfach Medizin für
Studierende der Informatik" an der Universität Hamburg</u>

Im folgenden werden die Vorlesungstitel sowie der Umfang der Lehrveranstaltungen (SWS = Semester-Wochen-Stunden) angegeben. Studienbeginn
ist (bis SS 1982) jeweils nur zum Sommersemester möglich, ab WS 1982/
83 jeweils nur zum Wintersemester.

Die besonders gekennzeichneten Veranstaltungen (˙) sind Vorlesungen
mit ergänzenden praktischen Übungen.

<u>Das Anwendungsfach Medizin im Informatik-Grundstudium</u>
(Zulassung zurzeit <u>nur</u> Sommersemester!)

| | | |
|---|---|---|
| <u>1. Semester:</u> | (jeweils SS1) | |
| | .- Krankenhausorganisation | SWS 1 |
| | .- Einführung in die organische Chemie | SWS 2 |
| | .- Einführung in die Allgemeine Medizin I | SWS 1 |
| | | |
| <u>2. Semester:</u> | (jeweils WS 1) | |
| | +) | |
| | - Anatomie | SWS 3 |
| | .- Einführung in die Allgemeine<br>Medizin II (Terminologie) | SWS 1 |
| | .- Physiologie I | SWS 2 |
| | .- Biochemie I | SWS 2 |
| | | |
| <u>3. Semester:</u> | (jeweils SS 2) | |
| | .- Hygiene | SWS 2 |
| | .- Physiologie II | SWS 2 |
| | .- Biochemie II | SWS 2 |
| | | |
| <u>4. Semester:</u> | (jeweils WS 2) | |
| | - Medizinische Psychologie | SWS 2 |
| | - Medizinische Gesetzeskunde<br>(für Juristen) | SWS 2 |
| | .- Nosologie I | SWS 1 |
| | - Pharmakologie | SWS 2 |

Insgesamt:  SWS 25
=====================

Im zweiten Studienabschnitt sind folgende Lehrveranstaltungen fest
vorgesehen:


**Das Anwendungsfach Medizin im Informatik-Hauptstudium**

<u>5. Semester:</u>   (jeweils SS3)

     .- Nosologie II                       SWS 2
     - Pathophysiologie              SWS 2
     - Psychiatrie                    SWS 2

<u>6. Semester:</u>   (jeweils WS 3)

     .- Kinderheilkunde (Nosologie III)   SWS 1
     .- Grundlagen der Nuklearmedizin    SWS 2
     .- Chirurgie (insbesondere Herz-
       chirurgie)                    SWS 1

<u>7. Semester:</u>   (jeweils SS 4)

     - ausgewählte (medizin.) Fachvorlesungen
      und -Seminare, beispielsweise Inten-
      sivpflege

     - Fachvorlesungen und -Seminare über
      Anwendungen der Informatik in der
      Medizin

     - Studienarbeit ggf. aus dem Bereich
      der Informatikanwendungen in der
      Medizin

<u>8. Semester:</u>   (jeweils WS 4)

     - Diplomarbeit ggfs. aus dem Bereich
      der Informatikanwendungen in der
      Medizin

Anstelle von Kinderheilkunde (Nosologie III) werden z.Zt. Seminare
über Biochemie oder Physiologie (nach Beratung) empfohlen.

Allgemeine Überlegungen zum Konzept des Studienganges Medizinische Informatik
an der Universität Heidelberg und der Fachhochschule
Heilbronn


von J. R. Möhr


Die folgenden Überlegungen zum Konzept der Lehre der Medizinischen Informatik möchte
ich in eine Positionsbestimmung zum Fach Medizinische Informatik, hinsichtlich
seiner Einordnung in unterschiedliche Wissenschaftsgebiete, sodann eine Diskussion
des Gegenstands der Medizinischen Informatik und schließlich die aus beiden Prä-
missen gezogenen Konsequenzen gliedern.

Zur Positionsbestimmung der Medizinischen Informatik hinsichtlich ihrer Einordnung
in unterschiedliche Wissenschaften erscheint es hilfreich, auf eine von C. Hackl
getroffene Unterscheidung zu rekurrieren, der 1974 in einem Vortrag vor der Universität Stuttgart (1) feststellte:
"Die Informatik kann betrachtet werden entweder als eine Fachwissenschaft über
Rechnersysteme oder als eine Methodenwissenschaft zur Anwendung von Rechnersystemen
in einem sehr weiten Bereich von Wissenschaft, Wirtschaft, Technik und Verwaltung."
(Abb. 1). "In der Informatik als Fachwissenschaft stehen Lehre und Forschung über
Rechnersysteme im Vordergrund. Über diese Lehrinhalte und Forschungsaufgaben besteht
weitgehend Einigkeit. Aufgabenstellungen betreffen beispielsweise die Planung und
den Entwurf von Rechnersystemen, Untersuchungen über Programmiersprachen und Systemprogramme, Fragestellungen der Grundlagenforschung und anderes.

Die Informatik als Methodenwissenschaft bezieht sich auf den Einsatz eines Rech-
nersystems zur Lösung von konkreten Problemen."

Nach einer weiteren Detaillierung dieses Konzepts der Informatik als Methodenwissenschaft kommt Hackl zu der Auffassung, "daß die Informatik als Methodenwissenschaft einen ausgeprägten interdisziplinären Charakter haben muß und eine enge
Zusammenarbeit mit den Spezialisten und Anwendern vieler Fachgebiete erfordert. Es
besteht kein Zweifel, daß diese Ausbildung der Informatik als interdisziplinäre
Wissenschaft sich im Laufe der nächsten Jahre noch verstärken wird. Zusammenfassend
können wir daher feststellen, daß die Informatik als Methodenwissenschaft entwickelt
und gefördert werden muß".

Eine analoge Differenzierung in der Auffassung wird beim Vergleich von 2 Versuchen
der Charakterisierung der Medizinischen Informatik deutlich, die einerseits von
einem Vertreter der Kerninformatik (4) und andererseits einem Mediziner (3)

INFORMATIK

Als <u>Fachwissenschaft</u>
über Rechnersysteme

Als <u>Methodenwissenschaft</u>
zur Anwendung von Rechnersystemen

- Planung, Entwurf,
  Optimierung von Rechnersystemen

- Einsatz eines Rechner-
  systems zur Lösung von konkreten
  Problemen

- Untersuchungen über
  Programmiersprachen
  und Systemprogramme

= Formalisierung und
  Modellbildung
= Methodenauswahl und
  -implementierung

- Fragestellungen der
  Grundlagenforschung

- Methodeneinsatz in
  Informationsprozessen

Abb. 1: Informatik als Fachwissenschaft und Methodenwissenschaft nach C. HACKL (1)

MEDIZINISCHE
INFORMATIK
aus der Sicht des

INFORMATIKERS
(SEEGMÜLLER)

MEDIZINERS
(REICHERTZ)

MI ist die Lehre von
den Eigenschaften,
der Darstellung,
der Konstruktion
und
der Realisierung von Algorithmen
für die Bereiche
der medizinischen Wissenschaften
und der medizinischen Praxis

Aufgaben der MI sind:

- Dokumentation
- Analyse
- Steuerung
- Kontrolle
- Synthese
von Informations-
prozessen in der
Medizin

Abb. 2: Definitionen der Medizinischen Informatik nach SEEGMÜLLER (4) und
        REICHERTZ (3)

gemacht worden sind (Abb. 2). Der Informatiker stellt bei seiner Charakterisierung die Anwendung algorithmischer Techniken in der Medizin in den Vordergrund. Der Mediziner stellt auf die Unterstützung von Informationsprozessen ab, bei denen die algorithmischen Techniken, wie wir alle wissen, eine hervorragende Rolle spielen, bei der grundsätzlich aber auch andere Techniken in Frage kommen. Diese Unterschiede in der Nuance der Gewichtung sind vielleicht gerade deshalb beachtenswert, weil sie keineswegs in einer kontroversen Situation zur Charaktierisierung gegensätzlicher Positionen formuliert wurden, sondern unabhängig in unterschiedlichem Zusammenhang entstanden. Sie zeigen zudem, daß man die Medizinische Informatik als ein Beispiel der angewandten Informatik sicher als eine Methodenwissenschaft im Sinne von Hackl wird auffassen müssen.

In einem analogen Versuch zur Positionsbestimmung für die Medizin hat WIELAND (7) den Charakter der Medizin als Praktische Wissenschaft herausgestellt. Damit geht er von wissenschaftstheoretischen Gegensatz zwischen theoretischen Wissenschaften einerseits und praktischen Wissenschaften andererseits aus. Wielands ausführliche Diskussion kann dahingehend zusammengefaßt werden, daß eine theoretische Wissenschaft dadurch charakterisiert ist, daß sie nach Einsicht in ein begrenztes Gebiet von Sachverhalten strebt, wobei erkannte Beziehungen in einem System von Sätzen dargestellt werden, die durch Begründungsrelationen miteinander verknüpft sind. Ein derartiges System von Beziehungen ist dann eine Theorie.

Das beherrschende Prinzip einer theoretischen Wissenschaft sind also ihre theoretischen Konzepte. Alle Anstrenungen in der Wissenschaft zielen darauf ab, das System der Axiome und Theoreme zu verbessern, die der Theorie zugrunde liegen. Hier ist das Betrachtungsfeld hochgradig formell charakterisiert. Die praktische Relevanz des theoretischen Systems hat keine Bedeutung. Die Validität der Konzepte ist darüberhinaus zeitlich begrenzt. Sie werden ersetzt, sobald bessere Konzepte erkennbar werden. Interne Inkonsistenzen des theoretischen Gebäudes wurden nicht toleriert. Soweit eine theoretische Wissenschaft zu den Naturwissenschaften gehört, ist das Experiment die charakteristische Methode der Untersuchung, die durch modellhafte Abbildung der komplexen, natürlichen Struktur, hochgradig standardisierte Randbedingungen und Wiederholbarkeit charakterisiert ist.

Im Gegensatz dazu wird die Medizin als praktische Wissenschaft charakterisiert. Die Aufgabe einer praktischen Wissenschaft besteht nach Wieland (7) im Planen und Bewirken von Veränderungen an individuellen Gegenständen und konkreten Situationen auf der Basis sachgerechten, verantwortlichen, an rationalen Prinzipien orientierten und auf einschlägigem Sachwissen beruhenden praktischen Umgangs. Deshalb haben Theorien hier eine andere Bedeutung als in theoretischen Wissenschaften. Das Erfordernis, Maßnahmen zu treffen, um ein Objektsystem zu beeinflußen, macht den praktischen Erfolg zum dominierenden Kriterium. Die Notwendigkeit, selbst dann Maßnahmen zu ergreifen, wenn keine theoretische Basis für diese Maßnahmen existiert, kann zur Folge haben, daß die Forschung vernachläßigt wird, die notwendig wäre, um eine derartige theoretische Basis zu erstellen, so lange die gewählten Maßnahmen erfolgreich sind. Auf diese Weise können Theorien selbst dann, wenn sie falsch sind, ungestört weiterbestehen, solange sie den praktischen Erfolg nicht stören. Auf der anderen Seite führt das Versagen praktischer Maßnahmen und das Versagen einer Theorie im Hinblick auf den praktischen Erfolg zu einer fortgesetzten Suche nach neuen und alternativen Theorien. Die Folge ist eine oft unkontrollierte Proli - feration von alternativen, mehr oder weniger ausgereiften theoretischen Konzepten.

All dies charakterisiert den gegenwärtigen Status der Medizin und anderer prak- tischer Wissenschaften, zu denen etwa auch die Wirtschaftswissenschaften, Militär- wissenschaften und ähnliches zu zählen wären.

Wenn aber die Medizin unbedingt als praktische Wissenschaft aufgefaßt werden muß, so ist sicher eine erhebliche prinzipielle Distanz zu einer als Systemwissenschaft aufgefaßten Informatik zu berücksichtigen. Schon diese Distanz zwischen Informatik als Systemwissenschaft - wie sie offenbar überwiegend im universitären Bereich verstanden wird - und der Medizin als praktischer Wissenschaft hat bedeutende Konsequenzen für die didaktischen Konzepte in einem Gebiet wie der Medizinischen Informatik. Diese didaktischen Konzepte müßen versuchen, die im Wesen der beiden Disziplinen begründeten Distanzen zu überbrücken, wenn eine adäquate Anwendung der Konzepte der theoretischen Wissenschaft auf die Probleme der praktischen Wissen- schaft erreicht werden soll.

Andererseits wird aus der letztgenannten Überlegung deutlich, daß zumindest die angewandte Informatik selbst als praktische Wissenschaft aufzufassen ist, denn die Lösung der Probleme der Medizin ist ja nichts anderes als ein Planen und Bewirken von Veränderungen an Gegenständen und Situationen, wie es das Charakteristikum einer praktischen 'Wissenschaft ist. Die Folge davon ist aber wiederum, daß Erfordernisse, die allgemein für praktische Wissenschaften gelten, auch auf die Medizinische Informatik anzuwenden sind.

Diese Erfordernisse sollen in der Folge an einigen Beispielen, die uns für die hier behandelte Lehre und Ausbildung auf Gebiete der Medizinischen Informatik besonders bedeutungsvoll sind, erläutert werden.

Lassen Sie uns dazu zunächst untersuchen, was der Gegenstand der Medizinischen Informatik ist. Das soll an einem einfachen Schema von Steinbuch (5) erläutert werden. In diesem Schema wird ein Objektsystem von einem Subjektsystem

unterschieden. Das Subjektsystem wirkt auf das Objektsystem ein durch bestimmte
Aktionen und empfängt dafür über das Objektsystem Informationen, welche ihm gestatten, Maßnahmen auszuwählen, und den erreichen Zustand zu kontrollieren. Wenn man
dieses Schema auf die Medizin anwendet (Abb. 3) so drängt sich zunächst die Analogie
zur Arzt/Patienten-Beziehung auf. Danach würde der Patient das Objektsystem für das
Subjektsystem Arzt darstellen. Weiterhin wird deutlich, daß im System der Medizin
weitere Objekt-Subjekt-System-Relationen bestehen. So kann etwa auch ein Krankenhaus
oder das gesamte Gesundheitsversorgungssystem einer Region oder Nation als Subjektsystem aufgefaßt werden, genauso wie eine ganze Population oder aber nur ein Organ-
system als Subjektsystem fungieren kann. Aus dem Schema wird auch deutlich, daß die
Anwendung von Computern in Gesundheitsversorgungssystemen gegenwärtig überwiegend
dem Subjektsystembereich zuzuordnen ist. Computer müssen dazu etwa analog dem Einbau
einer Prothese in das Objektsystem in den Organismus des Subjektsystems eingefügt
werden. Diese Zuordnung des Automaten innerhalb der Subjekt-/Objektsystem-Beziehung
ist für die folgende Betrachtungsweise bedeutungsvoll.

Wenn man nämlich für die Medizinische Informatik in analoger Weise die Frage nach
dem ihr zugeordneten Objektsystem zu beantworten versucht, so erkennt man, daß es
der gesamte eben genannte Komplex von Objektsystem und Subjektsystem der Medizin ist
(Abb. 3). Die Medizin als Ganzes ist das Objekt des Medizinischen Informatikers.
Gerade wegen des Erfordernisses der Einpassung des Automaten in den komplexen
Organismus des Subjektsystems ist die Kenntnis der Strukturen und Prinzipien des
Subjektsystems für den Medizinischen Informatiker genauso wesentlich und wichtig wie
die Kenntnis der Anatomie, der Physiologie, der Pathophysiologie usw. des Patienten
für den Arzt. (Abb. 3). Deshalb kann also die Ausbildung des Medizinischen Informatikers nicht nur aus einer Untermenge der für den Mediziner relevanten Ausbildung
bestehen. Sie sollte erst recht nicht aus der Untermenge "Theoretische Medizin"
bestehen. Noch prononcierter ausgedrückt: Die ärztliche Vorprüfung, als "Physikum"
bekannt, ist aus dieser Sicht nicht als adäquate Ausbildung für das Nebenfach
Medizin für Informatiker anzusehen.

Ansonsten kann man die Frage nach dem Gegenstand der Medizinischen Informatik unter
Hinweis auf die Feststellung von van Bemmel (6) beantworten, daß praktisch das
gesamte Spektrum der Datenverarbeitungsanwendungen, dem wir im Alltagsleben begegnen, sein Analogon in irgendeinem Bereich der Medizin hat. (Abb. 4). Von daher birgt
also die Medizin das Potential, alle wesentlichen Anwendungen der Informatik beispielhaft zu präsentieren. Das aber impliziert wiederum, daß eine Konzentration auf
die Medizin als Anwendungsfach nicht eine ausschließliche berufliche Betätigung auf
diesem Gebiet zu implizieren braucht.

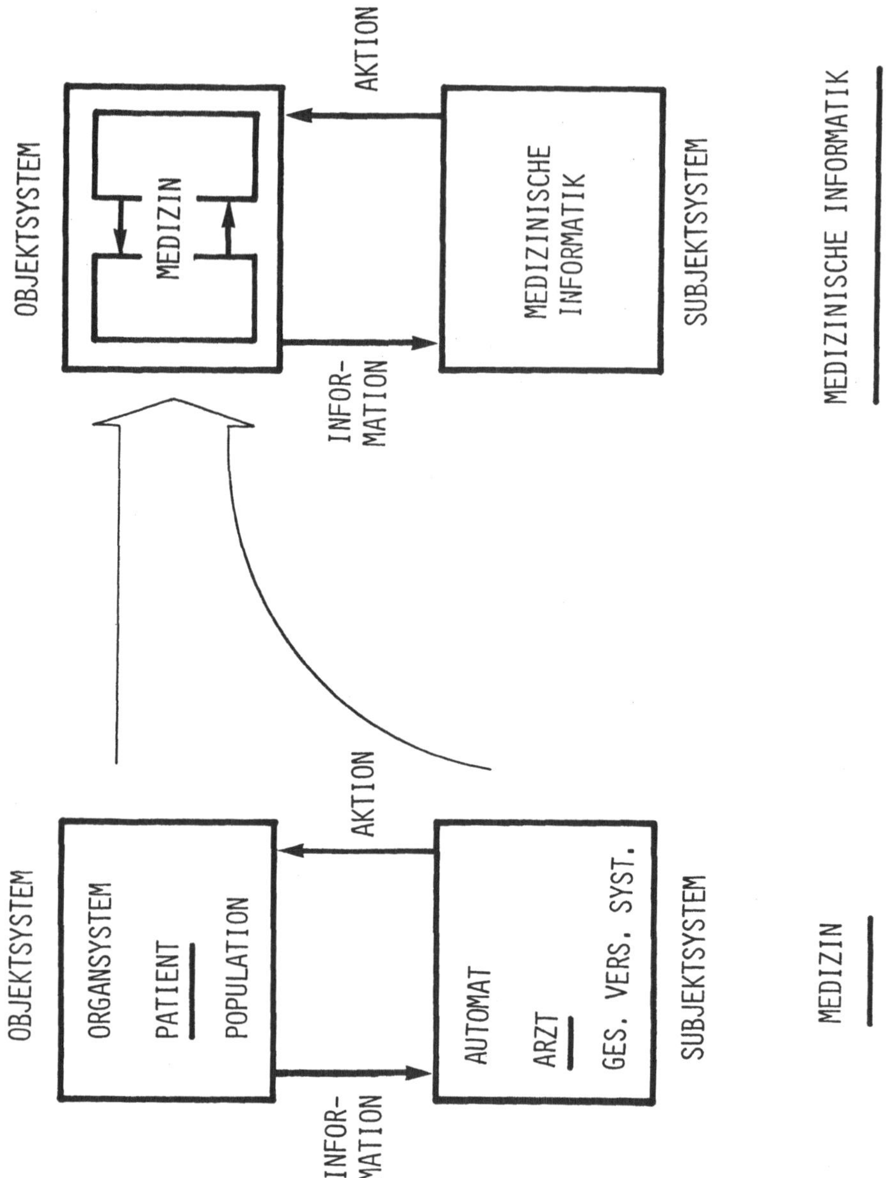


Abb. 3: Objektsystem und Subjektsystem in Medizin und Medizinischer Informatik. Die Betrachtung zeigt, daß das Objektsystem der Medizinischen Informatik umfassender ist als das der Medizin. Die Medizin muß vom Medizinischen Informatiker umfassend begriffen und entsprechend in der Lehre repräsentiert werden.

Lassen Sie mich abschließend die Konsequenzen für die Lehre zusammenfassen: Wenn
Medizinische Informatik als Methodenwissenschaft im Sinne von Hackl und praktische
Wissenschaft im Sinne von Wieland aufgefaßt werden muß, so sollten insbesondere die
affektiven und auch psychomotorischen Lernziele neben üblichen kognitiven Lernzie-
len ausreichend wirksam berücksichtigt werden. Die Repräsentation des Anwendungsfaches in der Lehre kann nicht aus einer Untermenge des Studienangebotes für Mediziner bestehen. Das Anwendungsfach ist umfassender aufzufassen und muß in interdiszi-
plinärer Weise vertreten sein und besondere Aspekte des Subjektsystems ausführlich
berücksichtigen: Organisation des Gesundheitswesens, betriebliche und ökonomische
Aspekte, Techniken zur Analyse des Subjektsystems, psychosoziale Prozesse und deren
Beeinflussung usw.. Insgesamt ist praktischen Aspekten der Ausbildung eine hohe
Bedeutung zuzuordnen. Dieser Erkenntnis wurde in einer hohen Gewichtung der Bedeutung der operationellen Qualifikation als Voraussetzung für das Zertifikat "Medizi-
nischer Informatiker" Rechnung getragen. (2). Die skizzierten Prinzipien sind die
Grundlage des im gemeinsamen Studiengang Medizinische Informatik der Universität
Heidelberg und der Fachhochschule Heilbronn realisierten Konzeptes.

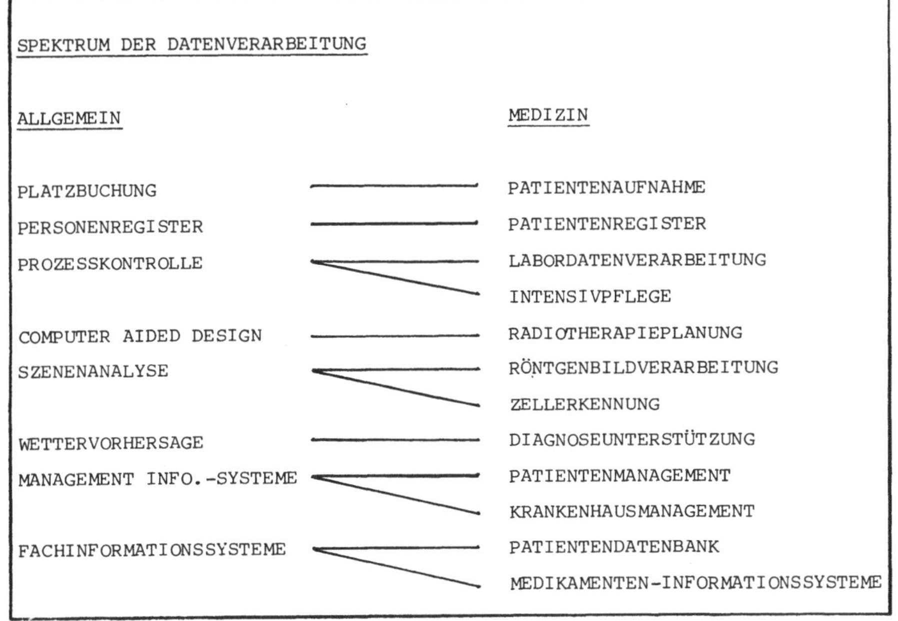


Abb. 4: Spektrum der Datenverarbeitung im allgemeinen und der Medizinischen
Datenverarbeitung (mod. nach VAN BEMMEL (6))

LITERATUR

(1) Hackl, C.E.: Die Informatik aus der Sicht der industriellen Anwendung.
Vortrag, gehalten am 3.10.1974 an der Universität Stuttgart.

(2) Möhr, J.R. (Hrsg.): Zertifikat Medizinischer Informatiker, 2. Aufl.
(Schattauer: Stuttgart, 1979)

(3) Reichertz, P.L.: Zit. in Koeppe, P., Reichertz, P.L.: Übersicht über den Stand
der Ausbildung in der Medizinischen Informatik. In Möhr, J.R., Köhler, C.O.
(Hrsg.): Datenpräsentation. (Springer: Berlin Heidelberg New York, 1979)

(4) Segmüller, G.: Thesendiskussion "Alternativen Medizinischer Datenverarbeitung"
In H.K. Selbmann, K. Überla, R. Greiller (Hrsg.): Alternativen Medizinischer
Datenverarbeitung. (Springer: Berlin Heidelberg New York, 1976), 148-149

(5) Steinbuch, K.: Automat und Mensch. (Springer: Berlin Heidelberg New York, 1971)

(6) van Bemmel, J.H.: The System Behind Medical Computer Applications. Guiding
Principles for Courses and Training. In Lindberg, D.A.B., Kaihara, S.: MedInfo
'80 (North Holland: Amsterdam, 1980) 353-357

(7) Wieland, W.: Diagnose: Überlegungen zur Medizintheorie. (De Gruyter: Berlin
New York, 1975) S 83 ff

STRUKTUR DER STUDIENINHALTE UND DES STUDIENABLAUFES

IM

CURRICULUM MEDIZINISCHE INFORMATIK HEIDELBERG / HEILBRONN

von

F.J. Leven
Studiengang Medizinische Informatik
Universität Heidelberg / Fachhochschule Heilbronn
Max-Planck-Str. 39
7100 Heilbronn

ZUSAMMENFASSUNG

Anhand der Struktur der Studieninhalte und des Studienablaufes wird die Philosophie des methodenorientierten speziellen Studienganges Medizinische Informatik an der Universität Heidelberg/Fachhochschule Heilbronn konkretisiert. Das Konzept dieses Curriculums zielt darauf ab, im Intervall zwischen Informatik und Medizin den schmalen Bereich auszuprägen, in dem einerseits eine solide Basis in Informatik, speziell in Praktischer Informatik, grundgelegt und andererseits gleichzeitig die Breitbandigkeit und Eigenständigkeit des Anwendungsgebietes Medizinische Informatik in adäquater Tiefe berücksichtigt werden kann. - Fakten zur Entwicklung und Infrastruktur des Studienganges werden vermittelt.



## 1. EINLEITUNG

Folgende Fakten zur Charakterisierung des Curriculums Medizinische Informatik Heidelberg/Heilbronn seien vorangestellt:

- Der Studiengang wurde nach zweijähriger Entwicklung im WS 1972/73 als gemeinsame Einrichtung der Universität Heidelberg, Fakultät für Theoretische Medizin, und der Fachhochschule Heilbronn gegründet.

- Ausbildungsort ist die Fachhochschule Heilbronn.

- Das Studium umfaßt 8 Vorlesungssemester + 1 Semester für die Diplomarbeit.

- Zugangsvoraussetzung ist die Allgemeine Hochschulreife bzw. die Fachgebundene Hochschulreife aller Richtungen der Beruflichen Gymnasien. Es wird ein eigenes Zulassungsverfahren praktiziert, das jedoch dem der ZVS entspricht.

- Die Zahl der Studienbewerber schwankt zwischen 50 und 250 pro Semester. Es
  besteht ein Numerus Clausus von 35 pro Semester.

- Die derzeitige Studentenzahl beträgt ca. 350.

- Nach bestandener Diplomprüfung wird von der Universität Heidelberg der Titel
  Diplom-Informatiker der Medizin" (Dipl.-Inform. Med.) verliehen. Eine Promotionsordnung (Dr. sc.hum. (doctor scientiarum humanarum)) ist in Vorbereitung.

- Die derzeitige Absolventenzahl beträgt ca. 150.


## 2. STRUKTUR DER STUDIENINHALTE

Die Struktur des Lehrangebotes ist gekennzeichnet durch (Abb. 1)
- eine hochgradige Breitbandigkeit entsprechend der Interdisziplinarität der
  Medizinischen Informatik
- die Dominanz des Informatik-Lehrangebotes (ca. 40%)
- den relativ hohen Anteil, den das Anwendungsfach Medizin bzw. Medizinische Informatik einnimmt.

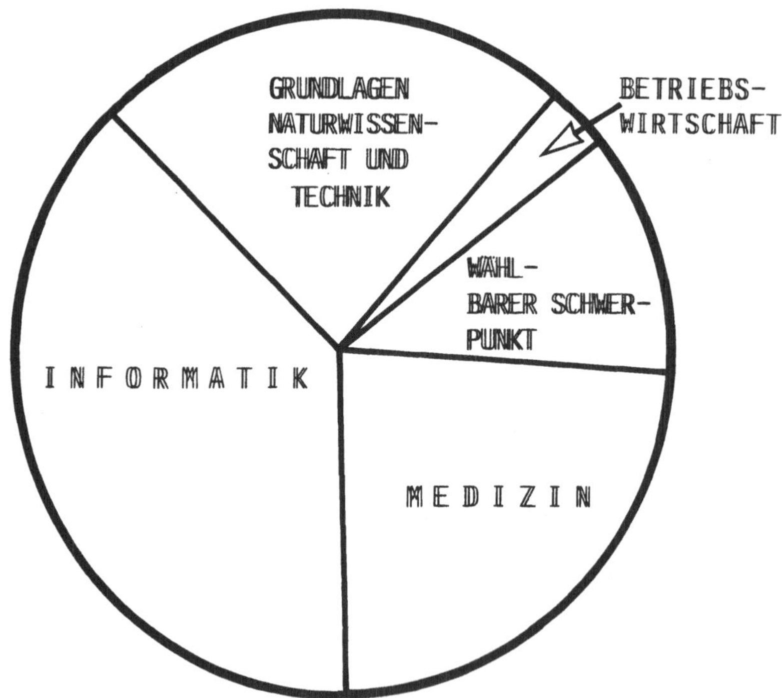


**Abb.** 1 Struktur des Lehrangebotes

Ein weiteres Merkmal der inhaltlichen Strukturierung der Ausbildung ist die Differenzierung der Grund- bzw. Kernausbildung und der vom Studenten wählbaren Studienschwerpunkte (Abb. 2).

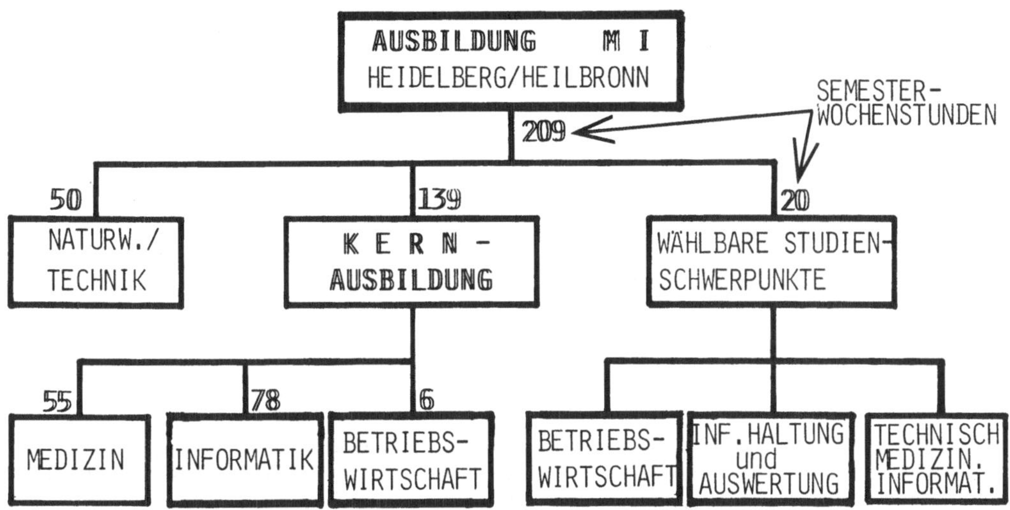


**Abb.** 2 Detailstruktur der Ausbildungsinhalte

Während die Kernausbildung eine Art allgemeinen Pflichtteil darstellt, wird durch die Wahl zwischen drei Studienschwerpunkten die Möglichkeit der Vertiefung und der Spezialisierung in einem Teilgebiet der Medizinischen Informatik entsprechend fachlicher und persönlicher Präferenzen des Studenten geboten. Diese Vorgehensweise ergibt sich unmittelbar aus der außergewöhnlichen Interdisziplinarität und Bandbreite der Medizinischen Informatik, die eine entsprechende gleichmäßige Vertiefung in allen Teilbereichen unmöglich macht. Trotz der genannten Wahlmöglichkeit besteht eines der gravierendsten Probleme des Heidelberg/Heilbronner Studienganges in der extrem hohen Stunden- und Prüfungsbelastung der Studenten. Die drei Studienschwerpunkte, die im übrigen den auf der Reisensburg 1973 formulierten GI/GMDS-Empfehlungen für die Ausbildung in Medizinischer Informatik (1 ) und den in den Richtlinien für das "Zertifikat Medizinischer Informatiker" (2 ) beschriebenen Haupttätigkeitsgebieten Medizinischer Informatiker entsprechen, sind:

(1) Betriebswirtschaft und Organisation im Gesundheitswesen: Analyse, Planung, Optimierung der Betriebsabläufe im Krankenhaus unter Berücksichtigung rechtlicher und soziologischer Gesichtspunkte; öffentliches Gesundheitswesen; Planung und Organisation von Rechenzentren; Datenschutz.

(2) Informationshaltung und -auswertung: Medizinische Dokumentation; Informationssysteme im Gesundheitswesen; Planung und Auswertung medizinischer Untersuchungsreihen; rechnergestützte Diagnose und Therapie.

(3) <u>Technisch-medizinische Informatik:</u> Prozeßsteuerung; Rechnernetze; Biosignalverarbeitung; Analog- und Hybridrechneranwendungen.

Derzeit haben ca. 50% der Studenten Block 2, 30% Block 1 und 20% Block 3 gewählt,
wobei in Zukunft aber Verschiebungen denkbar sind, nachdem im letzten Jahr die
apparative Ausstattung des Biosignallabors durch Installation eines speziellen
Bioprozessors wesentlich verbessert werden konnte.

2.1 Ausbildungskonzept Informatik

Entsprechend den GAMM/NTG-Empfehlungen (3) für das Hochschulstudium der Informatik
ist die Kernausbildung in Informatik gegliedert in: Theoretische, Praktische und
Technische Informatik (Abb. 3).

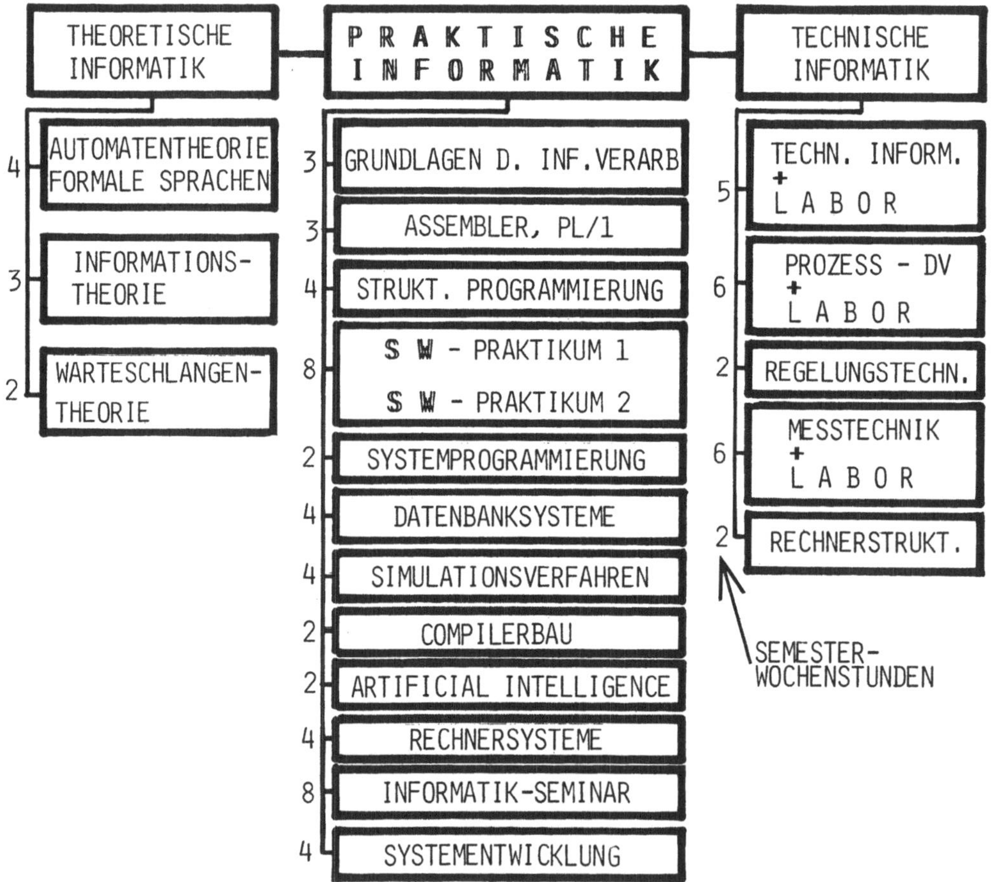


**Abb. 3** Kernausbildung in Informatik

Die Theoretische Informatik ist - insbesondere im Vergleich zur Praktischen Informatik - unterrepräsentiert. Gebieten, die üblicherweise in der allgemeinen Informatik ausführlich behandelt werden, wie Grundlagen der mathematischen Logik, Theorie der Berechenbarkeit und Entscheidbarkeit, sowie Komplexitätstheorie, widmet sich die Heidelberg/Heilbronner Ausbildung nur implizit.

Das Schwergewicht der Informatik-Ausbildung liegt eindeutig im Bereich der Praktischen Informatik. Besonders zu erwähnen sind hier die beiden Software-Praktika, wobei das erste Praktikum Soloprogrammierung in Assembler und PL/1 und das zweite in einer Art Projektorientierung kooperative Programmierung und Software-Management beinhaltet. Im Software-Praktikum 2 wird jedes Semester ein größeres Projekt in Angriff genommen, welches in mehrere Komponenten aufgebrochen wird, wobei jeweils ein Team von ca. 7-10 Studenten einer Komponente zugeordnet wird. Eine Projektleitungsgruppe übernimmt - unter Anleitung eines Dozenten und eines Assistenten - das gesamte Projektmanagement mit Projektplanung sowie Vollständigkeits- und Terminkontrolle.

Eine weitere projektorientierte Ausbildungskomponente ist das "Informatik-Seminar" mit einem Aufgabenvolumen von ca. 3-4 Mannwochen pro Student, häufig im Rahmen einer realen Systementwicklung im Gesundheitsbereich oder in einem industriellen Projekt.

Entsprechend der Grundauffassung von Informatik als einer Methoden- oder Problemlösungs-Disziplin hat in der Ausbildung in Praktischer Informatik die Anwendung von Werkzeugen zur Istanalyse, Spezifikation, Implementierung, Test und Dokumentation ein starkes Gewicht. Eine vorrangige Aufgabe im Rahmen einer Systementwicklung wird in der Spezifikation gesehen, was zu tun ist. Im Bezug auf das Wie einer Problemlösung werden neben konventioneller prozeduraler Vorgehensweise die Möglichkeiten nicht-prozeduraler Methoden und der Anwendung von Standard-Software bzw. verfügbarer Methodenbanken anstelle von Eigenentwicklung behandelt.

Was die Methodik der Ausbildung betrifft, so wird Wert darauf gelegt, Querbezüge zwischen einzelnen Teilgebieten herauszuarbeiten. Z.B. läßt sich im Bezug auf das Problem des inhaltsorientierten Zugriffes auf Datenmengen das Konzept des Assoziativspeichers als Alternative zum v. Neumann'schen Behälterprinzip in Beziehung setzen zur Methodik der invertierten Dateien, zur nicht-prozeduralen Formulierung von Suchanfragen in einem relationalen Datenbanksystem und schließlich zur Architektur von Datenbankmaschinen, Suchrechnern und Back-end-Maschinen.

Die Ausbildung im Bereich der Technischen Informatik wird durch eine Reihe von Laboratorien - in Technischer Informatik, Prozeß-DV und Meß- und Regelungstechnik - geprägt. Erwähnenswert ist die derzeitige Orientierung des Labors Technische

Informatik in Richtung Mikroprozessor-Applikationen. Weiterhin wird überlegt, ob
dieser Bereich nicht in größerem Umfange als bisher in der Kernausbildung berücksichtigt werden muß angesichts des zunehmenden Problemlösungspotentials von Mikro-
prozessoren.

2.2 Ausbildungskonzept Medizin

Der medizinische Ausbildungspart (Abb. 4) zielt nicht auf die Aneignung von medizinischem Detailwissen, sondern vielmehr auf die Einführung in medizinische Terminologie und medizinische Methodologie. Das Ziel besteht darin, daß der Absolvent als
Gesprächspartner des Arztes in der Lage ist, Probleme im medizinischen Anwendungsbereich zu verstehen, zu analysieren und zu lösen.

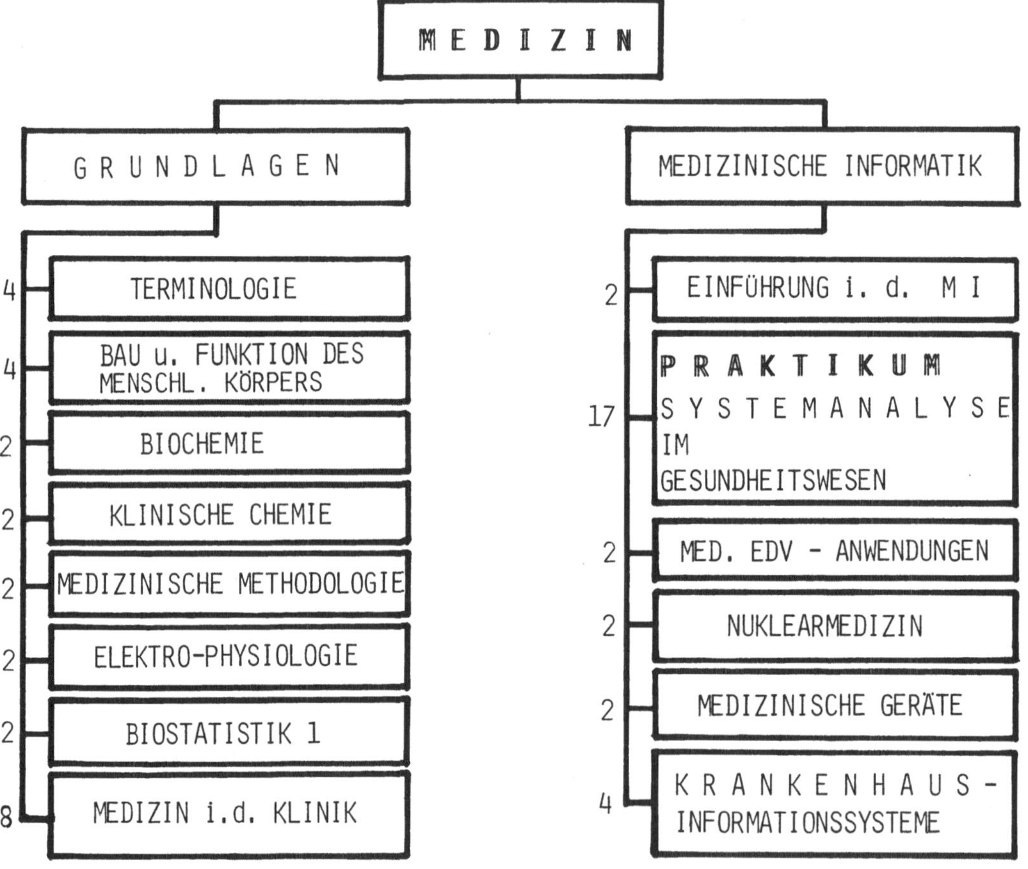


Abb. 4 Kernausbildung in Medizin

Im Hinblick auf die Auffassung der Medizinischen Informatik als einer Problemlösungs-Disziplin spielt eine zentrale Rolle das "Praktikum Systemanalyse im Gesund-

heitswesen". In diesem Praktikum lernen die Studenten, unterschiedliche Komponenten des Gesundheitswesens, z.B. von Krankenhäusern, Praxen, werksärztlichen Zentren, Gesundheitsämtern, usw. zu beschreiben und analytisch zu durchdringen. Neben der Einübung von Techniken der Systemanalyse steht hierbei die Vermittlung von Kenntnissen über das Gesundheitswesen und die Zusammenarbeit mit Berufstätigen im Gesundheitswesen im Vordergrund, Ausbildungsinhalte, die für den Bereich der Medizinischen Informatik unverzichtbar sind und nach dem Studium nur schwer verfügbar gemacht werden können.

Vergleicht man das medizinische Lehrangebot mit dem im Nebenfachstudiengang Hamburg (Abb. 5), so fällt auf, daß zwar ein beachtlicher nicht-leerer Durchschnitt existiert, daß aber im Hamburger Studiengang praktisch keine Vorlesung angeboten werden, die die Medizin als Ganzes betreffen in dem Sinne "Arzt + Patient + Institutionen des Gesundheitswesens" und damit spezifisch für die Medizinische Informatik sind.

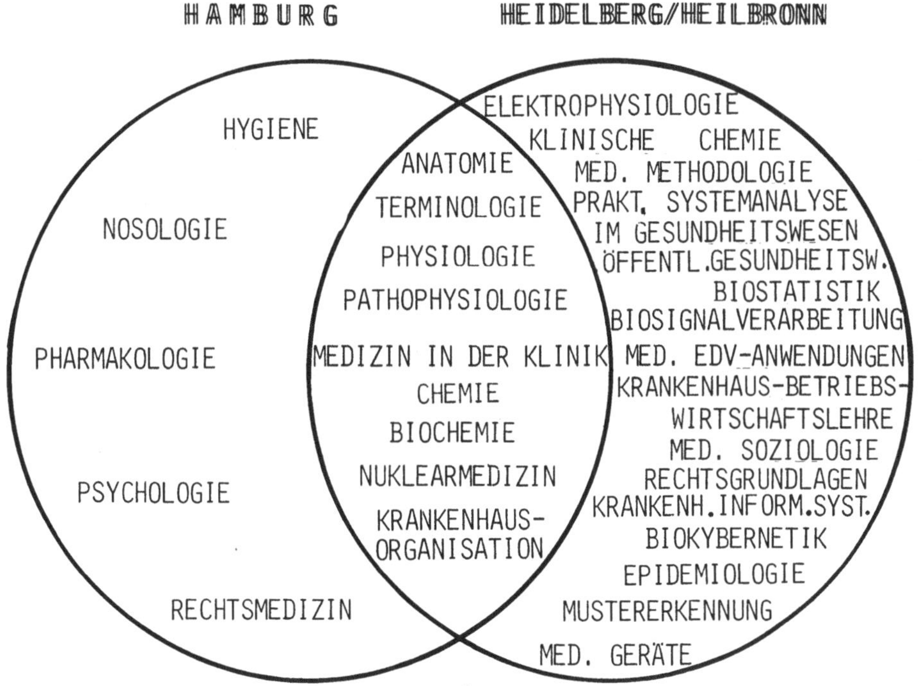


**Abb. 5** MI Uni Hamburg : MI Heidelberg/Heilbronn

Weiterhin wird im Heidelberg/Heilbronner Studiengang ein derartiger Umfang von für den Bereich Medizinische Informatik unverzichtbaren Vorlesungen angeboten, wie dies nur in einem eigenständigen Studiengang der Fall sein kann.

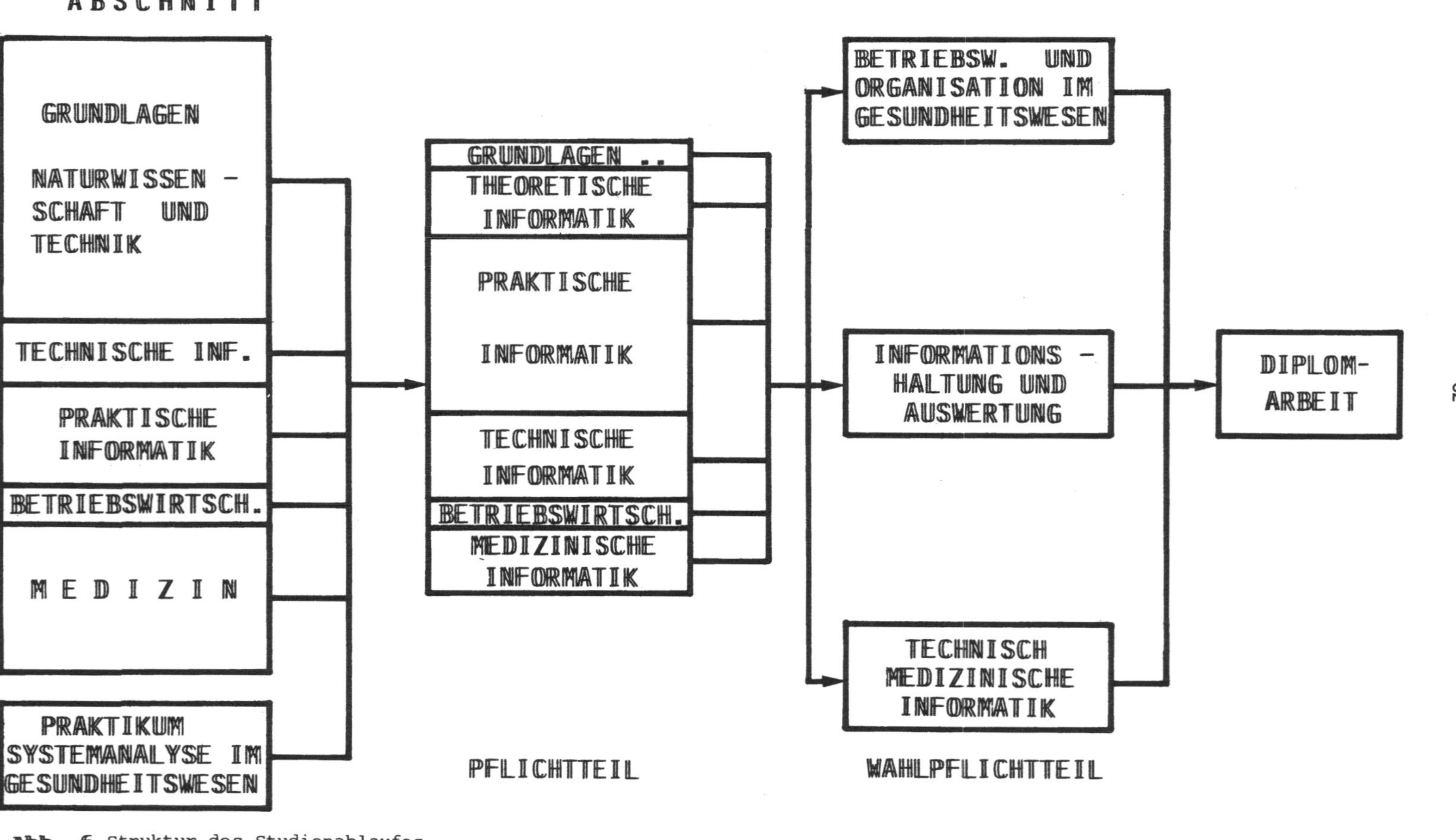



Abb. 6 Struktur des Studienablaufes

Andererseits sei erwähnt, daß die obige Abbildung 5 die Tatsache verbirgt, daß in
Hamburg z.B. beachtenswerte zukunftsträchtige Lehrinhalte auf den Gebieten Muster-
erkennung, kognitive Systeme, Artificial Intelligence und natürlichsprachige
Kommunikation ein hohes Gewicht haben.


## 3. STRUKTUR DES STUDIENABLAUFES


Der Studienablauf gliedert sich (Abb. 6) in einen ersten Studienabschnitt (bis zum
Vordiplom im 4. Semester) und einen zweiten Studienabschnitt, der mit der Diplomarbeit und der Diplomprüfung endet.

Im ersten Studienabschnitt werden die Grundlagen in Mathematik, Naturwissenschaft,
Technik, Informatik, Medizin und Betriebswirtschaft gelegt. Im 4. Semester findet
neben anderen Lehrveranstaltungen das schon erwähnte "Praktikum Systemanalyse im
Gesundheitswesen" statt, das wegen seiner Bedeutung in Abbildung 6 besonders
hervorgehoben ist. Ein Praxissemester o.ä. gibt es nicht, 8 Semester sind Vorlesungssemester, das 9. Semester ist für die Anfertigung der Diplomarbeit vorgesehen.

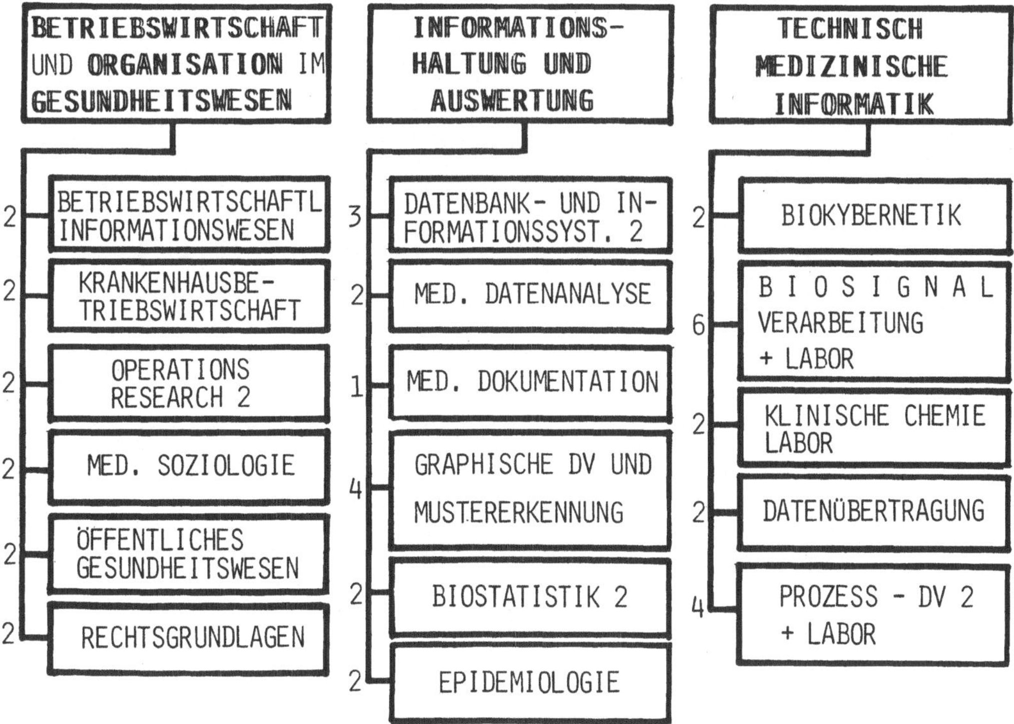


**Abb.** 7 Wählbare Studienschwerpunkte

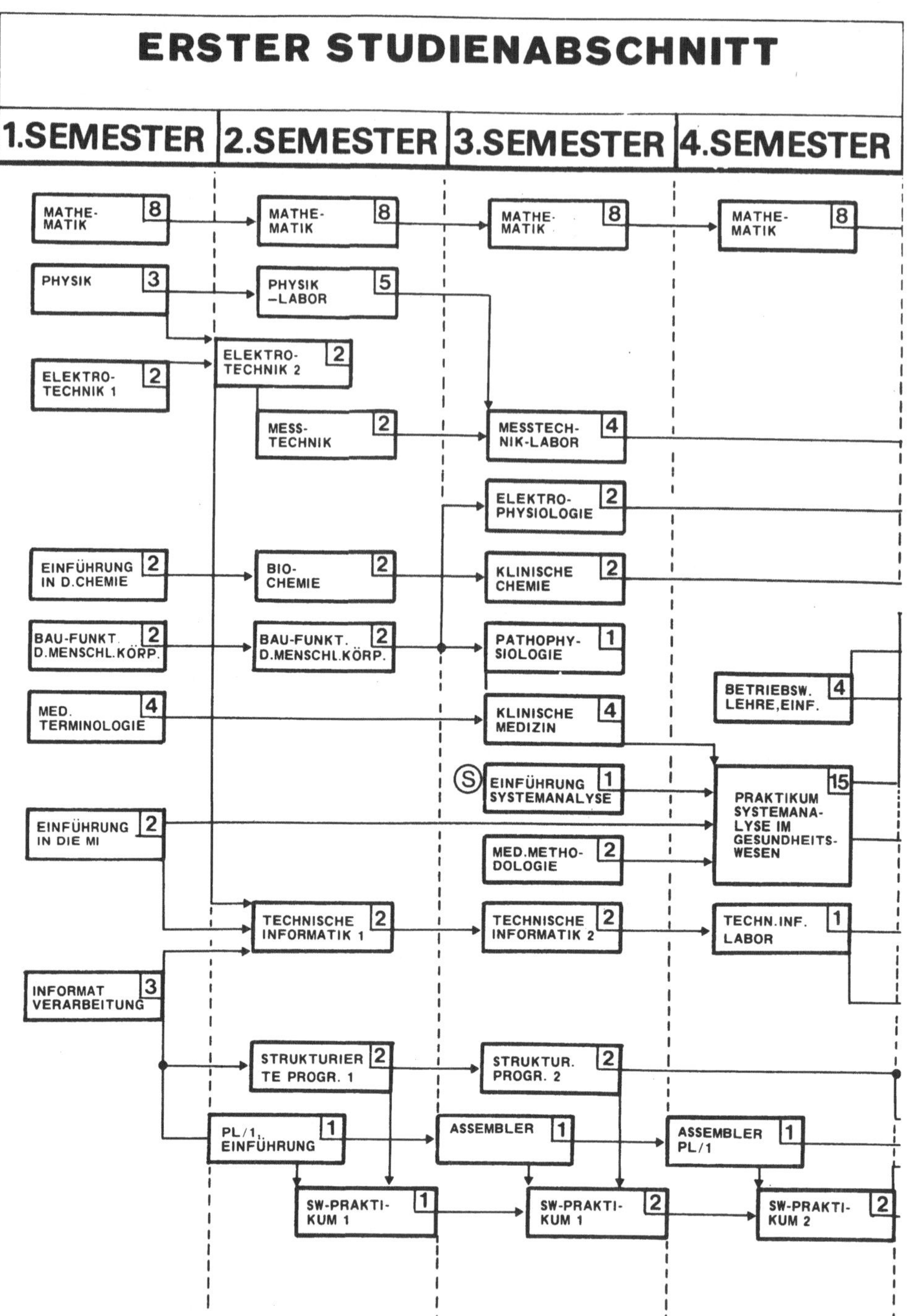


Abb. 8 Feinstruktur des Studienablaufes

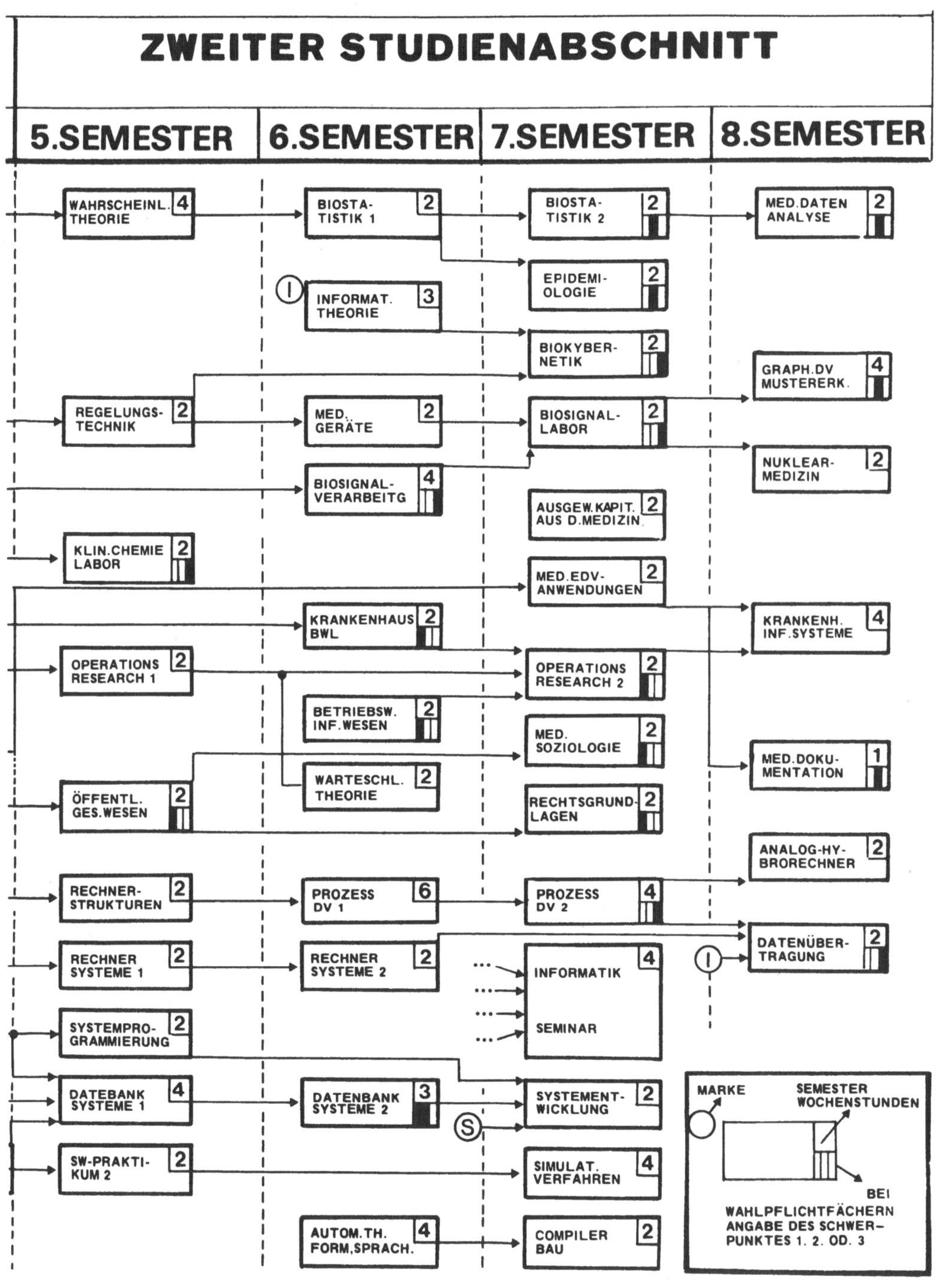

ZWEITER STUDIENABSCHNITT
5.SEMESTER
6.SEMESTER
7.SEMESTER
8.SEMESTER
WAHRSCHEINL. THEORIE 4
BIOSTA-TISTIK 1 2
BIOSTA-TISTIK 2 2
MED.DATEN ANALYSE 2
INFORMAT. THEORIE 3
EPIDEMI-OLOGIE 2
BIOKYBER-NETIK 2
GRAPH.DV MUSTERERK. 4
REGELUNGS-TECHNIK 2
MED. GERÄTE 2
BIOSIGNAL-LABOR 2
NUKLEAR-MEDIZIN 2
BIOSIGNAL-VERARBEITG 4
AUSGEW.KAPIT. AUS D.MEDIZIN 2
KLIN.CHEMIE LABOR 2
MED.EDV-ANWENDUNGEN 2
KRANKENHAUS BWL 2
KRANKENH. INF.SYSTEME 4
OPERATIONS RESEARCH 1 2
OPERATIONS RESEARCH 2 2
BETRIEBSW. INF.WESEN 2
MED. SOZIOLOGIE 2
MED.DOKU-MENTATION 1
ÖFFENTL. GES.WESEN 2
WARTESCHL. THEORIE 2
RECHTSGRUND-LAGEN 2
ANALOG-HY-BRORECHNER 2
RECHNER-STRUKTUREN 2
PROZESS DV 1 6
PROZESS DV 2 4
RECHNER SYSTEME 1 2
RECHNER SYSTEME 2 2
DATENÜBER-TRAGUNG 2
INFORMATIK 4
SEMINAR
SYSTEMPRO-GRAMMIERUNG 2
DATEBANK SYSTEME 1 4
DATENBANK SYSTEME 2 3
SYSTEMENT-WICKLUNG 2
SW-PRAKTI-KUM 2 2
SIMULAT. VERFAHREN 4
AUTOM.TH. FORM,SPRACH. 4
COMPILER BAU 2
MARKE
SEMESTER WOCHENSTUNDEN
BEI WAHLPFLICHTFÄCHERN ANGABE DES SCHWER-PUNKTES 1. 2. OD. 3

Der zweite Studienabschnitt gliedert sich in einen Pflichtteil, besonders ausge-
prägt im Bezug auf Informatik, einen Wahlpflichtteil, der die Wahl zwischen den
schon beschriebenen drei Studienschwerpunkten ermöglicht, und die Diplomarbeit, mit
einer Laufzeit von 6 Monaten. Abbildung 7 beschreibt, welche Vorlesungen bzw.
Laboratorien diesen Schwerpunkten zugeordnet sind.

Der Student entscheidet sich im Laufe der zweiten Studienhälfte für einen der drei
Blöcke; die entsprechenden Lehrveranstaltungen sind für ihn dann Pflicht. Neben
diesen Wahlpflichtveranstaltungen wählt er dann aus den zu seinem Block komplementären Schwerpunkten weitere Vorlesungen aus, so daß sich insgesamt im Wahlbereich
ein Volumen von ca. 20 Semesterwochenstunden ergibt. Hierdurch wird eine ausschließliche Ausrichtung auf den einen gewählten Schwerpunkt vermieden und - wenn
auch in geringem Umfang - der Breitbandigkeit des inhaltlichen Spektrums, das sich
z.B. von der Medizinischen Soziologie bis zur Prozeß-DV erstreckt, Rechnung getragen.

Neben den Pflicht- und Wahlpflichtveranstaltungen wird auch eine kleine Menge an
Zusatzveranstaltungen angeboten, die freiwillig sind. Zu diesen gehört z.B. das
"Literatur-Seminar", in dem der wissenschaftliche Umgang mit Literatur behandelt
wird. Hierbei werden Methoden der Literaturgewinnung aus den verschiedenen Fachin-
formationssystemen vorgestellt bzw. exemplarisch praktiziert und ein vorgegebenes
Teilgebiet der Medizinischen Informatik literaturmäßig aufgeschlossen.

Die Struktur des Studienablaufes wird außer durch die beschriebene Gliederung in
Studienabschnitte bestimmt durch die Aufeinanderfolge der Vorlesungen, ihre Ver-
teilung über die Semester, durch die "Ausbildungs-Ströme" wie dies in Abbildung 8
dargestellt wird. Diese netzplanartige Darstellung wurde bei der letzten Überarbeitung des Studienplanes dazu verwendet, um Schwachstellen zu beheben, die durch
inhomogene Belastung der einzelnen Semester und z.B. falsche zeitliche Koordination
aufeinander aufbauender Vorlesungen beruhten. In Abbildung 8 wird weiterhin zu
jeder Lehrveranstaltung angegeben, ob sie Pflicht ist oder welchem der drei Schwerpunkte sie zugeordnet ist.

Die umfassende Prozedur der genannten Studienplanüberarbeitung wird in Abbildung 9
dargestellt.

Hierbei wird neben den schon erwähnten Einflüssen wie GAMM/NTG-Richtlinien und
GI/GMDS-Empfehlungen insbesondere ein "Idealkonzept" der MI-Ausbildung als Input
aufgeführt. Dieses Idealkonzept geht in die Richtung eines projektorientierten
Studiums. Wesentliche Ergebnisse der genannten Studienplanüberarbeitung liegen denn
auch in diesem Bereich, z.B. was das Konzept des Praktikums Systemanalyse im
Gesundheitswesen oder die Software-Praktika betrifft.

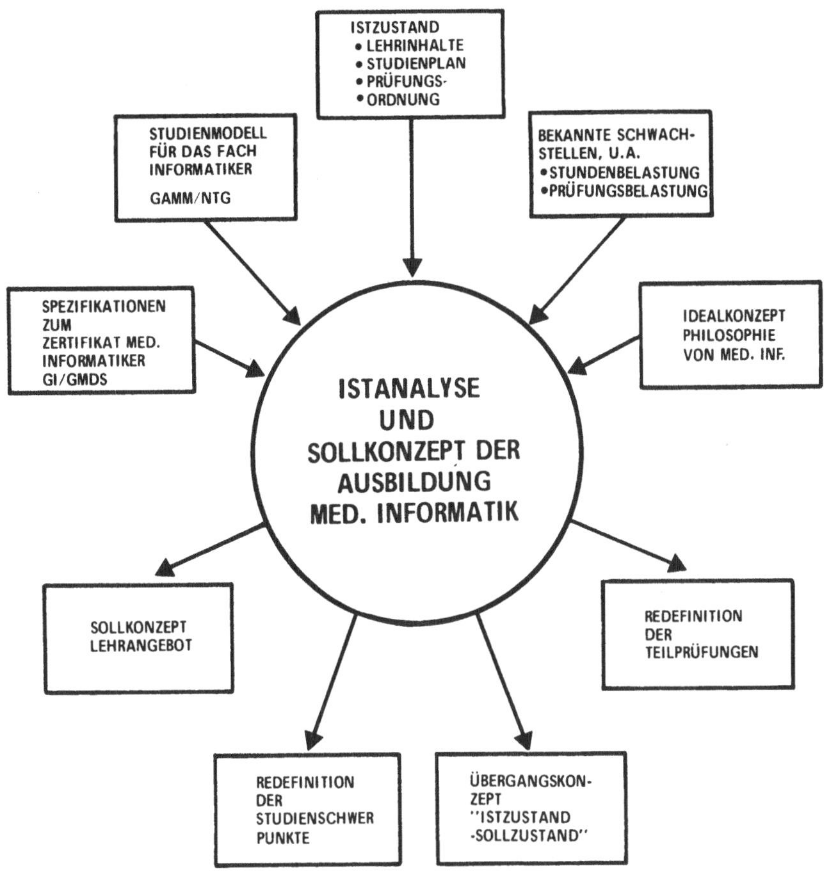



Abb. 9 Überarbeitung des Studienplans MI

## 4. ENTWICKLUNG UND INFRASTRUKTUR DER MI-AUSBILDUNG HEIDELBERG/HEILBRONN

Die Entwicklung des MI-Studienganges in Heidelberg/Heilbronn, der im WS 1982/83 auf
sein zehnjähriges Bestehen zurückblickt, ist gekennzeichnet durch

- den sich über Jahre erstreckenden personellen Aufbau des Fachbereiches
  (Abb. 10)
- die zweimalige Überarbeitung des Studienplanes
- die stetig steigende Zahl von Studenten (Abb. 11)

Der Lehrkörper umfaßt derzeit 10 hauptamtliche Professoren im Fachbereich Medizinische Informatik, 3 Professorenstellen aus anderen Fachbereichen (Grundlagen) und

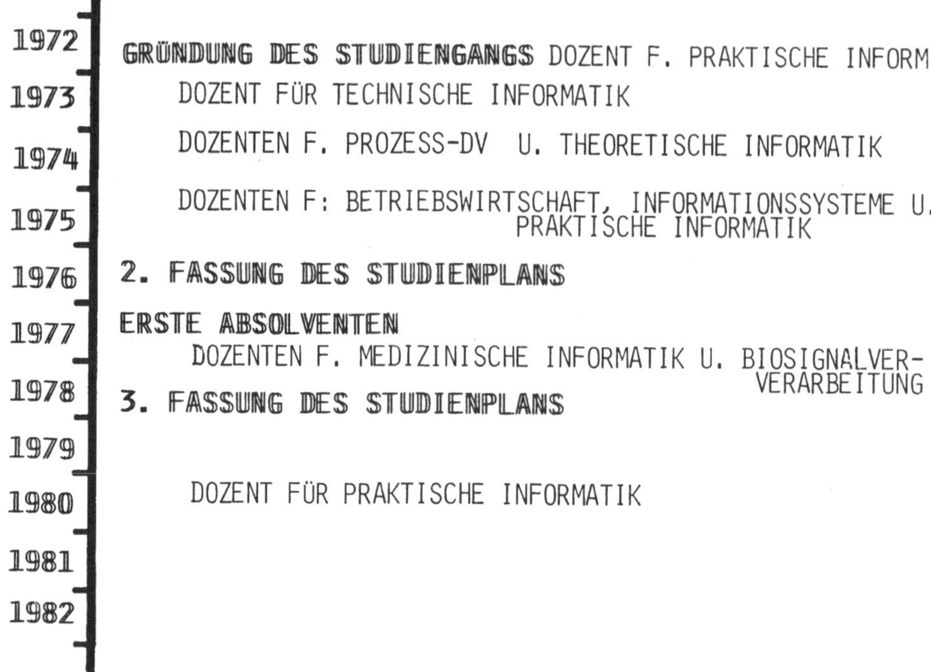


Abb. 10 Entwicklung des Studiengangs MI Heidelberg/Heilbronn

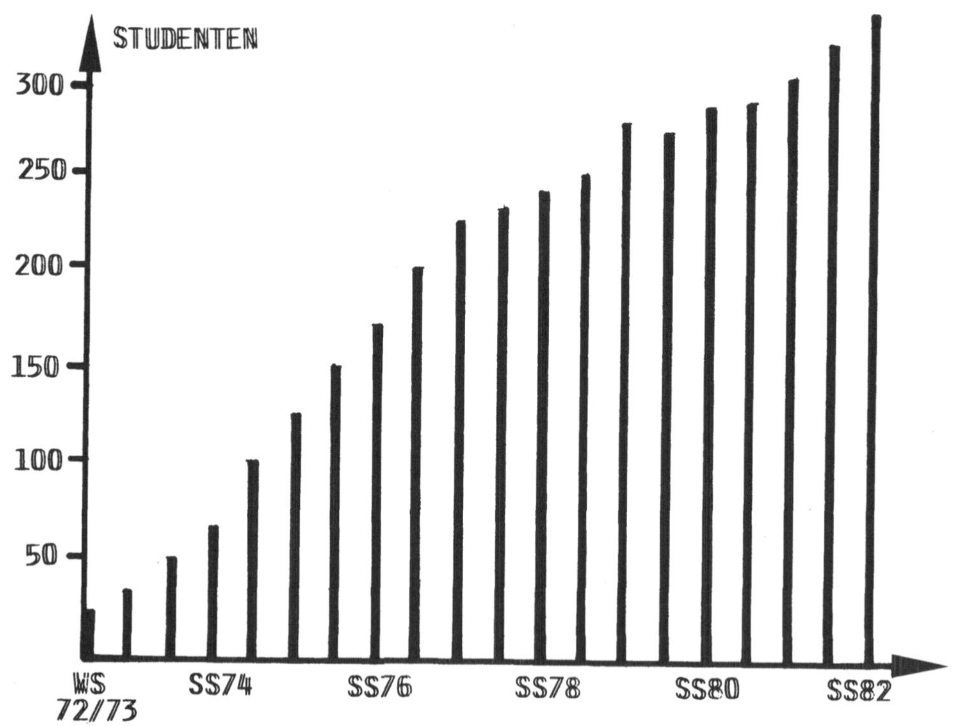


Abb. 11 Entwicklung der Studentenzahlen

ca. 30 Lehrbeauftragte von der Universität Heidelberg, dem Deutschen Krebsfor-
schungszentrum, den Heilbronner Krankenanstalten, der Medizinischen Hochschule
Hannover, von anderen Informatik-Instituten und aus der Industrie. Problematisch
ist, daß die Mittelknappheit für Lehraufträge mittlerweile dazu geführt hat, daß
viele Lehraufträge, auch Pflichtfächer, nur noch im Jahresturnus angeboten werden
können. Unbefriedigend ist auch die unzureichende Ausstattung mit insgesamt 3
Assistentenstellen.

Lehrauftragsmangel und Assistentenmangel sind neben den hohen Studien- und Prü-
fungsanforderungen im übrigen die Gründe dafür, daß die Studentenzahlen (Abb. 11)
nicht schon seit Jahren konstant bleiben und daß über 20% der Studenten auf höhere
als das 9. Semester entfallen.

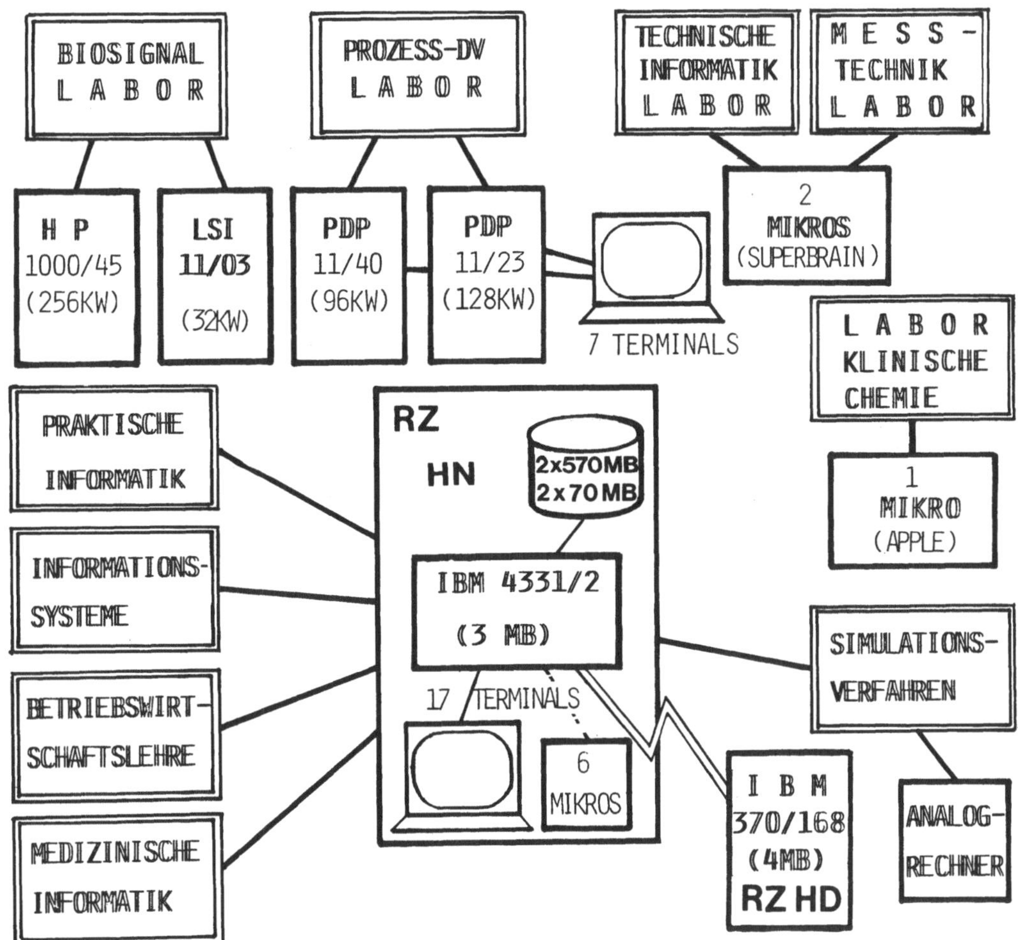


**Abb. 12** Computer-Ausstattung für die MI-Ausbildung

Die Infrastruktur der Ausbildung wird gekennzeichnet durch die Rechnerausstattung
(Abb. 12)

- im Rechenzentrum der Fachhochschule Heilbronn, das zu ca. 60% durch die MI-
Ausbildung ausgelastet wird;
- im Universitäts-Rechenzentrum Heidelberg, dessen umfassendes Angebotsspek-
trum von Heilbronn aus über Wählleitung verfügbar ist;
- in den einzelnen Laboratorien, insbesondere im Biosignal- und im Pro-
zeß-DV-Labor: Das Labor Biosignalverarbeitung verfügt über einen speziellen
"Bioprozessor", da die entsprechenden Spezifikationen für die Echtzeit-
verarbeitung der bei der Biosignalverarbeitung auftretenden Analog-
daten-Raten durch einen Universalrechner nicht erfüllt werden. Zum Labor
Prozeß-DV ist zu erwähnen, daß hier auch Studenten anderer Fachbereiche
ausgebildet werden; ca. 70% der Auslastung entfallen jedoch auf die
MI-Ausbildung.

Wie Abbildung 12 zeigt, sind eine Reihe von 8-Bit Mikrocomputern für die Ausbildung
verfügbar, die z.T. als Satellit an den Zentralrechner IBM 4331 anschließbar sind.
Mikrocomputer werden insbesondere auch im Hinblick auf ihre zunehmende Bedeutung im
Rahmen von Anwendersystemen eingesetzt und evaluiert. So wurde z.B. kürzlich ein
Mikro-Datenbanksystem auf einem Z80-Mikrocomputer installiert, um Möglichkeiten und
Grenzen einer derartigen Konfiguration zu untersuchen.


LITERATUR

(1) REICHERTZ P.L. (Hrsg.)
Protokoll der Klausurtagung "Ausbildungsziele, -inhalte und -methoden in der
Medizinischen Informatik", Reisensburg bei Ulm (2.-5.5.1973), Hannover, Medi-
zinische Hochschule Hannover 1973.

(2) MÖHR J.R. (Hrsg.)
Zertifikat Medizinischer Informatiker, Stuttgart, New York:
Schattauer, 1979.

(3) BRAUER W., HAAKE W., MÜNCH S.
Studien- und Forschungsführer Informatik, Gesellschaft für Mathematik und
Datenverarbeitung, Bonn, und Deutscher Akademischer Austauschdienst, Bonn-
Bad Godesberg, 1980.

Projektstudium

Ein didaktisches Modell zur Realisation von

berufspraktischer Ausbildung im Studium der Medizinischen Informatik

von J.R. Möhr

## 1. EINLEITUNG

Die Bedeutung der berufspraktischen Ausbildung ist für viele praktische Wissenschaften anerkannt und entsprechend im universitären Ausbildungsgang berücksichtigt.
Für die Art der Realisation haben sich verschiedene Alternativen herausgebildet.
Verbreitet ist die Anwendung eines berufspraktischen Jahres oder Halbjahres, etwa
in den Ingenieurswissenschaften, das vor Aufnahme des Studiums absolviert wird. In
der Medizin finden wir im Gegensatz dazu ein berufspraktisches Jahr am Ende der
theoretischen universitären Ausbildung. Während es im erstgenannten Modell, bei den
Ingenieurswissenschaften etwa, nur darum gehen kann, vor Aufnahme des theoretischen
Studiums einen Eindruck von den praktischen Erfordernissen zu vermitteln, die die
Realisation der später zu erarbeitenden Lösungsvorschläge betrifft, handelt es sich
bei dem letztgenannten Modell in der Medizin darum, die eigenständige Umsetzung des
erlernten Wissens in praktischer Aktion einzuüben. In den letzten Jahren wurde eine
extreme Alternative zu beiden Modellen diskutiert und z.T. offenbar auch erprobt,
und zwar unter der Bezeichnung "Projektstudium". Hierbei wird anstelle einer mehr
oder weniger schulmäßigen systematischen Ausbildung eine Gruppe von Studenten auf
ein Projekt angesetzt und der Anreiz zur Lösung des Gesamtproblems ausgenutzt, um
die zur Lösung erforderlichen Techniken und Methoden, sowie deren Umfeld zu erarbeiten. Ohne die Erfahrungen mit diesem Modell systematisch untersucht zu haben,
vermuten wir, daß diese radikale Abkehr vom konventionell aufgebauten Studium nur
von begrenztem Wert ist, während das grundsätzliche Konzept, soweit es als Teil
eines traditionellen Studienganges angeboten wird, durchaus Vorteile besitzen
könnte.

Bei der eingehenden Diskussion der Alternativen, die zur Einführung einer berufspraktischen Komponente im Studium der Medizinischen Informatik zur Verfügung stehen,
wählten wir daher die Einführung eines Praktikums, das nach den Prinzipien des
Projektstudiums organisiert ist und am Ende des ersten Studienabschnittes durchgeführt wird. In dieser Phase des Studiums ist das "Praktikum Systemanalyse im
Gesundheitswesen" eine Möglichkeit, Studenten, die über ein Grundlagenwissen verfügen,an die Lösung praktischer Probleme heranzuführen. Seine Vollziehung am Ende
des ersten Studienabschnittes gibt die Möglichkeit, einen gewissen "Praxisschock" zu
diesem Zeitpunkt des Studiums zu erleben und seine Wirkung bei der Erarbeitung der
Lernziele des zweiten Studienabschnittes auszunutzen. Dieses Praktikum soll in der
Folge in seiner Zielsetzung und seiner Einbettung in komplementäre Veranstaltungen

geschildert sowie seine Ergebnisse und deren Bewertung an einigen Beispielen dargestellt werden.


## 2. ZIELSETZUNG

Das vordergründige Globalziel des Praktikums ist die Vermittlung eines unmittelbaren Eindrucks vom Berufsfeld dergestalt, daß insbesondere affektive und psychomoto-
rische Lernziele betont werden und die bisher erarbeiteten kognitiven Lernziele
einem Praxistest ausgesetzt werden. Da dies Ziel nur in der tatsächlichen Umgebung
der Medizinischen Informatik realisiert werden kann, ist die Möglichkeit von professionellen Kontakten zwischen der Lehrinstitution und dem sie umgebenden Umfeld
von Institutionen der Gesundheitsversorgung als Voraussetzung impliziert. In dem
Zusammenhang ergeben sich weitere Ziele, wie etwa die Förderung des Bewußtseins von
Problemen und ihrer Lösungsmöglichkeit durch die im Studiengang gelehrten Techniken
- in diesem Zusammenhang durch die Medizinische Informatik. Insofern ist unser
Praktikum also auch eine Möglichkeit der Kommunikation mit dem institutionellen
Umfeld der Lehrinstitution.

Innerhalb dieser globalen Zielsetzung kann eine Reihe von speziellen Zielen unterschieden werden: Ein naheliegendes Ziel ist die Vermittlung von beispielhaften
detaillierten Kenntnissen über Instanzen des Gesundheitsversorgungssystems. Diese
Kenntnis wird vermittelt durch systematische Erarbeitung des Problemfeldes bestimmter Institutionen unter Verwendung der Verfahren des "Systems Engineering" (1).
Daraus folgt unmittelbar, daß die praktische Anwendung der Verfahren des Systems
Engineering und die Erlangung einer gewissen Routine in ihrer Anwendung ein weiteres Ziel dieses Praktikums ist. Normalerweise wird dabei das gesamte Spektrum an
Techniken eingesetzt, das auf dem Weg von der Situationsanalyse bis zur Bewertung
von Lösungen und zu deren Realisierung und Implementierung herangezogen werden
kann. Natürlich ist ein derartiger Ansatz zu umfangreich für die Erarbeitung durch
einen einzelnen Studenten oder eine einzelne Gruppe. Daraus folgt wiederum, daß die
Gesamtaufgabe unterteilt werden muß in Unteraufgaben, welche dann von unterschiedlichen Gruppen koordiniert gelöst werden müssen. Daraus folgt aber schließlich, daß
das Praktikum nicht nur Gelegenheit zur Anwendung der systemanalytischen Techniken,
sondern auch zur Praxis von Teamarbeit und Projektmanagement bietet. Ebenso muß ein
Projektinformationssystem aufgebaut werden, das in unserem Falle so realisiert ist,
daß die Projektaufgabe von den beteiligten Dozenten und Assistenten vorgegeben und
ihre Erfüllung auf der Grundlage mündlicher und schriftlicher Berichte kontrolliert
wird.

Die Eingliederung von Studenten in die Projektleitung wird seit zwei Semestern versucht, stößt aber vorläufig noch auf Probleme. Diesem Projektleitungsgremium und den übrigen mitarbeitenden Dozenten und Studenten werden die Ergebnisse der Arbeit dargestellt. Auf diese Weise ergeben sich nicht nur Kontrollmöglichkeiten für die Abwicklung des Projektes, sondern auch detaillierte Darstellungen der untersuchten Einrichtungen und ihres Problemfeldes. Diese Berichte können von nachfolgenden Studenten benutzt werden als Information über Gesundheitseinrichtungen, die sie selber nicht untersucht oder besucht haben.

Ein weiteres Ziel ist der Umgang und die Interaktion mit Berufstätigen im Gesundheitswesen. Hierbei soll praktische Erfahrung hinsichtlich der Aufgaben- und Rollenverteilung gesammelt werden. Die Studenten werden angehalten, sich einzuordnen ohne sich unterzuordnen und ihre Aufgaben zu erfüllen, ohne den Betriebsablauf in der untersuchten Einrichtung zu stören. Eine wichtige Erfahrung ist dabei die Ordnung und einordnende Bewertung des im Allgemeinen reichlichen aber unstrukturierten Informationsangebotes.

Eine weitere Komponente von Zielsetzungen besteht in der Vermittlung der Erfahrung, über die eigenen Fertigkeiten und Fähigkeiten bzw. deren Lücken. Unter der Voraussetzung, daß die Studenten grundsätzlich leistungsmotiviert und kritikfähig sind, erwarten wir, daß der eigene Beitrag zur Lösung des Gesamtproblems annähernd richtig eingeschätzt wird und Konsequenzen daraus gezogen werden, und daß im übrigen die gruppendynamischen Mechanismen ausreichen, um darüberhinaus notwendige Korrekturen durchzusetzen. Diese Erwartung sehen wir bisher uneingeschränkt bestätigt.

## 3. EINORDNUNG IN DAS GESAMTE LEHRANGEBOT

Das hier geschilderte Praktikum "Systemanalyse im Gesundheitswesen" besteht natürlich in einer Umgebung von anderen allgemein üblichen Praktika, die der Erarbeitung von Fertigkeiten in bestimmten Bereichen dienen, wie etwa Praktikum Klinische Chemie, Softwarepraktika, Praktikum Biosignalverarbeitung und dergleichen. Die projektmäßige Bearbeitung eines von Mal zu Mal wechselnden Themas ist ebenfalls charakteristisch für das Softwarepraktikum II, daß parallel zum hier beschriebenen Praktikum durchgeführt wird.

Weiterhin wird an unserem Studiengang die Möglichkeit geboten, freiwillig im Rahmen von Literaturseminar und dem Kolloquium Medizinische Informatik spezielle Themen zu er- und bearbeiten, die im Spektrum der regelmäßigen Lehrveranstaltungen nicht in genügender Ausführlichkeit berücksichtigt sind. Im Kolloquium Medizinische Informatik werden von auswärtigen Referenten Beiträge aus ihrer Forschungsarbeit zu

bestimmten von Semester zu Semester variierenden Themenkreisen dargestellt und diese
werden im Rahmen des Literaturseminars von Studenten auf der Basis von Veröffent-
lichungen zum gleichen Thema vorbereitet. In diesem Rahmen wurden solche Themen wie
Biosignalverarbeitung, Methodenbanken, gesellschaftliche Auswirkungen der Informatik, Künstliche Intelligenz behandelt. Während dieser Veranstaltungskomplex mehr der
Ergänzung der theoretisch-wissenschaftlichen Aspekte des Gegenstandes Medizinische
Informatik dient, hat eine ebenfalls freiwillige Exkursion am Ende des Studiums, auf
der prominente Forschungs- und Serviceeinrichtungen der Medizinischen Informatik
besucht werden, die Abrundung des Eindrucks von der Berufspraxis zum Ziel. Auch die
Erfahrungen dieser Exkursionen werden in den letzten Jahren dokumentiert, weil es so
möglich ist, sie einem größeren Teil von Studenten zugänglich zu machen, ohne immer
dieselben Institutionen regelmäßig zu besuchen.


4. VORBEREITENDE VERANSTALTUNGEN


Das hier beschriebene Praktikum setzt eine Reihe von Kenntnissen und Fertigkeiten
voraus, die zum Teil in vorbereitenden Lehrveranstaltungen vermittelt werden.
Zentrale Vorbereitung ist eine Einführung in die Verfahrenstechniken des Systems
Engineering, welche im Umfang von 2 Semesterwochenstunden im 3. Semester angeboten
wird. Diese wird ergänzt durch eine Einführung in die Medizinische Methodologie,
welche wesentliche systemanalytische Erkenntnisse aus dem Bereich Medizin zusammenfaßt und systematisch darstellt. Diese wird ihrerseits vorbereitet durch Einführungen in Grundlagen in der Anatomie, Physiologie, Pathologie, Nosologie und Terminologie. Andererseits ist eine wesentliche Vorbereitung die Einführung in die
Betriebswirtschaftslehre, in der unter anderem Techniken der wirtschaftlichen
Systembewertung behandelt werden. Ein weiterer Komplex der vorbereitenden Lehrveranstaltungen sind Einführungen in die Grundlagen der Datenverarbeitung mit praktischen Übungen in strukturierter Programmierung und Einführung in PL 1 und Assembler.


5. VORBEREITUNG DES PRAKTIKUMS


Für die Durchführung eines Praktikums mit von Semester zu Semester wechselnden
Aufgabenstellungen und in unterschiedlichen Institutionen sind selbstverständlich
weitgefächerte Vorgespräche notwendig. Dadurch, daß das Praktikum in der Umgebung
Heilbronns in einschlägigen Institutionen allmählich bekannt wird, und durch die
Kontakte von Dozenten und Studenten zu derartigen Institutionen, ist aber ein Trend
bemerkbar, daß wir in zunehmendem Maße primär angesprochen und auf Probleme hingewiesen werden, die unter Umständen im Rahmen des Praktikums oder anderer Arbeiten
im Rahmen des Studienganges einer Lösung näher gebracht werden können. Schätzungs-
weise einer von fünf derartigen Hinweisen taugt letzten Endes zur Durchführung des

Praktikums. Das liegt daran, daß nur ein schmales Band an Komplexität geeignet ist,
um im Laufe eines Semesters von einer Gruppe von etwa 30 bis 35 Studenten bearbeitet
zu werden. Sowohl zu einfache als auch zu anspruchsvolle Aufgaben scheiden aus.
Weiterhin sind gewisse Ansprüche an die Belastbarkeit der untersuchten Institutionen
zu berücksichtigen. Außerdem muß eine gewisse Toleranzbreite hinsichtlich der
Verfügbarkeit des Ergebnisses gegeben sein. Insofern scheiden im allgemeinen Probleme, die sehr dringend einer Bearbeitung bedürfen, eher aus.

Auf der Basis einer grundlegenden Einigung über die Bearbeitungsmodalitäten wird
dann ein Projektplan erstellt, der eine allgemeine Aufgabenbeschreibung und deren
untergliederte Teilaufgaben sowie einen groben Zeitplan zur Realisierung enthält
(Abb. 1), und in dem Hinweise auf verfügbares Material und Literatur angegeben sind,
die bei der Bearbeitung verwendet werden können. Dieser Projektplan wird von der
oder den beteiligten Institutionen überarbeitet und zum Teil ergänzt. Die endgültige
Fassung enthält für jede Aufgabe eine detaillierte Aufgabenbeschreibung (Abb. 2).
Das Maß der Detaillierung für diese Aufgabenbeschreibung war Gegenstand einiger
Experimente. Allzu detaillierte Gliederungen sind nicht anzustreben, da sie die
Aktionsfreiheit der bearbeitenden Studenten einzuschränken tendieren. Andererseits
ist ein gewisser Grad an Detaillierung erforderlich, um den Zusammenhang zwischen
den einzelnen Aufgaben herzustellen und auch sicherzustellen, daß im Verlauf des von
uns vorgegebenen Bearbeitungszeitraum (im allgemeinen 5 Wochen) eine Lösung erarbeitet werden kann, zumal wenn diese Lösung Voraussetzung für weitere Aufgaben ist.

Auf dieser Grundlage wird ein Gesamtplan für das Praktikum erstellt (Abb. 3), in dem
auch ein Demonstrationsteil berücksichtigt ist, der neben dem hier besprochenen
Projekt ein konstanter Bestandteil des Praktikums ist. In diesem Demonstrationsteil
werden standardmäßig gewisse Einrichtungen des Gesundheitswesens, insbesondere von
Krankenhäusern dargestellt. Beispiele sind etwa Krankenhausverwaltung, Laboratorien
der Pathologie, Klinischen Chemie, Mikrobiologie, Behandlungseinrichtungen der
operativen Fächer und Anästhesie, Intensivmedizinische Einrichtungen, Stationen und
dergleichen. Da diese Einrichtungen für Demonstrationen unterschiedliche Kapazitäten
haben und unterschiedliche terminliche Restriktionen von Seiten der verantwortlichen
Lehrbeauftragten berücksichtigt werden müßen, sind in diesem Zusammenhang umfangreiche Planungsmaßnahmen erforderlich.

Das Ergebnis der gesamten Praktikumsplanung wird in einem "Praktikumshandbuch"
festgehalten, welches allen Beteiligten zu Beginn des Praktikums ausgehändigt wird.

Übersicht über die Aufgaben:

| Aufgabe Nr. | Titel/Thema | Anzahl Gruppen |
|---|---|---|
| 1 | Projektleitung/Grobübersicht über Versorgungsamt (V.A.) Abschlußbericht | 2 |
| 2 | Istzustand Textverarbeitung im V.A. | 2 |
| 3 | Standardisierung der Gutachtenergebnisse | 3 |
| | 3.1 Standardisierung Problemlisten | |
| | 3.2 Häufigkeitsanalyse verwendeter Angaben zu Problemen (Behinderungen) | |
| | 3.3 Abbildung der verwendeten Angaben (3.2) in standardisierte Angaben (3.1) | |
| 4 | Automatisation der Umsetzung von Beurteilungsergebnissen in Angaben zur MdE. | 3 |
| 5 | Textverarbeitung für ein zu spezifizierendes Fachgebiet (z.B. Innere Medizin - Gastroenterologie) | 3 |
| | 5.1 Materialsammlung für spätere Analyse | |
| | 5.2 Quantitative Analyse der Textkomponenten | |
| | 5.2 Erstellung von Textbausteinen für "Mustergutachten". | |

Übersicht über Zeitplan:

| Vortragstermine | Thema |
|---|---|
| 23.3. | Einführung in Praktikum Zuordnung von Gruppen zu Aufgaben (Prof. Krayl/Prof. Peter) |
| 30.3. | Einführung in das Problem Referat Dr. Bauspieß |
| 6.4. | Vormittags: Führung durch Versorgungsamt I Nachmittags: Besprechung der Materialsammlung (Aufg. 5.1 und 3.2) |
| 13.4. | Osterferien |
| 20.4. | Vormittags: Führung durch Versorgungsamt II Nachmittags: Grobübersicht Versorgungsamt (Aufg. 1) |
| 27.4. | Istzustand Textverarbeitung (Aufg. 2) |
| 4.5. | Standardisierung Gutachtenergebnisse (Aufg. 3) |
| 11.5. | Automatisation der Umsetzung von Beurteilungsergebnissen in Angaben zur MdE (Aufg. 4) |
| 18.5. | Ausweichtermin |
| 25.5. | Textverarbeitung für ein zu spezifizierendes Fachgebiet |
| 1.6. | Pfingstferien |
| 8.6. | Probevortrag Abschlußbesprechung |
| 15.6. | Ausweichtermin |
| 22.6. | Exkursion/Ausweichtermin |
| 29.6. | Abschlußbesprechung |
| 6.7. | Praktikumsbeurteilung/Abschlußfeier |

Abb.1: Aufgabenübersicht und Terminübersicht für das Praktikum des SS '82

<u>Aufgabe Nr. 2</u>

Thema: Istzustand der Textverarbeitung im Versorgungsamt

Gruppen: 3, 4

Beschreibung der Aufgabe:
Es ist das bisher verwendete Textverarbeitungssystem in seinen Komponenten

- Hardware
- Software
- Funktionen
- Organisatorisches Umfeld

zu beschreiben, so daß erkennbar wird

- welche Aufgaben erfüllt werden können
  (Funktionsumfang)
- welche Funktionen benutzt werden
- wie das System organisatorisch in den
  Gesamtbetrieb eingebaut ist
    = Erstellung von neuen Textkomponenten
    = Input für vorhandene Anwendungen der Textautomatisation
    = Outputverwendung
    = Restriktionen bezüglich der genannten Anwendungsbereiche

Das Ergebnis soll für die Gruppen, die die Aufgabe 5 bearbeiten, verwendbar sein
beim Versuch, weitere Anwendungsbegiete für die Textautomation zu erschließen.
Grundlage für den Bericht können Interviews, Gespräche und Beobachtungen im Versorgungsamt und die angegebene Literatur sein.

Literatur: - Firmenmaterial zum System BITSY
           - Textverarbeitung - Geräteübersicht für Ärzte
           - Publikationen zum Thema Textverarbeitung (RATIO Arbeitstage)
           - Daenzer: Systems Engineering

Bearbeitungszeitraum: 23.3. - 27.4.

Abb. 2: Aufgabespezifikation für Aufgabe Nr. 2 im Rahmen des Praktikums im SS '82

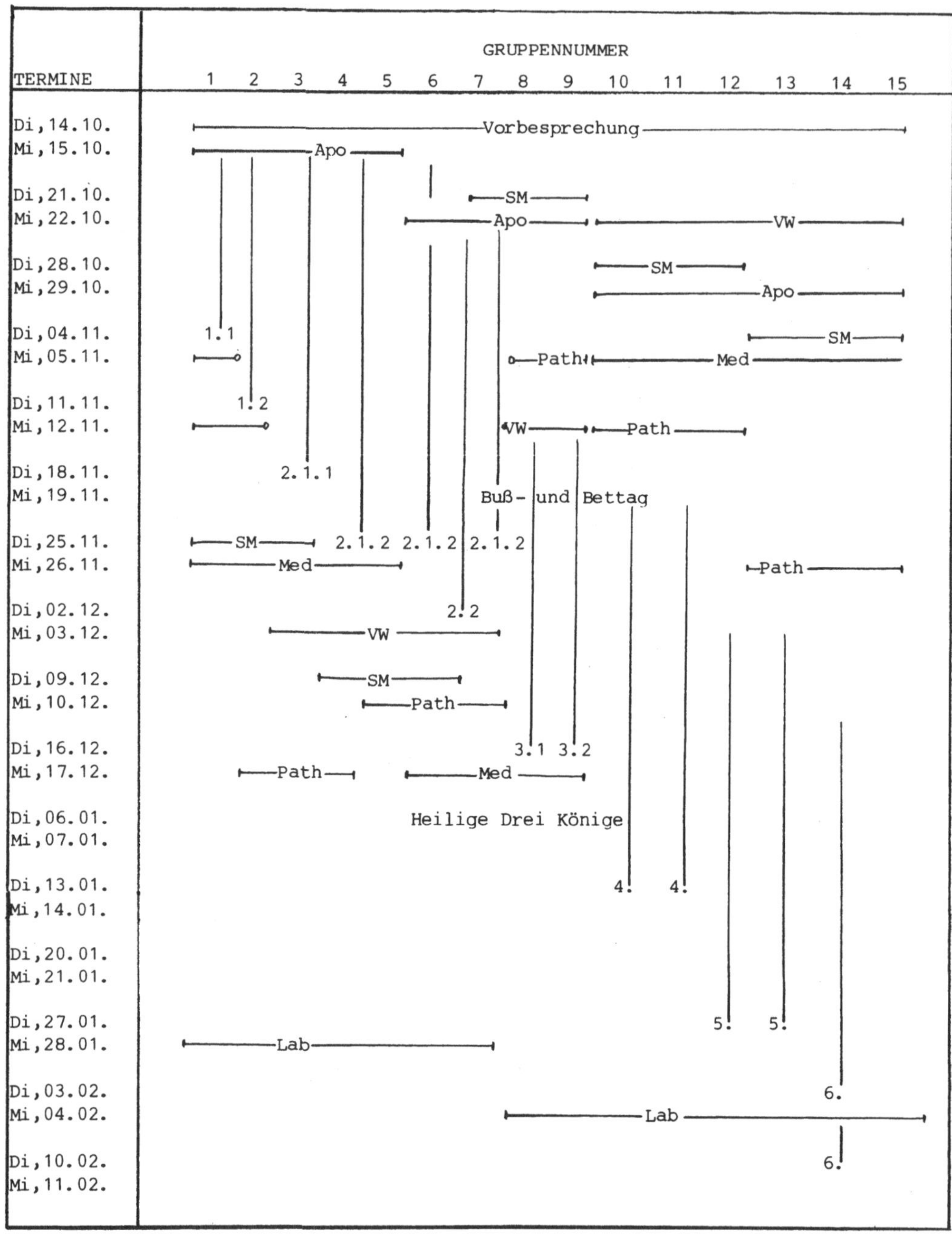



Abb. 3: Gesamtplan des Praktikums. Vertikale Striche: Bearbeitungszeitraum für die durch Nr. identifizierte Teilaufgabe. Horizontale Striche: Termin, an dem Demonstrationen stattfinden, an denen unterschiedlich viele Gruppen beteiligt sind. Der Plan versucht, die mit Projektarbeit befaßten Gruppen von anderen Aktivitäten freizustellen.

## 6. DURCHFÜHRUNG

Entsprechend dem Praktikumsplan wird von den einzelnen Studentengruppen die gestellte Aufgabe in unterschiedlichen Zeitperioden durchgeführt. Den Abschluß bildet ein mündlicher Bericht mit Darstellung der Ergebnisse. Auf die mündliche Darstellung folgt eine Diskussion von Ansatz und Ergebnissen. Bisher sind relativ selten umfangreiche Korrekturen im Bericht für erforderlich gehalten worden. Überwiegend waren kleine redaktionelle oder inhaltliche Änderungen nötig. In diesen Fällen wird in der ursprünglich abgegebenen Fassung ein Hinweis angebracht und die korrigierte Version bzw. Bemerkung am Ende des Berichtes angefügt. Dadurch wird erreicht, daß für nachfolgende Gruppen nicht der Eindruck entsteht, daß die Darstellungen a priori perfekt waren und daß darüberhinaus eine Information über Art der für notwendig gehaltenen Korrekturen verfügbar wird.

Die Ergebnisse der Gesamtaufgabe, die im Praktikum bearbeitet wurde, werden am Semesterende zusammengefaßt dargestellt. Es hat sich nicht als erreichbar erwiesen, daß Vertreter der untersuchten Einrichtungen bei allen Präsentationen während des ganzen Semesters anwesend sind. Es wurden aber rechtzeitig angekündigte Abschlußveranstaltungen in Zusammenarbeit mit Vertretern der untersuchten Institutionen realisiert. Dabei ergibt sich dann zunächst die Möglichkeit einer umfassenden Information der Repräsentanten der beteiligten Institutionen über Durchführung und Ergebnisse des Praktikums. Es schließt sich eine kritische Diskussion an.

Auf dieser Grundlage folgt dann eine abschließende Revision der gesammelten Praktikumsberichte und die Einarbeitung noch für notwendig gehaltener Korrekturen vor der Vervielfältigung der Berichte. Kopien werden allen studentischen Teilnehmern des Praktikums, den Repräsentanten der teilnehmenden Institutionen und den Dozenten ausgehändigt. Eine Auflage von ca. 30 Exemplaren wird für nachfolgende Semester in der Bibliothek verfügbar gemacht.


## 7. BEWERTUNG

Die formale Bewertung dieses Praktikums wurde anfangs versucht. Die Möglichkeit einer Benotung der studentischen Leistung vom Standpunkt der Dozenten wird vor Beginn des Praktikums ausführlich diskutiert und erläutert im Rahmen der Einführung der Studenten in die Zielsetzung des Praktikums. Dabei wird insbesondere ausführlich eingegangen auf die unterschiedlichen Kenntnisse, Fertigkeiten und Fähigkeiten, die insgesamt die im Praktikum erbrachte Leistung ausmachen. Das geschieht unter dem ausdrücklichen Hinweis darauf, daß das Praktikum unter Umständen eine gerechtere, vielseitigere und für den späteren Berufserfolg adäquatere Benotung der Leistung gestatten würde, als etwa eine Klausur oder eine der üblichen mündlichen Prüfungen.

Dennoch wurde bisher keine Benotung der studentischen Leistungen durchgeführt. Dabei
berücksichtigen wir zunächst den studentischen Wunsch, die Praxisnähe der Lehrveranstaltung nicht durch eine schulmäßige Benotung zu beeinträchtigen. Gleichzeitig
wird aber auch von seiten der Dozenten eine Benotung für weitgehend entbehrlich
gehalten, da die teilnehmenden Studenten von ihren Kommilitonen, von den Berufstätigen, mit denen sie zusammenarbeiten und den Dozenten vielfältige differenzierte
Rückkoppelungen erhalten, die es ihnen gestatten, ihre Leistungen differenziert
einzuordnen.

Da andererseits die Praktikumsthemen von Mal zu Mal wechseln und dadurch notwendi-
gerweise Qualität und Quantität des Gebotenen wie des Geforderten variieren, wurde
auch eine Formalbewertung des Praktikums durch die Studenten zunächst in Diskussion
vorbereitet und dann eingeführt. Dabei wird differenziert zwischen der Beurteilung
der jeweiligen Aufgabe eines Studenten und des Praktikums als Ganzem. Berücksichtigt
werden dabei solche Faktoren wie die Klarheit der Aufgabenstellung, die persönliche
Orientierung der Studenten für das weitere Studium, der Einblick in die Berufswirk-
lichkeit, die Möglichkeit, Erfahrungen in Teamarbeit zu sammeln und die gesellschaftlichen Auswirkungen der Informatik abzuschätzen. Für die Benotung sind eine
Reihe von Kriterien vorgegeben. Die Benotung erfolgt auf einer Skala von 1 bis 10,
mit der Note 5 für definierte Standardqualität und der Note 10 für extreme positive
bzw. 1 für extreme negative Abweichungen davon. Diese Art der Bewertung ist allerdings bisher wenig aufschlußreich, da die Urteile in sehr weiten Bereichen streuen.
Man gewinnt den Eindruck, als ob besonders begabte und leistungsmotivierte Studenten
sich eher unterfordert fühlen und dann dazu neigen, schlechte Beurteilungen abzuge-
ben, während ihr Komplement, die weniger begabten und weniger leistungsmotivierten
Studenten sich überfordert fühlen und dann wiederum schlechte Noten vergeben.
Insgesamt ist auffällig, daß für jedes Kriterium sowohl schlechte, sowie auch
positive Beurteilungen nahezu gleichverteilt vorkommen, sodaß die Mittelwerte nur
wenig vom Indifferenzwert von 5 abweichen.


8. ÜBERSICHT ÜBER BEHANDELTE THEMEN UND DABEI ANGEWANDTE TECHNIKEN

Es wurden 8 Praktika in der beschriebenen Form durchgeführt und das 9. ist für das
Sommersemester 1982 vorbereitet. Tabelle 1 gibt eine Übersicht über die Institutionen, in denen die Praktika durchgeführt wurden, und die dabei behandelten Themen.
Aus der Übersicht ist erkennbar, daß die Praktika in vielfältigen Institutionen
durchgeführt wurden. Am häufigsten fanden sie in Krankenhäusern statt, verschiedent-
lich wurden Praxen niedergelassener Ärzte und Zahnärzte einbezogen, aber auch ein
Werksarztzentrum, eine Versicherung, eine psychotherapeutische Übergangseinrichtung
und das Versorgungsamt berücksichtigt. Bemerkenswert ist, daß in einem Krankenhaus

```
THEMENÜBERSICHT

Nr.   Institution                Thema

1     KRANKENHAUS 1              SITUATIONSANALYSE
2     PRAXEN                     SITUATIONSANALYSE
      WERKSARZTZENTRUM *
      VERSICHERUNG
      ________________________________________________

3     KRANKENHAUS 1              PFLEGEBEDARF
4     PRAXIS (INT.) *            TEXTVERARBEITUNG
5     ZAHNARZTPRAXIS             SITUATIONSANALYSE
      THERAPEUTIKUM
6     KRANKENHAUS 1 *            ARCHIVWESEN
7     VERSICHERUNG               INFORMATIONSSYSTEM
8     KRANKENHAUS 2              EDV-EINSATZ
      ________________________________________________

9     VERSORGUNGSAMT             BEGUTACHTUNGS-
                                 STANDARDISIERUNG

* Thema weiter verfolgt
```

Tabelle 1
Übersicht über die seit dem Sommersemester 1978 durchgeführten Praktika "System-
analyse im Gesundheitswesen". Siehe auch Aufstellung der verfügbaren Praktikums-
berichte am Schluß des Beitrages. Praktika 1 und 2 wurden ohne vorbereitende
Einführung in das Systems Engineering durchgeführt. Praktikum 9 befand sich zur
Zeit der Arbeitstagung in Vorbereitung.

ANGEWANDTE METHODEN

| Methoden & Techniken | Praktikum Nr. | | | | | | | | |
|---|---|---|---|---|---|---|---|---|---|
|  | 1 | 2 | 3 | 4 | 5 | 6 | 7 | 8 | 9 |
| INFORMATIONSBESCH. | | | | | | | | | |
|   - SUBJEKTIVE VERF. | + | + | + | + | + | + | + | + | + |
|   - OBJEKTIVE VERF. | | | + | + | + | + | + | + | + |
| BESCHREIBUNG | + | + | + | + | + | + | + | + | + |
| DESKR. STATISTIK | (+) | + | + | + | + | + | + |  | + |
| SONST. ANALYT. TECHN. | | + | + | + | + | + | + | + | + |
| ZIELSYSTEM | | | | + | | + | + | + | + |
| LÖSUNGSVORSCHLAG | | | | + | | + | + | (+) | + |
| BEWERTUNG | | | | | | | | | |
|   - GENERELLE TECHNIKEN | | | | | | + | + | (+) | |
|   - ÖKONOMISCHE TECHNNIKEN | | | | + | | + | + | | |
| REALISIERUNG | | | | | | | | | + |
| IMPLEMENTIERUNG | | | | | | | | | + |

Tabelle 2
Übersicht über die in den durchgeführten Praktika angewandten Techniken und Methoden. Die Praktika sind durch die in Tabelle 1 verwendete Nummerierung gekennzeichnet.

in Abständen von einem halben bis zu einem Jahr insgesamt 3 Praktika durchgeführt
wurden, was zeigt, daß der grundsätzliche Ansatz von der untersuchten Einrichtung
mehrfach tolerierbar ist.

Die behandelten Themen waren zunächst einfache descriptive Situationsanalysen, die
in den ersten beiden Praktika insbesondere deshalb durchgeführt wurden, weil zu
ihrer Zeit noch keine Umstellung des Lehrplans erfolgt war, sodaß damals noch nicht
alle vorbereitenden Lehrveranstaltungen, insbesondere keine Einführung in das
Systems Engineering und in Betriebswirtschaftslehre erfolgt war. In den Praktika 3
bis 8 wurden insbesondere genauer spezifizierte Themen bearbeitet, die in der Regel
zunächst eine Situationsanalyse einschlossen. Themen waren eine Abschätzung des
Pflegebedarfs im Krankenhaus, Vorschläge zur Rationalisierung des Krankenblattar-
chivwesens in demselben Krankenhaus, die Einführung von Textverarbeitung in einer
Arztpraxis, Vorschläge für ein Informationssystem in einer Versicherung und schließlich Modellvorschläge für den EDV-Einsatz in einem anderen Krankenhaus. Im Sommersemester 1982 sind Vorschläge zur Standardisierung der Begutachtung in einem Versorgungsamt zu erarbeiten.

In Tabelle 1 finden sich darüberhinaus Hinweise, welche Themen nach Abschluß des
Praktikums weiterverfolgt worden sind. Das geschah überwiegend in Form von Studien-
und Diplomarbeiten.

Tabelle 2 gibt eine Übersicht über die in den Praktika 1 bis 9 eingesetzten Methoden
und Techniken des Systems Engineering. Diese reichen von der Informationsbeschaffung
durch subjektive und objektive Verfahren über die narrative Beschreibung, zum Teil
unter Einsatz deskriptiver Statistiken und anderer analytischer Techniken bis zur
Aufstellung eines Zielsystems und darauf abgestimmter Lösungsvarianten mit deren
Bewertung durch generelle und ökonomische Techniken. Die Realisierung und Implementierung der Lösungsvorschläge wurde bisher noch nicht erreicht, soll aber im kommenden Semester versucht werden. Die Tabelle zeigt im Wesentlichen, daß in den Praktika
3 bis 8, die im Rahmen des jetzt gültigen Studienplanes durch geeignete Vorlesungen
vorbereitet wurden, meistens ein differenziertes Spektrum an Techniken eingesetzt
und erprobt werden konnte.


9. ERGEBNISSE

Als eins der wesentlichsten Ergebnisse erscheint, daß ein Praktikum im skizzierten
Anspruchsniveau überhaupt seit vielen Jahren kontinuierlich im beruflichen Umfeld
der Medizinischen Informatik durchgeführt werden konnte. Das ist zunächst insofern
bemerkenswert, als noch vor 10 Jahren selbst von professioneller Seite in Zweifel

gestellt wurde, daß derartige Analysen im hektischen Milieu der medizinischen
Versorgungseinrichtungen durchführbar sind. Weiterhin ist bermerkenswert, daß trotz
anfänglicher Skepsis auch von unserer Seite sich bisher die Berfürchtung als unbe-
gründet erwies, daß Themen ausgehen könnten, oder daß die Kooperation von Institutionen, die selbst nicht zur Lehre verpflichtet sind, nicht mehr zu erreichen wären.
Das ist auch bemerkenswert angesichts des Arbeitsaufwandes, den ein derartiges
Praktikum nicht nur für die organisierenden Dozenten, sondern auch für die Studenten
und besonders für die mitarbeitenden und untersuchten Institutionen bedeutet.

Hinsichtlich der Frage, ob sich dieser Aufwand lohnt, sind zwei Aspekte hervorzu-
heben:
     - Bildungs- und Ausbildungspotential für Studenten
     - Dokumentation über Aspekte des Gesundheitswesens.
Hinsichtlich der Bildungs- und Ausbildungseffekte für Studenten ist zunächst hervor-
zuheben, daß das Praktikum ermöglicht, die Komponenten des Gesundheitswesens für
bestimmte Zielsetzungen analytisch zu durchdringen und die Ergebnisse dieser Tätigkeit anschließend darzustellen. Daß dieser Aspekt erreicht wurde, zeigte sich sehr
bald nach Einführung des Praktikums. Anfangs wurden nämlich zwei Aufgaben pro Gruppe
vergeben. Im ersten Praktikum zeigte sich dabei zwischen der ersten und der zweiten
Aufgabe ein steiler Anstieg der Qualität sowohl des Erarbeiteten, wie auch der
Präsentation. Nach diesem Praktikum lagen aber Modellarbeiten vor und der Anstieg in
der Qualität der Arbeit einer gegebenen Gruppe blieb aus. Vielmehr hat es seither
den Anschein, als ob die Gruppen entsprechend ihren Fertigkeiten und Fähigkeiten
optimal zu arbeiten versuchen, und als ob die Rückkoppelung in den unterschiedlichen
Gruppen ein ausreichendes Korrektiv darstellt. Überwiegend werden gute Präsentationen geboten. Dieser Aspekt erscheint uns deshalb so wichtig, da unseres Erachtens
der Medizinische Informatiker seine Aufgabe schlecht erfüllt, wenn er sich lediglich
als Erfüllungsgehilfe eines vorgegebenen Auftrags versteht. Wir halten es vielmehr
für erforderlich, daß übernommene Aufträge mit einem hohem Maß an eigenständiger
Verantwortung und Kritik optimal ausgeführt werden, wozu natürlich die Fähigkeit zur
Durchsetzung gelegentlicher abweichender Vorstellungen erforderlich ist. Im übrigen
zeigen spontane Äußerungen besonders motivierter Studenten besser als die formale
Bewertung des Praktikums durch Studenten, daß der Praxisbezug, die Eigenverantwort-
lichkeit im Handeln und die Möglichkeit zur Teamarbeit am Praktikum besonders
geschätzt werden.

Die als Ergebnis der Praktika verfügbar werdenden Berichte über "Aspekte des Gesundheitswesens" füllen zum Teil eine Lücke in der verfügbaren Literatur.Im Gegensatz zu
Beschreibungen des Objektsystems der Medizin in Lehrbüchern der Anatomie, Physiologie, Pharmakologie, usw. ist eine systematische Darstellung des medizinischen
Subjektsystems praktisch nicht existent. In dieser Hinsicht ergeben sich nach und

nach aus dem Praktikum Beschreibungen von unterschiedlichen medizinischen Versorgungseinrichtungen, wie Krankenhäusern, Praxen, Gesundheitsämtern, Versicherungsun-
ternehmen und deren Komponenten. Diese können in gewissem Umfang genutzt werden, um
einen Basisinformationsbedarf zu befriedigen. Allerdings sind diese Darstellungen
natürlich zunächst nur von beschränktem Allgemeingültigkeitsgrad. Sie sind punktu-
ell übermäßig detailliert, der Überblick über das Gesamtsystem ergibt sich aus
ihnen allenfalls mit großer Mühe, schließlich sind die Darstellungen natürlich auch
nicht frei von Mängeln und von Fehlern. Sie können aber als Grundlage für systematische Zusammenfassungen und für weitergehende Studien und Arbeiten verwendet
werden. Sie bilden insgesmt auch für nachfolgende Gruppen ein Modell, nachdem die
eigene Arbeit strukturiert, geplant und ausgeführt werden kann. In der letzteren
Funktion dürfte ihr größter Wert derzeit liegen.

Insgesamt kommen wir daher zu dem Ergebnis, daß das Praktikum in der Ausbildung in
Medizinischer Informatik eine wesentliche und überwiegend positive Ergänzung des
traditionellen Angebotes an Lehrveranstaltungen darstellt, und realisierbar ist.


LITERATUR:

(1) Daenzer, W.F.: Systems Engineering
    (Peter Hanstein: Köln, 1979)


ÜBERSICHT ÜBER VERFÜGBARE PRAKTIKUMSBERICHTE


| Praktikum Nr. | Durchführung | |
|---|---|---|
| 1 | SS 78 | Krankenhaus-Grobübersicht |
| 2 | WS 78/79 | I Arztpraxen |
| | | II Werksarztzentrum, Klinikverwaltung, AOK |
| 4 | WS 79/80 | Textverarbeitung in einer Arztpraxis |
| 5 | SS 80 | I Zahnarztpraxen |
| | | II Übergangseinrichtungen |
| 6 | WS 80/81 | Krankenblattdokumentation und Mikroverfilmung |
| 7 | SS 81 | Prozeßdaten der AOK |

<u>EIN KONZEPT FÜR DIE DURCHFÜHRUNG VON DIPLOMARBEITEN DES FACHES</u>
<u>MEDIZINISCHE INFORMATIK</u>
<u>AN MEDIZINISCHEN EINRICHTUNGEN</u>


FALLBEISPIEL: EXPERIMENTELLE CHIRURGIE DER UNIVERSITÄT HEIDELBERG


R. Schosser, K. Meßmer
Abteilung für Experimentelle Chirurgie
Zentrum für Chirurgie der Universität Heidelberg
Im Neuenheimer Feld 347
6900 Heidelberg 1


Der Medizinische Informatiker hat die Funktion eines Bindegliedes zwischen Medizin und Informatik. Nach dem Studium der theoretischen Grundlagen beider Fächer sollte der Absolvent in der Diplomarbeit nachweisen, daß er in der Lage ist, Probleme der medizinischen Informationsverarbeitung mit Methoden der Informatik wissenschaftlich und selbständig zu lösen. Die Arbeit sollte daher an einer medizinischen Einrichtung durchgeführt werden und ein relevantes medizinisches Thema zum Gegenstand haben.

Da die Diplomarbeit in aller Regel das erste selbständige Projekt des Absolventen ist, sollte sie auch unter dem Aspekt der Vorbereitung auf seine spätere berufliche Tätigkeit gesehen werden. Es ist daher wünschenswert, daß der Diplomand praktische Erfahrungen im Umfeld seines späteren Tätigkeitsbereiches sammelt. Darüber hinaus sollte er Wissen und Methoden des Projektmanagements praktisch vertiefen. Wichtige Stichpunkte sind hier:

a) Heranführung an eine konstruktive Teamarbeit mit Medizinern.
b) Heranführung an die medizinisch-wissenschaftliche Denkweise.
c) Praktischer Einsatz von Ideenfindungsmethoden (Lösungsfindung durch systematische Strukturierung, Methoden der systematischen Problemspezifizierung, Brainstorming- und Brainwritingmethoden).
d) Projektorganisation, -planung und -dokumentation.

## I. Konzept für die Durchführung von Diplomarbeiten

Die Betreuung der Diplomarbeiten von seiten des FB Medizinische Informatik ist zwar durch die Diplomordnung geregelt, für die gleichzeitige Betreuung im Anwendungsfach gibt es jedoch keine allgemeingültige Regelung. Hierdurch ergeben sich für den Diplomanden nicht selten enttäuschende und schwierige Arbeitsbedingungen, die sich konsequenterweise auch im Ergebnis der Arbeit niederschlagen.

Ausgehend von diesen Überlegungen wurde von uns ein Konzept für die Betreuung von Diplomanden erarbeitet, das im folgenden tabellarisch umrissen werden soll:

### 1. Medizinischer Betreuer

a) Der medizinische Betreuer kann Mediziner oder Informatiker sein, sollte aber langjährige Erfahrung im Komplementärfach besitzen.

b) Der medizinische Betreuer ist ständiger Ansprechpartner für den Diplomanden.

c) Der medizinische Betreuer pflegt den Kontakt zum Betreuer des FB Medizinische Informatik.

d) Der medizinische Betreuer verfaßt abschließend einen Bericht und ein Votum über die Diplomarbeit aus der Sicht des Anwendungsfaches und leitet beides dem FB-Betreuer zu.

### 2. Zusammmensetzung und Arbeitsweise der Arbeitsgruppe

a) Für jede Diplomarbeit wird eine eigene Arbeitsgruppe konstituiert.

b) Die Arbeitsgruppe besteht aus mindestens 3 und maximal 8 - 10 Mitgliedern.

c) Obligatorische Mitglieder sind der medizinische Betreuer, der Diplomand sowie ein Anwender. Bei mehreren Anwendern sollte die Zusammensetzung interdisziplinär sein.

d) Arbeitsgruppenleiter ist der medizinische Betreuer.

e) Die Arbeitsgruppe tritt bedarfsweise zusammen, wobei der Gruppenarbeit in der Phase der Systemanalyse eine hohe Priorität zukommt.

f) Hauptaufgabe der Arbeitsgruppe ist die Bereitstellung der Information für Ist-Zustandsanalyse, Spezifikation und Planung.

g) Weitere Aufgabe ist die Schaffung einer breitgefächerten, umfangreichen Materialsammlung durch Ideenfindungsmethoden, Kurzreferate, Hinzuziehung von Spezialisten etc.

h) Der Diplomand trägt der Gruppe regelmäßig "Progress Reports" während der Planungs- und Realisierungsphase vor.

i) Protokollierung und Dokumentation der Arbeitsgruppensitzungen werden in Kopie an alle Mitglieder und den FB-Betreuer verteilt.


3. Aufgaben und Erfahrungsziele des Diplomanden in der Arbeitsgruppe:
a) Erlernung und praktische Anwendung von Methoden der Informationsge-
winnung und -aufbereitung in einer interdisziplinären Projektgruppe.
b) Heranführung des Diplomanden an die selbständige Leitung der Arbeitsgruppe durch sukzessive Übertragung entsprechender Aufgaben.
c) Erfahrung medizinisch-wissenschaftlicher Denkmodelle und -weisen in
der interdisziplinären Diskussion.
d) Erfahrung in der Teamarbeit.


Ziel unseres Konzepts ist letztlich die Qualifikation des Absolventen,
sein erstes berufliches Projekt möglichst selbständig, zielstrebig und
methodensicher durchführen zu können.


II. Praktische Durchführung der Diplomarbeiten:


1. Thematik der Diplomarbeiten:


Die Experimentelle Chirurgie in Heidelberg beschäftigt sich vorwiegend
mit angewandter Forschung auf den Gebieten der chirurgischen Pathophysiologie, der peri- und postoperativen Patientenüberwachung und der
Validierung neuer Diagnose- und Therapieverfahren. Anwendungsfächer
sind die Allgemeinchirurgie, die Spezialdisziplinen wie Kardiochirur-
gie, Kinderchirurgie oder Urologie sowie interdisziplinäre Fächer, vor
allem die Anästhesie. Das Methodenspektrum umfaßt neben den klassischen
Tierversuchen auch klinische Studien.


Die Einsatzmöglichkeiten der Medizinischen Informatik in diesem Umfeld
sind außerordentlich vielfältig:
a) Signalverarbeitung
b) Prozeßsteuerung
c) Informationshaltung und -verarbeitung
d) Simulation und Modellbildung
e) Datenpräsentation


Die Diplomarbeiten beziehen sich daher vorwiegend auf


a) Meßdatenerfassungs- und Verarbeitungssysteme für Biosignale,

b) Prozeßsteuerungen (z.B. Beatmung),

c) Datenbanksysteme für klinische bzw. Versuchsdaten, und

d) Labordatenverarbeitung.

## 2. Apparative Voraussetzungen:

Wesentlich für den praktischen Teil einer Diplomarbeit ist eine leistungsfähige EDV-Anlage, zu der der Diplomand jederzeit Zutritt hat. Große Bedeutung kommt auch dem Betriebssystem, den Programmiersprachen und Programmierwerkzeugen zu. Je effizienter diese sind, desto mehr kann sich der Diplomand auf die anwendungsspezifischen Probleme seiner Arbeit konzentrieren. Das Erstellen eines Gerätetreibers oder einer diffizilen Speicheroptimierung gehören in den Bereich der Kerninformatik, nicht jedoch der Medizinischen Informatik.

Neben einer leistungsfähigen Hardware (2 Rechner PDP-11/24 mit je 512 kB-Speicher und schneller Rechnerkopplung sowie Peripherie) wurde vor allem die Software unter den oben genannten Gesichtspunkten ausgewählt. Zur Verfügung stehen Compiler für höhere Programmiersprachen (FORTRAN, PASCAL), ein Dateiverwaltungssystem zur Erstellung sequentieller, indexsequentieller und relativer Dateistrukturen sowie relationaler Datenbanksysteme, ein Programmsystem zur Bildschirmmaskengenerierung, diverse Programmbibliotheken für graphische Ein-/Ausgabe und statistische und mathematische Funktionen einschließlich Signalverarbeitungsalgorithmen, ein Statistikprogrammsystem sowie ein Textverarbeitungssystem.

## 3. Personelle Voraussetzungen:

Die EDV-Gruppe umfaßt derzeit 2 Mitarbeiter mit komplementären Grundstudien (Medizin und Elektrotechnik). Beide besitzen langjährige Erfahrung im Komplementärfach, einer ist Inhaber des GMDS-Zertifikats "Medizinischer Informatiker".

## III. Bisherige Erfahrungen

Das Arbeitsgruppenkonzept wurde von den Diplomanden sehr gut aufgenommen. Als vorteilhaft wurde angeführt, daß bei den Themen der Zeitaufwand zur Erhebung des Ist-Zustandes und zur Erstellung der Spezifikation durch die intensive Zusammenarbeit der Arbeitsgruppe kurz gehalten werden kann, so daß mehr Zeit für die Planung und Realisierung verbleibt.

Als wichtiges Hilfsmittel erwies sich hierzu die begleitende Dokumentation. Da bei jeder Arbeitsgruppensitzung das Protokoll der vorhergehenden Sitzung vorlag, konnten Änderungen und Verbesserungen kontinuierlich und in direkter Rückkoppelung vorgenommen werden. Konzeptuelle und methodische Fehler bei der Systemanalyse wurden daher im Frühstadium eliminiert. Die begleitende Dokumentation wurde durch die Verwendung eines Textverarbeitungssystems erheblich erleichert. Neben der zeitsparenden Eingabe und Verbesserung der Protokolle lernen die Diplomanden darüber hinaus gleichzeitig die Rechenanlage und das Betriebssystem kennen. Dies kommt den Diplomanden in der Realisierungsphase zugute.

Bei der Integration der Diplomanden in das - zunächst fremde - Anwendungs- und organisatorische Umfeld erwies sich das Arbeitsgruppenkonzept als sehr hilfreich. Die Einarbeitungszeit und somit die Phase geringer Produktivität konnte auf ca. 2 Wochen beschränkt werden Voraussetzung ist jedoch die Präsenz des Diplomanden während der Durchführung der Diplomarbeit. Wir legen großen Wert darauf, daß der Diplomand während der gesamten Zeit an unserer Abteilung arbeitet und nicht etwa die Programmierung anderswo ausführt. Im vorliegenden Fall führt dies wegen der Distanz zwischen dem Fachbereich Medizinische Informatik (Heilbronn) und unserer Abteilung (Heidelberg) zu gewissen Schwierigkeiten, die jedoch bisher ohne größere Probleme überwunden werden konnten.

Von seiten der Fachbereichsbetreuer in Heilbronn erhielten wir hierzu jede Unterstützung. Trotz der räumlichen Entfernung herrscht ein guter Kontakt zum Fachbereich Medizinische Informatik. Schwerpunktmäßig werden von den Betreuern in Heilbronn vorwiegend die methodisch-/informatikspezifischen, von den medizinischen Betreuern in Heidelberg vorwiegend die anwendungsspezifischen Aspekte bearbeitet.

Ein "Nachteil" unseres Konzeptes ist die Zeit- und Arbeitsintensität der Betreuung. Aus diesem Grunde beschränken wir uns auf maximal 2-3 Diplomanden pro medizinischem Betreuer, so daß wir z. Z. pro Jahr etwa 4-6 Diplomarbeiten vergeben können.

Wir sind der Überzeugung, hierdurch einen - zumindest kleinen - Beitrag zur Institutionalisierung und Etablierung des interdisziplinären Studienganges "Medizinische Informatik" im Hinblick auf das Anwendungsfach Medizin leisten zu können. Darüberhinaus ist es eine der wesentlichen

Aufgaben des medizinischen Betreuers, dem Studenten Hilfestellung zu leisten beim Eindringen in das Anwendungsfach, da die Medizin, wie kein anderes Fach, Widerstände gegen Fachfremde freisetzt. Diese Wechselwirkungen können nur an einer medizinischen Einrichtung erfahren werden. Wir sehen darin einen wesentlichen Vorteil unseres Konzeptes.

Bericht über den Nebenfachstudiengang
"Medizin" für Informatiker an der Universität Kiel

Karl Sauter
Abteilung Medizinische Statistik und Dokumentation
Klinikum der Christian-Albrechts-Universität Kiel

## 1. Allgemeines

Seit dem Wintersemester 1976/77 wird, von den Herren Prof.Dr. G. Gries-
ser und Prof.Dr. B. Schlender initiiert, an der Universität Kiel das
Nebenfach "Medizin" für Studierende der Informatik angeboten. Weitere
Nebenfächer sind Mathematik, Physik und Wirtschaftswissenschaften, letz-
tere mit mehreren Varianten. Die meisten Informatik-Studenten wählen,
zu jeweils knapp 50%, die Nebenfächer Mathematik und Wirtschaftswissenschaften.

Beim Dekanat der Medizinischen Fakultät haben sich seit dem Wintersemester 1978/79 14 Studenten für das Nebenfach Medizin eingeschrieben. Bei
insgesamt ca. 300 Informatik-Studenten liegen nach Auskunft des Diplom-
Prüfungsausschusses ca. 100 abgeschlossene Hauptprüfungen vor, davon 5
mit dem Nebenfach Medizin, wobei 3 Nebenfachprüfungen im Jahr 1981 erfolgreich abgelegt wurden.

## 2. Studienplan für das Studium des Nebenfaches "Medizin" bis zur Diplom-Vorprüfung (1)

| Semester | Vorlesungen/Kurse | Std. |
|---|---|---|
| 1. (WS) | Biologie I für Mediziner,<br>Cytologie und Histologie<br>für Zahnmediziner | 3 |
|  | Medizinisch-terminologischer Kurs | 2 |
| 2. (SS) | Anatomie für Pharmazeuten | 1 |
|  | Humangenetik I im Rahmen der<br>Vorlsg. Biologie II für Mediziner | 1 |
| 3. (WS) | Physiologie der animalischen Funktionen<br>für Mediziner und Zahnmediziner | 5 |
| 4. (SS) | Phyiologie der vegetativen Funktionen<br>für Mediziner und Zahnmediziner | 5 |

3. Im Rahmen der Diplom-Vorprüfung ist für das Prüfungsfach "Medizin"
die Teilnahme an den unter 2. genannten Vorlesungen und Kursen nachzuweisen (1).

4. Im Rahmen der <u>Diplom-Hauptprüfung</u> ist für das Prüfungsfach "Medizin"
nachzuweisen (1):

4.1 die Teilnahme an den Vorlesungen
   - Pathophysiologie der Zell- und Organfunktion
   - Pharmakologie und Toxikologie für Studierende der Zahnheilkunde
   - Medizinische Informationssysteme
   - Hygiene und Gesundheitspflege für Zahnmediziner
   - Krankenhaus-Betriebslehre und medizinische Gesetzeskunde
   - Begleitende Vorlesung zum Kursus der Radiologie einschließlich
     Strahlenschutzkursus
   - Einführung in die Elektrokardiographie

4.2 die erfolgreiche Teilnahme an dem Kursus
   - Klinisch-chemische und physikalische Untersuchungsmethoden
     für Studierende der Zahnheilkunde.

Quellennachweis:
(1) Studienführer Informatik, herausgegeben vom Institut für Informatik
    und Praktische Mathematik der Christian-Albrechts-Universität,
    Kiel 1981.

Das Studium der Informatik mit Nebenfach Medizin
(Ein Situationsbericht aus studentischer Sicht)

von

Debora Weber-Wulff

Nach einer kurzen Darstellung der Situation an der Universität Kiel
sollen die subjektiven Eindrücke bei der Absolvierung dieses Studiengangs aus studentischer Sicht geschildert werden.


## 1. Die Universität Kiel

An der Universität Kiel studieren derzeit etwa 15.000 Studenten, davon
sind ca. 300 für den Diplomstudiengang Informatik eingeschrieben. Seit
dem Wintersemester 1978/79 ist die Zulassung für das Studienfach Informatik auf 60 Studenten/Jahr begrenzt. Vorher standen nur 35 Studienplätze zur Verfügung.

Die Studien- und Prüfungsordnung für dieses Fach wurde 1973 erlassen.
Seither sind etwa 100 Diplomprüfungen abgelegt worden. Das Nebenfach
Medizin im Diplomhauptstudiengang Informatik wurde erstmals im Wintersemester 1976/77 mit der in Abb. 1 wiedergegebenen vorläufigen Studienordnung zugelassen.


## 2. Studieninhalte

Abbildung 2 gibt eine Übersicht aus dem Studienführer über die Inhalte
der Vorlesungen des Nebenfachs.


## 2.1 Erster Abschnitt: VORDIPLOM

Hinsichtlich des Studienabschnitts bis zum Vordiplom ist zu bemerken,
daß Biologie I eine Anfängervorlesung für Mediziner ist. Es wird Zytologie und Histologie behandelt. Von seiten der Informatik-Studenten
wird sie wegen des Einführungscharakters als sehr gut verständlich beurteilt.

114

Alte Studienordnung

"Nach § 9, Abs. 2 der Diplomprüfungsordnung für Studierende der Informatik wird ab sofort das

Nebenfach  M e d i z i n

zur Diplomprüfung in Informatik zugelassen. In diesem Nebenfach ist für die Zulassung zur Diplom-Vorprüfung nachzuweisen:

Die Teilnahme an den Vorlesungen

| | |
|---|---|
| - Physiologie   I für Psychologen | 2-std.,1. Sem. |
| - Physiologie  II für Psychologen | 2-std.,2. Sem. |
| - Physiologie III für Psychologen | 2-std.,3. Sem. |
| - Physiologie  IV für Psychologen | 2-std.,4. Sem. |
| - Medizinische Soziologie | 2-std.,2. Sem. |
| - Anatomie (für Sportstudenten) | 2-std.,3. Sem. |
| - Biomathematik | 2-std.,4. Sem. |
| - Krankenhausbetriebslehre, Medizinische Gesetzeskunde | 2-std.,4. Sem. |

Die erfolgreiche Teilnahme an den Kursen

| | |
|---|---|
| - Medizinische Terminologie | 2-std.,1. Sem. |
| - Klinische Chemie | 2-std.,2. Sem. |

Der Prüfungsstoff wird den genannten Vorlesungen entnommen.

Für die Zulassung zur Diplom-Hauptprüfung ist nachzuweisen:

Die Teilnahme an den Vorlesungen

| | |
|---|---|
| - Pathophysiologie und Medizinische Propädeutik | 4-std.,5. Sem. |
| - Allgemeine Radiologie | 1-std.,6. Sem. |
| - Pharmakologie für Zahnmediziner | 2-std.,6. Sem. |
| - Medizinische Informationssysteme mit Übungen | 1-std.,6. Sem. |
| - Hygiene für Zahnmediziner | 2-std.,7. Sem. |
| - Nuklearmedizin | 1-std.,7. Sem. |
| - Strahlentherapie | 1-std.,7. Sem. |
| - Arbeitsmedizin im Rahmen des Ökologischen Kurses | 2-std.,8. Sem. |
| - Moderne Untersuchungsmethoden in der Kardiologie | 2-std.,8. Sem. |
| - Humangenetik | 2-std.,8. Sem. |

Der Prüfungsstoff wird den genannten Vorlesungen entnommen.

Die angegebenen Semesterzahlen stellen lediglich Vorschläge  für  einen Studienplan dar.

Diese Regelung gilt ab sofort bis zum Inkrafttreten der  sich  z.Zt. in Arbeit befindlichen neuen Studienordnung für Diplom-Informatiker."

Abb. 1   Vorläufige Studienordnung (Wintersemester 1976/77),   Diplomstudiengang Informatik, Nebenfach Medizin.

Aus dem Studienführer

"Plan für das Studium des Nebenfachs Medizin bis zur  Diplom-Vorprüfung
für Studierende der Informatik:


Biologie I für Mediziner                              (3 Std.)
Medizinisch-terminologischer Kurs                    (2 Std.)
Anatomie für Pharmazeuten                            (1 Std.)
Humangenetik I                                       (1 Std.)
Physiologie der animalischen Funktionen für Mediziner (5 Std.)
Physiologie der vegetativen Funktionen für Mediziner  (5 Std.)

Für das Diplom-Prüfungsfach ist nachzuweisen:
  - Pathophysiologie der Zell- und Organfunktionen
  - Pharmakologie und Toxikologie für Zahnmediziner
  - Medizinische Informationssysteme
  - Hygiene und Gesundheitspflege für Zahnmediziner
  - Krankenhausbetriebslehre und Medizinische Gesetzeskunde
  - Begleitende Vorlesung zum Kursus der Radiologie einschließlich
    Strahlenschutzkursus
  - Einführung in die Elektrokardiographie

und die erforderliche Teilnahme an dem Kursus

  - Klinisch-chemische und physikalische Untersuchungsmethoden für
    Studierende der Zahnheilkunde"



Abb. 2   Plan für das Studium des Nebenfachs Medizin bis zur Diplom-Vor-
         prüfung für Studierende der Informatik, Studienführer  Informa-
         tik, Kiel, 1977.



Im ersten Semester ist der medizinisch-terminologische Kursus  vorgesehen. Er ist der einzige scheinpflichtige Kurs im  Nebenfachstudium   im
Vordiplomabschnitt. Es wird hier ein  sprachliches  Gerüst  vermittelt,
das für die nachfolgenden medizinischen Vorlesungen erforderlich ist.


'Anatomie für Pharmazeuten' wird mit einer Stunde im Studienplan ausgewiesen, tatsächlich ist es jedoch eine 2-semestrige Vorlesung, jeweils
eine Stunde pro Semester. Es ist eine Übersichtsvorlesung mit viel An-
schauungsmaterial und Demonstrationen, wie z.B. der Sektion eines   Ge-
hirns.


'Humangenetik' ist ein Block in der Vorlesung Biologie II  für Mediziner. Es handelt sich hierbei um eine Anfängervorlesung, welche in einem
vierwöchentlichen Block mit jeweils vier Stunden/Woche in  vier  Vorlesungen gehalten wird.

Im ersten Studienplan war 'Physiologie für Psychologen' vorgesehen und zwar über vier Semester verteilt. Der jetzige Studienplan schreibt eine tägliche, zweisemestrige Vorlesung 'Physiologie für Mediziner' vor. Aus studentischer Sicht ist diese Vorlesung wegen ihres einführenden Charakters dazu geeignet, ein gut fundiertes Grundwissen der Physiologie zu vermitteln. Von den Studenten der Informatik wird sie als verständlich und interessant beurteilt.


## 2.2 Zweiter Abschnitt: HAUPTDIPLOM

Im Studienabschnitt nach dem Vordiplom gibt es nur einen Kurs, welcher mit einem Schein abgeschlossen werden muß und zwar die Veranstaltung 'Klinisch-chemische und physikalische Untersuchungsmethoden für Zahnmediziner'. Diese Vorlesung resp. dieser Kurs ist so aufgebaut, daß jede Woche ein anderes Kapitel aus dem Bereich der Inneren Medizin behandelt wird. Nach den theoretischen Erörterungen, z.B. über Hepatitis, Nierenerkrankungen oder Diabetes, werden die praktischen Übungen angeschlossen. Im Labor werden u.a. Harnsedimente unter dem Mikroskop identifiziert, Blutkörperchen ausgezählt oder es wird mit einem Spektrophotometer gearbeitet. Ein Oberarzt führt die Kursteilnehmer auch durch die einzelnen Stationen der Klinik. Dabei werden z.B. Urin und Haut eines an Hepatitis erkrankten Patienten betrachtet oder die Folgen des Alkoholismus werden an einem Patienten auf der Intensivstation erläutert.

Die Vorlesung 'Biomathematik für Mediziner' war im ersten Studienplan für das Nebenfachstudium vorgesehen. Die Inhalte dieser Vorlesung wurden aber zu einem großen Teil bereits durch die Pflichtvorlesungen der Mathematik abgedeckt, so daß sie in die neue Studienordnung nicht mehr aufgenommen wurden.

Zwei Vorlesungen werden eigens von der Abteilung für Medizinische Statistik und Dokumentation für das Nebenfach Medizin angeboten. In 'Medizinische Informationssysteme' werden medizinische Systembeschreibungen gegeben, relevante Datenstrukturen und Speicherungsmöglichkeiten erörtert sowie Aspekte der Biosignalverarbeitung und des Datenschutzes behandelt.

Seit dem Wintersemester 1980/81 wird als Einführung, Ziel des Rechnereinsatzes, systemanalytische/technische Aspekte, Problembereich und

Definitionen gelesen. Danach werden medizinische Informationssysteme vorgestellt und Grundlagen der Informationsverwaltung und Datenbanken in medizinischen Informationssystemen vorgetragen. In Fallstudien werden die Patientendatenbank der Medizinischen Hochschule Hannover und das Kieler Klinikinformationssystem vorgestellt. In der zweiten Vorlesung 'Krankenhausbetriebslehre' erhält der Student Einblicke in die ärztliche Berufskunde und das Krankenhauswesen resp. die einschlägigen Gesetze. Hierbei wird auch auf die Strukturen und die Funktionen des Krankenhauses eingegangen. Verwaltung, Krankenhausabrechnung und notwendige, vom Krankenhaus zu erbringende Statistiken werden erläutert.

'Hygiene und Gesundheitspflege' behandelt Mikrobiologie, Infektionslehre, Epidemiologie und Desinfektionsverfahren.

Von einigen Studenten der Informatik wurde die Vorlesung 'Radiologie' als sehr schwierig beurteilt. Die Demonstration von Röntgenbildern stellt ihrer Meinung nach hohe Anforderungen an die medizinische Vorbildung, die in diesem Maße meist nicht vorhanden war resp. sein konnte. Wichtige Strahlenschutzbestimmungen wurden vorgetragen, meist kam es jedoch zur Vorstellung von Röntgenbildern zur Demonstration von Krankheiten und Mißbildungen.

'Pharmakologie und Toxikologie für Zahnmediziner' behandelte die Wirkung verschiedener Medikamentengruppen im menschlichen Körper. Einige dieser Vorlesungen sind speziell für die Zahnmediziner konzipiert, wie z.B. Fluorbehandlungen und Anästhesie im Mund/Kieferbereich.

In der Vorlesung 'Pathophysiologie' wurden Zusammenhänge und Gesetzmäßigkeiten der Symptome von organischen Erkrankungen erläutert.

Als besonders interessant angesehen wurde die Einführung in die Elektrokardiographie. Sie wurde auch von den Studenten der Informatik als gut verständlich empfunden. Dies wurde auch dadurch gefördert, daß jeweils Unterrichtsmaterial verteilt wurde, so daß Mitschreiben nicht erforderlich und eine Konzentration auf das Wesentliche möglich war.

## 3. <u>Bisherige Erfahrungen</u>

Bisher haben fünf Studenten die Diplom-Hauptprüfung mit Nebenfach Medizin absolviert. Allerdings hat erst einer dieser Studenten seine Diplomarbeit abgeschlossen. Ihr Thema war nicht medizinbezogen, sondern sie war eine Arbeit auf dem Gebiet der Datenbanksysteme. Vier weitere Diplomarbeiten werden derzeit erstellt, davon sind zwei medizinischer Natur, und zwar behandelt eine Arbeit ein kinderkardiologisches Thema und eine zweite Arbeit eine Aufgabenstellung auf dem Gebiet der medizinischen Informatik.

Eine Studentin, die das Vordiplom in Medizin abgelegt bzw. nachgeholt hat, führte ihr Nebenfachstudium nicht weiter resp. wählte zur Hauptdiplomprüfung das Nebenfach Mathematik. Allerdings schloß sie im Anschluß an die Diplom-Hauptprüfung das Studium der Medizin an.

Nach den allgemeinen Eindrücken geht die Zahl der Studenten, die das Nebenfach Medizin wählen, zurück. Während anfangs fünf Studenten im ersten Semester dieses Nebenfach wählten, sind es seit dem Wintersemester 1978/79 insgesamt lediglich 14 Studenten gewesen, die sich beim Dekanat der Medizinischen Fakultät für das Nebenfach Medizin eingeschrieben haben. Im Wintersemester 1981/82 waren es nur 2 Studenten.

Aus studentischer Sicht ist unklar, wodurch dieses geringe bzw. abnehmende Interesse bedingt ist. Möglich ist, daß das Nebenfach Medizin mit seinen 20 Semester-Wochenstunden pro Studienabschnitt in der ersten Studienordnung gegenüber den anderen Nebenfachstudien mit etwa 16-17 Semester-Wochenstunden als zu aufwendig erscheint. In der inzwischen verabschiedeten neuen Studienordnung ist jedoch das Nebenfach Medizin mit nur 17 Semester-Wochenstunden den anderen Nebenfächern angeglichen.

Zeitkonflikte, welche als Argument angeführt werden können und die in der Medizin besonders deutlich zu sein scheinen, sind aber auch bei anderen Nebenfächern anzutreffen. Von Bedeutung mag die Unsicherheit über die späteren Berufsaussichten sein. Der bisher einzige diplomierte Informatiker arbeitet nicht auf einem medizinbezogenen Gebiet, sondern ist in einem allgemeinen Ingenieurbüro tätig.

Die Studenten werden seit 1 1/2 Jahren in Begrüßungsveranstaltungen mit den Studienmöglichkeiten vertraut gemacht. Derzeit wählt etwa

knapp die Hälfte Mathematik bzw. Wirtschaftswissenschaften. Nur wenige
wenden sich der Physik oder der Medizin zu.


4. <u>Allgemeine Beobachtungen</u>

Auch in Kiel spielt das Problem des Numerus clausus im Studiengang der
Medizin eine wesentliche Rolle. So muß vermieden werden, daß Informatiker Studienplätze der Mediziner einnehmen. Aus diesem Grund ist die
Scheinpflichtigkeit im Nebenfach nur für den terminologischen Kurs gegeben. Lediglich ein zweiter Kurs ist von praktischen Übungen beglei-
tet, derjenige für die klinisch-chemischen Untersuchungsmethoden, welcher ein Kurs aus dem Studienplan für Zahnmediziner ist. Der Rest des
Nebenfachstudiums besteht aus Vorlesungen ohne begleitende Praktika.
Hierdurch ist eine Belegung von Studienplätzen für die Mediziner nicht
gegeben; die Vorlesungen sind ohnehin überfüllt. Lediglich bei den
Vorlesungen für Zahnmediziner, Pharmazeuten, Psychologen oder speziell
für Informatiker gibt es keine Platzprobleme.

Auch in Kiel sind die Zeitüberschneidungen ein erhebliches und schwer
zu lösendes Problem. Es gibt Konflikte zwischen den Vorlesungen der
Medizin und den Hauptvorlesungen in Mathematik und Informatik. Die
Studenten haben versucht, diese Schwierigkeit mit der Hilfe des Part-
nersystems zu lösen, indem zwei Studenten sich jeweils absprechen, wer
an welchen Tagen welche Vorlesung besuchen soll. Entweder wird dann
mit Kohlepapier mitgeschrieben, oder jeder fotokopiert seine Aufzeich-
nungen für den anderen. So ist es möglich, zumindest eine komplette
Mitschrift beider Vorlesungen zu erhalten, wobei natürlich das volle
Verständnis des dargebotenen Stoffes nur sehr schwer erarbeitet werden
kann. Dies wird anhand von Lehrbüchern und in Arbeitsgruppen versucht.

Wegen der geringen Studentenzahl ist es kaum möglich, spezielle Vorlesungen für die Studenten des Nebenfachs Medizin anzubieten. Aus studentischer Sicht wären hierbei Themen wie z.B. Simulation des Kreis-
laufs, Erprobung von Medikamenten, Computertomographie etc. interessant.

## 5. <u>Zusammenfassung</u>

Es wurde versucht, aus studentischer Sicht einen allgemeinen Situationsbericht zu geben ohne Anspruch auf eine umfassende Analyse. Absicht war es, subjektive Eindrücke und Erfahrungen von Studenten wiederzugeben, welche sich diesem Studiengang zugewandt haben.

ERFAHRUNGEN AN DER TU MÜNCHEN MIT DEM FACH MEDIZIN IM RAHMEN
DES INFORMATIKSTUDIUMS

A. NEISS UND R. THURMAYR

Seit dem WS 1974/75 besteht an der TU München die Möglichkeit, Informatik mit dem Nebenfach "Theoretische Medizin" zu studieren. 20 Studenten nahmen damals das Studium dieser Fächerkombination auf. Im
WS 81/82 wurden 58 Studienanfänger registriert. Im WS 76/77 legten
die ersten Studenten dieser Studienrichtung das Hauptdiplom ab.
Die Anzahl der Prüflinge pro Jahr schwankte seit dieser Zeit zwischen
3 und 10 Studenten. Die Entwicklung seit dem WS 74/75 der Studienrichtung Informatik bzw. Informatik mit dem Nebenfach "Theoretische
Medizin" zeigen die Tab. 1 und 2.
Die Ausbildung in dem Nebenfach "Theoretische Medizin" stützt sich
auf einen Lernzielkatalog, der gemeinsam von Vertretern der Fakultät
für Informatik und der Fakultät für Medizin unter Beteiligung des
Instituts für Medizinische Statistik und Epidemiologie entworfen
wurde (Abb. 1).
Zur Erreichung dieser Lernziele werden z.Zt. die in Abb. 2 zusammen-
gestellten Vorlesungen und Übungen angeboten. Als charakteristische
Beispiele sind in Abb. 3 und 4 die Inhalte einer epidemiologisch und
einer Informatik-orientierten Vorlesung zusammengestellt.
Im Vordiplom werden die Studenten von einem der im ersten Studienabschnitt unterrichtenden Dozenten schriftlich im Fach "Theoretische
Medizin" geprüft. Das Prüfungsergebnis (40 multiple choise-Fragen)
geht zu 20% in die Gesamtbeurteilung ein.
Beim Hauptdiplom findet eine halbstündige mündliche Prüfung über
höchstens 12 Wochenstunden des nach dem Vordiplom angebotenen Stoffes
statt.
Außer in Vorlesungen und Prüfungen hat das Institut für Medizinische
Statistik und Epidemiologie auch im Rahmen des Fortgeschrittenenpraktikums und durch die Betreuung von Diplomanden Kontakt mit den Studenten. Darüberhinaus geben wir den Studenten die Möglichkeit, an
klinischen Projekten mitzuarbeiten. In Abb. 5 sind Themen, die bisher von unserem Institut im Rahmen des Fortgeschrittenenpraktikums
vergeben wurden, zusammengestellt. Abb. 6 enthält die Themen der betreuten Diplomarbeiten.
Uns fällt immer wieder auf, daß es bei der Übernahme einer konkreten
Aufgabe den Studenten schwer fällt, das theoretische Wissen in praktische Arbeit umzusetzen. Nur durch intensive Betreuung der Studenten

ist nach unserer Erfahrung ein gutes Arbeitsergebnis zu erzielen.
Besonders ist uns das große Engagement  der Studenten aufgefallen,
mit dem sie Probleme angehen. Dadurch ist die Zusammenarbeit mit
ihnen, von unserer Seite betrachtet, sehr erfreulich. Ob auch die
Studenten daraus Nutzen ziehen werden, wenn sie im Beruf stehen,
können wir nicht beurteilen, da wir die Berufskarrieren der einzelnen
Studienabgänger nicht systematisch verfolgen.

Tab. 1: Ordentlich Studierende der Informatik insgesamt bzw.
Informatik mit dem Nebenfach theoretische Medizin[*])
(jeweils Gesamtzahl und 1. Fachsemester (FS)

| Studierende in / Semester | Informatik insges./ davon 1. FS | Informatik mit Nebenfach theoret. Medizin / davon 1. FS |
|---|---|---|
| WS 1974/75 | 403 / 117 | 28 / 20 |
| WS 1975/76 | 471 / 119 | 46 / 17 |
| WS 1976/77 | 587 / 155 | 64 / 23 |
| WS 1977/78 | 598 / 141 | 76 / 22 |
| WS 1978/79 | 606 / 166 | 87 / 25 |
| WS 1979/80 | 757 / 265 | 88 / 23 |
| WS 1980/81 | 935 / 328 | 106 / 35 |
| WS 1981/82 | 1257 / 457 | 152 / 58 |

Tab. 2: Erfolgreich abgeschlossene Diplom-Prüfung im Fach
Informatik bzw. Informatik mit Nebenfach theoretische
Medizin[*])

| Dipl.Prüfg. in / Semester | Informatik insges. | Informatik mit Nebenfach theoret. Medizin. |
|---|---|---|
| WS 1976/77 | 68 | 1 |
| WS 1977/78 | 98 | 7 |
| WS 1978/79 | 59 | 10 |
| WS 1979/80 | 54 | 3 |
| WS 1980/81 | 49 | 6 |

[*]) für die Überlassung der Daten danken wir der TU München –
Abt. 5 – Planung, Statistik, EDV.

Abb. 1: Lernzielkatalog für das Nebenfach Medizin des Studiums
        Diplom-Informatik.

Der Diplom-Informatiker, Nebenfach Medizin, wird sowohl auf medi-
zinisch wissenschaftlichem Sektor (Biomathematische Modelle,
Simulationen, statistische Auswertungen) als auch auf dem Gebiet
des Krankenhausinformationswesens sowie im Öffentlichen Gesund-
heitsdienst als Partner des Arztes tätig werden. Er muß in der
Lage sein, Probleme aus den genannten Bereichen zu analysieren,
Aufgaben mathematisch, organisatorisch und programmtechnisch
sowie evtl. technisch selbständig zu lösen und die Lösungen zu
realisieren.
Dafür sollt er im Studium im Nebenfach Medizin folgende Kenntnisse erwerben:

<u>Medizinische Grundkenntnisse</u> auf folgenden Gebieten:
        Anatomie, Physiologie, Pathologie, pathologische Physiologie,
        Klinische Propädeutik (insbesondere Diagnostik).

Weitergehende Kenntnisse muß er auf folgenden Gebieten besitzen:

<u>Biomathematik:</u>
        (Mathematische Modelle in der Physiologie und pathologischen
        Physiologie, in der Klinik, insbesondere auf dem Gebiet der
        Diagnostik, mathematische Epidemiologie etc.).

<u>Medizinische Dokumentation:</u>
        (Aufbau eines Krankenblattkopfes, ärztliches Berichtswesen,
        sinnvolle Verschlüsselung von Begriffen, Personenkennziffern,
        gängige Diagnosenschlüssel, medizin.Literaturdienste etc.).

<u>Medizinische Statistik:</u>
        (Planen und auswerten von Versuchen und systematischen
        Beobachtungsreihen, Bevölkerungsstatistik, Medizinal-
        statistik, Prinzipien des therapeutischen Vergleichs etc.).

<u>Epidemiologie und Früherkennung von Krankheiten:</u>
        (Grundtypen epidemiologischer Un ersuchungen, z.B. prospektiv,
        retrospektiv, longitudinal usw., Standardisierungen etc.).

<u>Krankenhausbetriebslehre und Krankenhaus-Organisation:</u>
        (Abrechnung, Lagerhaltung, Grundbegriffe des Operations-
        Research).

<u>Grundfakten auf dem Gebiet des Gesundheitswesens:</u>
        (Kranken- und Unfallversicherung, Öffentlicher Gesundheits-
        dienst, ärztliche Standesorganisation, wichtige Gesetze und
        Verordnungen auf dem Gebiet des Gesundheitswesens, z.B.
        ärztliche Schweigepflicht).

Auf einem Gebiet, auf dem bereits Datenverarbeitung routinemäßig
in der Medizin betrieben wird, sollte er seine Kenntnisse im
Grenzbereich dieses Fachgebietes und der Informatik vertiefen,
z.B. auf dem Gebiet der Nuklearmedizin, Klinisch-Chemisches Labor,
Intensivpflege etc., z.B. in Form einer Diplom-Arbeit.
Es wird davon ausgegangen, daß der Informatikstudent im Rahmen des
Informatikstudiums Kenntnisse auf den Gebieten: Prozeß-, Analog-
und Hybridrechner, Textverarbeitung und Datenbanken vermittelt
bekommt. Im Einzelnen ist in einer 2. Stufe der Planung festzu-
legen, in welcher Form die im Entwurf angeführten Kenntnisse
(Vorlesungen, Übungen, Praktika, praktische Tätigkeit im Krankenhaus
und in Instituten für Medizinische Statistik und Dokumentation und
Datenverarbeitung) optimal vermittelt werden können.

Abb. 2: Vorlesungen und Übungen im Nebenfach theoretische Medizin.

| Semester | Titel der Veranstaltung | Vorlesung | Übung | Dozent |
|---|---|---|---|---|
| 1 | Anatomie I | 2 | – | Prokscha |
| 2 | Kursus der Med.Terminologie | | 1 | Pfohl |
| | Anatomie II | 2 | | Prokscha |
| | Klin. Propädeutik | 1 | – | Prokscha |
| 3 | Pathologie | 2 | – | Lutz |
| | Physiologie und Pathophysiologie I | 2 | – | Schöffel |
| 4 | Physiologie und Pathophysiologie II | 2 | – | Schöffel |
| 5/7 | Biomathematik I | 1 | 1 | Neiß |
| | Medizinische Statistik | 1 | 1 | Neiß |
| | Medizinische Informatik I | 1 | – | Thurmayr |
| | Epidemiologische Methoden | 1 | 1 | Lange/Ulm |
| | Mathematik und Technik der Biosignalverarbeitung | 1 | 1 | Pöppl |
| | Krankenhausorganisations- und Krankenhausbetriebslehre | 2 | – | Genzel |
| | Spezielle Epidemiologie für Informatiker | 2 | – | Schnelle |
| | Arbeitsmedizin | 2 | – | Fruhmann |
| | Systemanalyse für den Einsatz von EDV-Verfahren i.d.Medizin | 1 | – | Schnabel |
| 6/8 | Biomathematik II | 1 | 1 | Neiß |
| | Computerunterstützte Diagnostik | 1 | 1 | Neiß |
| | Medizin. Informatik II | 1 | – | Thurmayr |
| | Spezielle Epidemiologie und Statistik des Gesundheitswesens | 1 | – | Lange |
| | Praktische Übungen in Medizin. Statistik und Informatik (Mitarbeit in Projekten) | | 1 | Thurmayr, Neiß, Ulm, Schöffel |
| | Datenmodell für die Basisdokumentation | 1 | – | Schnabel |
| | Propädeutik für innere Medizin | 2 | – | Schnelle |
| | Krankenhausinformationssysteme | 1 | – | Thurmayr, Schnabel, Busch, Beckert |

Abb. 3:  Inhalt einer epidemiologischen Vorlesung.

Titel der Veranstaltung: Statistische Methoden in der epidemio-
                         logischen Forschung (insbesondere für
                         Informatik mit Nebenfach Medizin).

Dozent:  Prof.Dr.med.H.-J. Lange

Einführung und Grundbegriffe
Medizinal- und Bevölkerungsstatistik
Mortalität, Morbidität
Vermeidung sinnloser Prozentsätze, Standardisierungstechniken
analytische Epidemiologie
Studientypen, Querschnittsstudie, prospektive und retrospektive
Studien, Interventionsstudien
häufige Fehler bei statistischen Vergleichen
Aktuarsmethode und amtliche Sterbetafel
Verfahren der Früherkennung und Prävention
Materialquellen
Erkenntnisgewinnung in der Epidemiologie
Planung einer epidemiologischen Studie
Besprechung ausgewerteter epidemiologischer Studien.




Abb. 4:  Inhalt einer Vorlesung in Medizinischer Informatik.

Titel der Veranstaltung:  Medizinische Informatik I.

Dozent:  Prof.Dr.med.R. Thurmayr

Einführung in das Thema und Grundbegriffe
Grundbegriffe der Medizinischen Dokumentation
Klassifikation und Verschlüsselung
Konventionelle Krankenblattdokumentation
Auskunftssystem für Basisdaten - Personaldaten
Auskunftssystem für Basisdaten - medizinische Daten
Halbautomatische Erstellung weiterer medizinischer Berichte
Datenbank - Aufbau
Datenbank - Datensuche und -ausgabe.

Abb. 5:  Im Rahmen des Fortgeschrittenenpraktikums bearbeitete
         Themen:

Interaktives Programm zur Analyse von Lebensdauer-
verteilungen

Parameterfreie Analyse des Verlaufs chronischer Erkrankungen

Stochastische Analyse des Verlaufs chronischer Erkrankungen

Simulation des Verlaufs chronischer Erkrankungen

Analyse des Verlaufs chronischer Erkrankungen mit
deterministischen Modellen

Modelle zur Analyse der Auswirkungen von Arbeitsplatz-
sanierungen in der chemischen Industrie

Erweiterung der ISIS-Abfragesprache um den Zugriff auf
den Aufenthalt eines Patienten in der Basisdatenbank

Umformung von Dateien eines Mikroprozessors auf Floppy-disk
zum Einlesen an der Siemens 7531

Darstellung der Lokalisation von Erkrankungen in einem
Körper bzw. Organsystemschema

Zugriff auf zwei Hauptdateien mit Hilfe des
Informationssystems ISIS

Strukturieren von medizinischen Daten aus einer
Datenbank mit Hilfe von Regeln

Erweiterung der Abfragemöglichkeiten für die Archiv-
datenbank medizinischer Daten (d.h. um den Zugriff
zu den verschiedenen Hierarchiestufen)

Verwaltungssystem für Entscheidungstabellen zur
Unterstützung von Ärzten

Computerunterstützte Erstellung medizinischer Berichte

Darstellung der Lokalisation von Operationen in
einem Körperschema

Feststellen von Diagnose- und Operations-Typen aufgrund
inhaltlicher Zusammenhänge

Entwicklung eines ASSEMBLER-Programms, das auf bestimmte
BS-2000-Dateien aufsetzt und die Zugriffsberechtigung
bestimmter Sichtgeräte zu Anwenderprogrammen prüft und
daraufhin entsprechende Funktionen veranlaßt (z.B.
canceln des entsprechenden Prozesses). Protokollierung
des Vorgangs auf dezentralem Drucker

Entwicklung eines Programms, das auf BS-2000-TASK-Zu-
standsdateien aufsetzt und taskorientierte Abrechnungen
(CPU-Zeit, Speicherplatzbelegung, Druckvorgänge) für
einzelne Benutzerkennungen erstellt.

Abb. 6:  Themen der betreuten Diplomarbeiten.

Interaktive grafische explorative Datenanalyse von
ein-, zwei- und mehrdimensionalen Datensätzen für
ein SIG 51-Sichtgerät

Interaktives Programmsystem zur Analyse von Lebens-
dauerverteilungen

Auswertung des EKGs, dargestellt in Entscheidungstabellen

Halbautomatische Erstellung medizinischer Texte
auf einem Mikrorechnersystem

Aufbau eines Datenerfassungs- und -verwaltungssystems
für Patienten am intelligenten Terminal

Entwicklung eines Ähnlichkeitsmaßes für medizinische
Diagnosen

S T U D I E N M Ö G L I C H K E I T E N   I N

M E D I Z I N I S C H E R   I N F O R M A T I K

I N   Ö S T E R R E I C H


W. Dorda, K.-P. Adlassnig, G. Grabner
Institut für Medizinische Computerwissenschaften
(Vorstand: Prof.Dr. G. Grabner) Garnisongasse 13
A-1090   Wien



## 1. AUSGANGSLAGE

Die Studienmöglichkeiten "Informatik mit Anwendungsfach Medizin" und
"Datentechnik mit Anwendungsfach Medizinische Datenverarbeitung"/1/
gehen auf Einzellehrveranstaltungen in medizinischer Informatik zurück. Diese werden seit Anfang der 70er Jahre an verschiedenen
Instituten der Medizinischen Fakultät der Universität Wien gehalten.

Das Studium der Informatik ist in Österreich seit dem Jahre 1969
möglich. In Wien wurde diese Studienrichtung gemeinsam von der
Technischen Universität und der Universität Wien eingerichtet. In den
Jahren 1976-1978 kam es in der Studienkommission Informatik zu inten-
siven Überlegungen,im Studienplan Anwendungsfächer vorzusehen. Als besonders interessantes Anwendungsfach wurde dabei das Gebiet der Medizin angesehen.

Den konkreten Ausgangspunkt für die Einrichtung eines Anwendungsfaches Medizin bildete das Fortbildungsseminar des Institutes
für Medizinische Computerwissenschaften. Dieses fand 1976-1978 zunächst nur intern für Institutsmitglieder statt und wurde bald ein
Gesprächsforum für an "Medizinischer Informatik" interessierte Studenten. Es wurde daher im Jahre 1979 in ein Seminar "Computereinsatz
in der medizinischen Praxis und Forschung" umgewandelt und in den
Studienplan des Informatikstudiums als Wahlfach aufgenommen. Der
Wunsch der Studenten nach einem Anwendungsfach "Medizinische Informatik" wurde dadurch aber nur vergrößert, so daß die Studienkommis-
sionen der Studienrichtung "Informatik" und des Kurzstudiums "Datentechnik" mit dem Ersuchen um Ausarbeitung entsprechender Lehrpläne
an die Medizinische Fakultät herantraten. Diese wurden in den Jahren
1979-1980 am Institut für Medizinische Computerwissenschaften erarbeitet. Dabei *konnte* teilweise auf bereits existierende Lehrver-

anstaltungen der Medizinischen Fakultät aus den Bereichen medizinische
Informatik, medizinische Kybernetik und Biostatik zurückgegriffen
werden. Diese bereits existierenden Lehrveranstaltungen wurden aufeinander abgestimmt und im Hinblick auf das Studienziel der Anwendungsfächer überarbeitet. Weiters war es notwendig, eine große Anzahl an
Lehrveranstaltungen neu zu schaffen. Seit dem Studienjahr 1980/81
existiert nun ein komplettes Angebot an Lehrveranstaltungen für beide
Anwendungsfächer.

Diese Studienmöglichkeiten sind momentan nur in Wien eingerichtet.
Abbildung 1 faßt zusammen, welche Ausbildungswege für Medizinische
Informatik in Österreich ins Auge gefaßt wurden und bereits teilweise
verwirklicht sind.

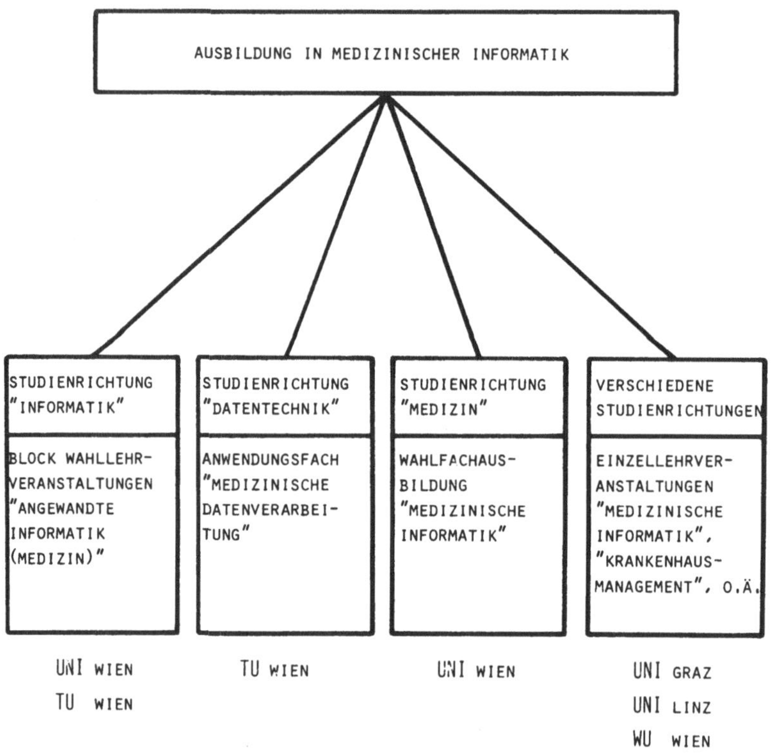


Abb. 1: Ausbildungsmöglichkeiten in Medizinischer Informatik in
         Österreich.

# 2. STUDIENMÖGLICHKEITEN IN MEDIZINISCHER INFORMATIK IN WIEN

Allgemein durchgesetzt hat sich die Einteilung der Informatik in
Kerninformatik (Theoretische, Praktische und Technische Informatik)
und Angewandte Informatik (Betriebs- und Volkswirtschaft, Recht und
Verwaltung, Medizin usw.) /2,3,12/. In der Informatikausbildung in
Österreich wird eine verstärkte Ausbildung in einem Anwendungsgebiet
gefordert (ausführlicher in /3/). Das Anwendungsgebiet soll ungefähr
30% der Gesamtausbildung umfassen. Da es nicht möglich ist, jedes
Anwendungsfach der Informatik im Studienplan anzubieten, steht eine
"Angewandte Informatik (Medizin)" naturgemäß exemplarisch für andere
Anwendungsfächer.

## 2.1. Lehrveranstaltungsplan "Angewandte Informatik (Medizin)"

Im Zuge der derzeit stattfindenden Studienreform der Studienrichtung
Informatik, die sowohl an der Technischen Universität Wien als auch
an der Universität Wien immatrikuliert werden kann, wurde ein Block
Wahllehrveranstaltungen "Angewandte Informatik (Medizin)" geschaffen.
Dieser kann im zweiten Studienabschnitt als Anwendungsfach gewählt
werden. Studenten, die diesen Block wählen, müssen über 50 Wochenstunden dieses Blockes Prüfungen ablegen. Davon entfallen 40 Stunden
auf Vorlesungen, Seminare, Praktika und Übungen und 10 Stunden auf
ein interdisziplinäres Praktikum. Das gesamte Lehrveranstaltungsan-
gebot ist aus Abbildung 2 ersichtlich.

Es wurde sehr lange diskutiert, ob, welche und wieviele Lehrveranstaltungen der "Angewandten Informatik (Medizin)" obligatorisch für
die Studenten sein sollten. Es wurde aber entschieden, keine Pflichtfächer zu definieren, so daß die Studenten frei aus dem Lehrangebot
wählen können.

## 2.2. Lehrveranstaltungsplan "Medizinische Datenverarbeitung"

Im Studienplan des fünfsemestrigen Kurzstudiums der Datentechnik ist
das Anwendungsfach "Medizinische Datenverarbeitung" enthalten. Es
müssen Prüfungen über 14 Wochenstunden abgelegt werden. Abbildung 3
zeigt den detaillierten Lehrveranstaltungsplan. Wie daraus zu ersehen ist, wurden von der Studienkommission für Datentechnik vier
Pflichtfächer festgelegt.

| 5. SEMESTER | 6. SEMESTER | 7. SEMESTER | 8. SEMESTER |
|---|---|---|---|
| 1. MEDIZINISCHE PROPÄDEUTIK FÜR INFORMATIKER — 2 VO | 1. EINFÜHRUNG IN DIE HUMANE PHYSIOLOGIE — 2 VO | 1. EINFÜHRUNG IN DIE KLINISCHE MEDIZIN — 2 VO | 1. KRANKENHAUS-INFORMATIONSSYSTEME — 1 VO |
| 2. EINFÜHRUNG IN DIE MORPHOLOGIE — 1 VO | 2. EINFÜHRUNG IN DIE PATHOLOGISCHE ANATOMIE UND PHYSIOLOGIE — 1 VO | 2. GRUNDZÜGE DER HUMANEN EPIDEMIOLOGIE — 1 VO | 2. PLANUNG UND AUSWERTUNG KONTROLLIERTER MEDIZINISCHER STUDIEN — 2 VO |
| 3. GRUNDZÜGE DER MEDIZINISCHEN CHEMIE — 1 VO | 3. PHARMAKODYNAMIK UND TOXIKOLOGIE — 1 VO | 3. LABORINFORMATIONSSYSTEME — 1 VO | 3. MODELLE DER GESUNDHEITLICHEN VERSORGUNG — 1 VO / 1 UE |
| 4. GRUNDZÜGE DER MEDIZINISCHEN INFORMATIK — 2 VO | 4. SEMINAR AUS MEDIZINISCHER KYBERNETIK — 2 SE | 4. SIMULATIONSMODELLE IN DER MEDIZIN — 1 VO / 1 UE | 4. PRAXIS DER DIGITALEN BILDVERARBEITUNG — 1 VO / 1 UE |
| 5. DOKUMENTATION MEDIZINISCHER DATEN — 1 VO | 5. COMPUTERUNTERSTÜTZTE MEDIZINISCHE DIAGNOSTIK — 2 VO | 5. SPRACHVERSTEHENDE SYSTEME AM COMPUTER UND IHRE ANWENDUNG IN DER MEDIZIN — 2 VO | 5. PROGNOSEMODELLE IN DER MEDIZIN — 1 VO |
| 6. EINFÜHRUNG IN DIE MEDIZINISCHE KYBERNETIK — 2 VO | 6. ARTIFICIAL INTELLIGENCE UND IHRE ANWENDUNG IN DER MEDIZIN — 2 VO | 6. THEORIE DER DIGITALEN BILDVERARBEITUNG — 2 VO | 6. BIOSIGNALVERARBEITUNG — 2 VO |
| 7. ANGEWANDTE EDV-PRAXIS IM SPITALSWESEN - METHODEN, VERFAHREN UND TECHNIK ZUR ORGANISATION UND RATIONELLEN LÖSUNG — 2 VO | 7. AUSWERTUNG MEDIZINISCHER DATEN — 1 VO / 1 UE | 7. COMPUTERUNTERSTÜTZTER UNTERRICHT IN DER MEDIZIN — 1 VO | 7. EDV IN DER ÄRZTLICHEN PRAXIS — 1 VO |
| 8. TEXTRETRIEVAL IN DER MEDIZIN — 1 VO | | | 8. PRAKTIKUM AUS MEDIZINISCHER KYBERNETIK — 4 PR |

| INTERDISZIPLINÄRES PRAKTIKUM — 10 PR |
|---|

Abb. 2: Angebot an Lehrveranstaltungen (60 Stunden) für "Angewandte Informatik (Medizin)".

| PFLICHT | WAHL |
|---|---|
| 1. GRUNDZÜGE DER MEDIZINISCHEN INFORMATIK — 2 VO | 1. EINFÜHRUNG IN DIE MORPHOLOGIE — 1 VO    9. AUSWERTUNG MEDIZINISCHER DATEN — 1 UE |
| 2. AUSWERTUNG MEDIZINISCHER DATEN — 1 VO | 2. EINFÜHRUNG IN DIE KLINISCHE MEDIZIN — 2 VO    10. PLANUNG UND AUSWERTUNG KONTROLLIERTER MEDIZINISCHER STUDIEN — 2 VO |
| 3. DOKUMENTATION MEDIZINISCHER DATEN — 1 VO | 3. ANGEWANDTE EDV-PRAXIS IM SPITALSWESEN - METHODEN, VERFAHREN UND TECHNIK ZUR ORGANISATION UND RATIONELLEN LÖSUNG — 2 VO    11. EINFÜHRUNG IN DIE MEDIZINISCHE KYBERNETIK — 2 VO |
| 4. MEDIZINISCHE PROPÄDEUTIK FÜR INFORMATIKER — 2 VO | 4. COMPUTERUNTERSTÜTZTE MEDIZINISCHE DIAGNOSTIK — 2 VO    12. MODELLE DER GESUNDHEITLICHEN VERSORGUNG — 1 VO / 1 UE |
| | 5. KRANKENHAUSINFORMATIONSSYSTEME — 1 VO    13. PRAXIS DER DIGITALEN BILDVERARBEITUNG — 1 VO / 1 UE |
| | 6. LABORINFORMATIONSSYSTEME — 1 VO    14. SIMULATIONSMODELLE IN DER MEDIZIN — 1 VO / 1 UE |
| | 7. PROGNOSEMODELLE IN DER MEDIZIN — 1 VO    15. BW 1 KOSTENRECHNUNG — 2 UE / 2 UE |
| | 8. TEXTRETRIEVAL IN DER MEDIZIN — 1 VO    16. EINFÜHRUNG IN DAS SOZIALVERSICHERUNGSRECHT — 1 VO |

Abb. 3: Angebot an Lehrveranstaltungen (33 Stunden) für
"Medizinische Datenverarbeitung".

## 3. ERFAHRUNGEN IM UNTERRICHT

Das Interesse der Studenten an den bisher angebotenen Lehrveranstaltungen - 52 der geplanten 60 Wochenstunden in "Angewandter Informatik (Medizin)" und 32 der geplanten 33 Wochenstunden in "Medizinischer Datenverarbeitung" werden derzeit gehalten - ist groß. Die Studenten begrüßen die Anwendungsorientiertheit der Fächer. Sehr guten Anklang finden die Demonstrationen praktischer Routineapplikationen. Im besonderen Maße bewährt sich die Arbeit der Studenten innerhalb der Praktika mit anonymen Patientendaten des Medizinischen Informationssystems der Medizinischen Fakultät Wien.

Die Vorlesungen wurden speziell für die Ausbildung medizinischer
Informatiker aufgebaut. Dies gilt auch für die medizinischen Fächer
der "Angewandten Informatik (Medizin)" und der "Medizinischen
Datenverarbeitung". Eine Auswahl an Vorlesungen aus dem Medizinstudium wäre für die Informatiker bruchstückhaft und unverständlich.
Es wurde daher eine aufeinander abgestimmte Folge von Vorlesungen
erarbeitet, welche den Informatikstudenten einen Überblick über die
grundlegenden Begriffe, Denkweisen und Arbeitsmethoden innerhalb
der Medizin ermöglicht.

Zusammenfassend kann gesagt werden, daß die Studenten mit sehr
großer Begeisterung diese Anwendungsfächer aufnahmen. Dies geht
nicht nur aus den steigenden Studentenzahlen, sondern auch aus einer
Ausfallsquote von praktisch Null Prozent - in den einzelnen Vorlesungen sowie im gesamten Anwendungsfach - hervor. In diesem Zusammenhang muß erwähnt werden, daß alle Lehrveranstaltungen der
Anwendungsfächer an der Medizinischen Fakultät Wien stattfinden,
die etwa 30 Minuten Fahrzeit von den anderen Ausbildungsstätten ent-
fernt ist.


4. STUDENTENZAHLEN

Die Studentenzahlen werden im folgenden durch die

- durchschnittliche Studentenzahl pro Vorlesung
- Anzahl der Studenten mit Anwendungsfach Medizin
- Anzahl der Praktikums- und Diplomarbeiten

spezifiziert.

Die durchschnittliche Studentenzahl pro Vorlesung nahm in den
letzten Jahren kontinuierlich zu (vgl. Abb. 4). Interessanterweise
können in den meisten Vorlesungen die gleichen Studentenzahlen ge-
zählt werden: Nur zwei bis drei Spezialvorlesungen werden von relativ
wenig Studenten besucht.

Die Anzahl der Studenten mit Anwendungsfach Medizin wird in Abbildung
5 für Informatik- und Datentechnikstudenten angegeben.

In Abbildung 6 wird die Anzahl der Praktikums- und Diplomarbeiten
sowie Dissertationen pro Jahr dargestellt.

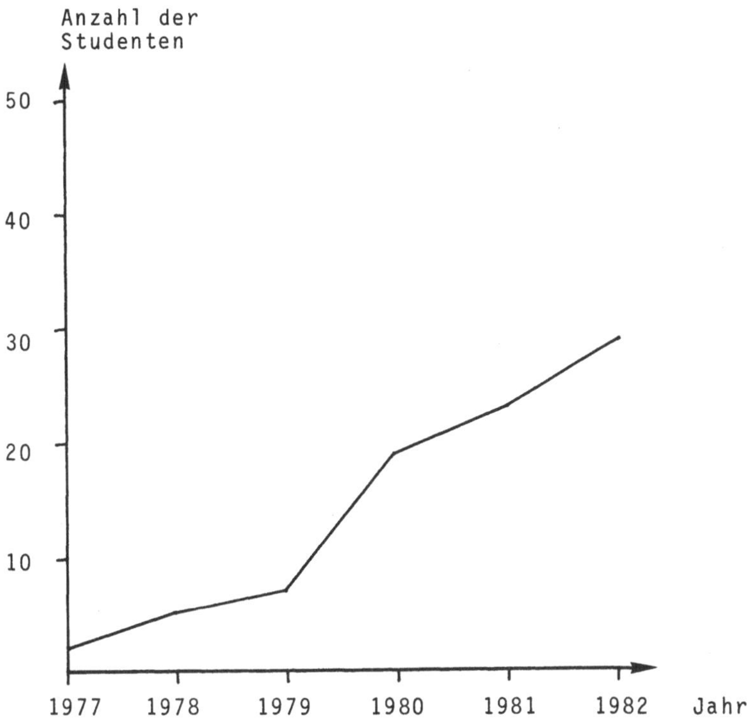

Abb. 4: Durchschnittliche Studentenzahlen pro Lehrveranstaltung.

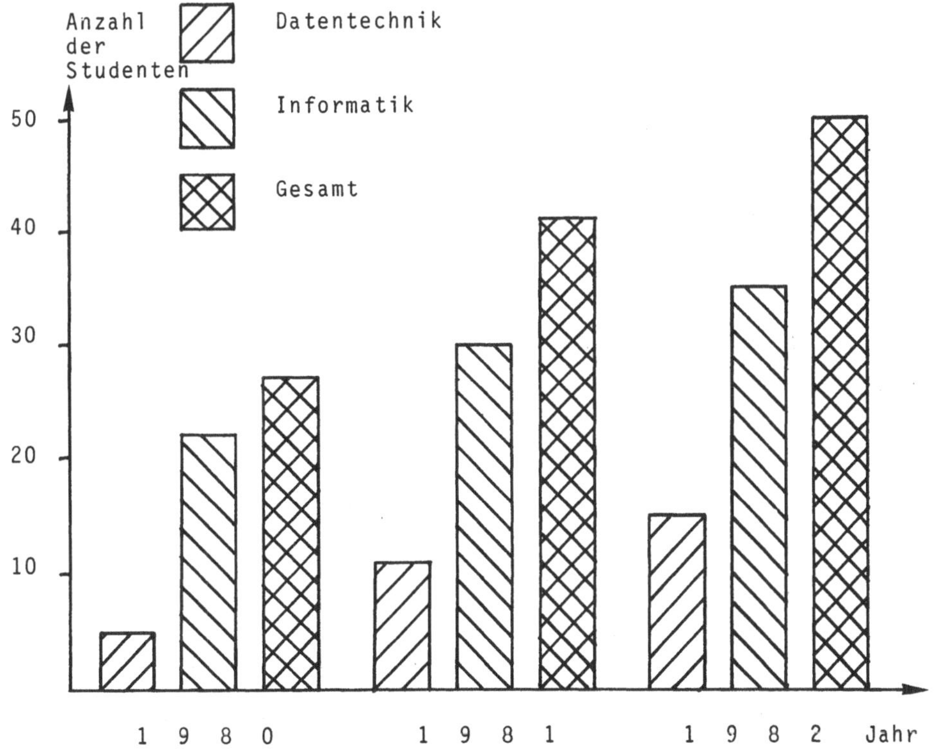


Abb. 5: Studentenzahlen der Anwendungsfächer Medizin pro Jahr.

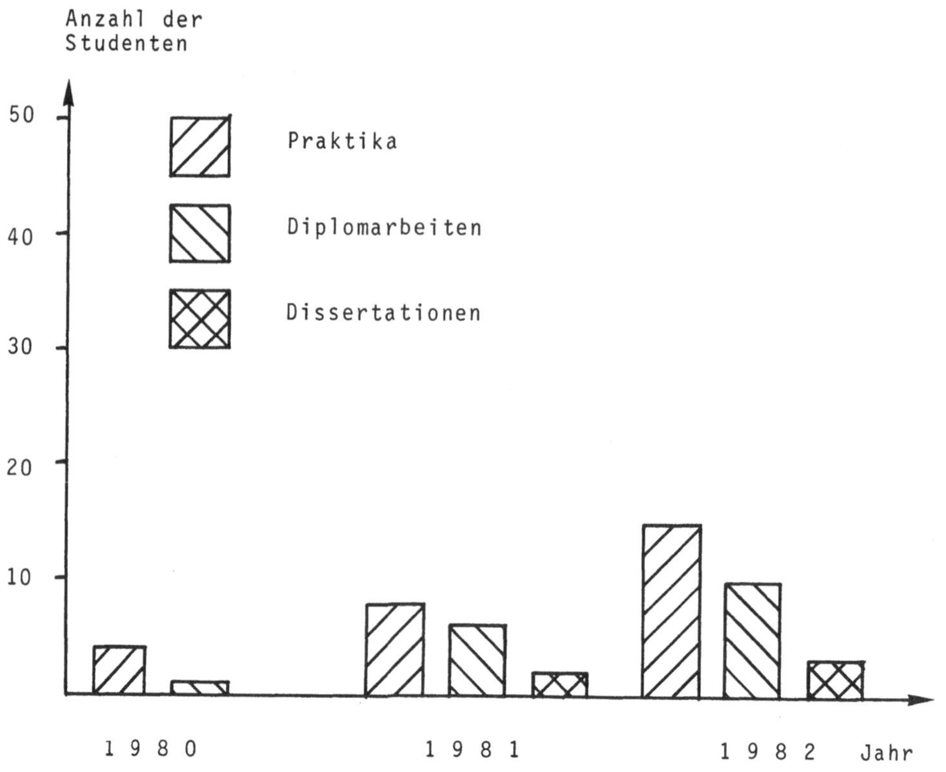


Abb. 6: Anzahl der Praktikums- und Diplomarbeiten sowie Dissertationen
pro Jahr.


Abschließend wollen wir anmerken, daß die Zahl der Informatikstudenten
in den letzten Jahren sprunghaft gestiegen ist. Diese Jahrgänge kommen
erst in den nächsten Semestern in den zweiten Studienabschnitt. Da das
Anwendungsfach in diesem Abschnitt des Studiums vorgesehen ist, erwarten wir eine weitere Steigerung der Studentenzahlen des Anwendungsfaches.


## 5. STUDIENABSCHLUSS

Für die Anwendungsfächer wurden keine speziellen Verordnungen bezüglich des Studienabschlusses erlassen. Es gelten daher die Richtlinien
des Informatik- bzw. Datentechnikstudiums. Das Studium der Informatik
wird mit einer Diplomarbeit abgeschlossen. Im Anschluß daran kann ein
Doktoratsstudium aufgenommen und mit einer Dissertation abgeschlossen

werden. Die Themen dieser Arbeiten können, müssen aber nicht, aus dem
Anwendungsfach stammen. In Abbildung 6 wurde nur die Anzahl der
Arbeiten aus den Anwendungsfächern Medizin berücksichtigt. Da diese
erst 1980 eingeführt wurden, ist die Anzahl der abgeschlossenen
Diplomarbeiten und Dissertationen naturgemäß noch sehr gering.


## 6. WEITERER BERUFSWEG DER STUDIENABSOLVENTEN

Die Anwendungsfächer "Angewandte Informatik (Medizin)" und "Medizinische Datenverarbeitung" wurden in Österreich erst im Jahre 1980
eingeführt, so daß noch keine Aussagen über den Berufsweg dieser
Studenten möglich sind. Auch über den Bedarf an Datenverarbeitungs-
personal auf dem Gebiet der Medizin in Österreich sind den Autoren
keine konkreten Untersuchungsergebnisse bekannt. In /3/ findet sich
bei den Ergebnissen der Informatikumfrage 1976 nur an zwei Stellen
ein minimaler Hinweis. So wünscht eine Firma verstärkte Ausbildung
in Medizinischer Informatik und eine andere wünscht einen Mediziner
mit Informatikausbildung (von 58 ausgewerteten Firmen). Einen weiteren
Hinweis zum Bedarf gibt es in /12/. Dort heißt es: "Anwendungen der
Informatik in der öffentlichen Verwaltung, im Rechtswesen, in der
Medizin und im Bildungswesen werden auch in Zukunft noch stark zu-
nehmen."

Inwieweit Ergebnisse von Bedarfsanalysen /5,6/ und Einschätzungen der
Berufsmöglichkeiten /4,13/ des Medizinischen Informatikers aus der
Bundesrepublik Deutschland übernommen werden können, muß noch geprüft
werden.


## 7. SCHLUSSFOLGERUNGEN

Die bisherigen Erfahrungen im Anwendungsfach Medizin zeigten ein
steigendes Interesse der Studenten. Die Studentenzahlen belaufen
sich derzeit (Sommersemester 1982) auf etwa 35 Studenten der Informatik und 15 Studenten der Datentechnik pro Jahr.

In den Abbildungen 7 und 8 werden die Kennzahlen der beiden Anwendungsfächer angegeben. Da in Österreich kein Numerus clausus eingeführt ist, muß bei den Anzahlen "Bewerber Studium Informatik" und
"Bewerber  Kurzstudium Datentechnik" berücksichtigt werden, daß die
hier angegebenen Immatrikulationszahlen wesentlich über den Zahlen
der tatsächlich Studierenden liegen.

<u>SYNOPSIS:</u>                          <u>Wien-"Angewandte Informatik (Medizin)"</u>

Typ des Studienganges:              Informatik mit Anwendungsfach
                                    "Angewandte Informatik (Medizin)"

Berufsbezeichnung:                  Dipl.-Ing.

Beginn der Gespräche:               1978

Beginn des Studienganges:           1980

Ausbildungsort:                     Wien

Zugangsvoraussetzungen:             Allgemeine Hochschulreife

Zulassungsverfahren:                Immatrikulation an TU oder UNI Wien

Zulassung Studium Informatik:       In Österreich kein Numerus clausus,
                                    daher Zulassungszahl ident mit Bewerbern

Bewerber Studium Informatik:        Derzeit etwa 400/a, vor einigen Jahren
                                    noch wesentlich weniger

Studiendauer:                       Mindestens 10 Semester

Beginn Anwendungsfach:              Nach der 1.Diplomprüfung
                                    (Orientierung der Studenten beginnt
                                    jedoch meist früher)

Absolventen Studium Informatik:     Seit Gründung des Informatikstudiums:
                                    etwa 500, derzeit ca 70/a

Absolventen Anwendungsfach:         Noch keine


Abb. 7: Synopsis "Angewandte Informatik (Medizin)" - Wien.

139

| | |
|---|---|
| <u>SYNOPSIS:</u> | <u>Wien-"Medizinische Datenverarbeitung"</u> |
| Typ des Studienganges: | Kurzstudium der Datentechnik mit Anwendungsfach "Medizinische Datenverarbeitung" |
| Berufsbezeichnung: | Geprüfter Datentechniker |
| Beginn der Gespräche: | 1979 |
| Beginn des Studienganges: | 1980 |
| Ausbildungsort: | Wien |
| Zugangsvoraussetzungen: | Allgemeine Hochschulreife |
| Zulassungsverfahren: | Immatrikulation an TU Wien |
| Zulassung Kurzstudium Datentechnik: | In Österreich kein Numerus clausus, daher Zulassungszahl ident mit Bewerbern |
| Bewerber Kurzstudium Datentechnik: | derzeit etwa 80/a |
| Studiendauer: | Mindestens 5 Semester |
| Beginn Anwendungsfach: | Ab Studienbeginn, meist jedoch ab 3.Semester |
| Absolventen Kurzstudium Datentechnik: | 5; noch keine MW/a angebbar |
| Absolventen Anwendungsfach: | Noch keine |

Abb. 8: Synopsis "Medizinische Datenverarbeitung" - Wien

Unsere Erfahrungen können folgendermaßen zusammengefaßt werden:

1. Es ist erforderlich, daß sich eine Institution verantwortlich für das Anwendungsfach fühlt.

2. Die Vortragenden der Vorlesungen des Anwendungsfaches sollten aus der Praxis kommen. Eine längerfristige, kontinuierliche Lehrtätigkeit neben der Routinearbeit stellt für diese aber eine Belastung dar, die nur bei großem Enthusiasmus der Vortragenden auf sich genommen wird. Weiters muß dafür gesorgt werden, daß für diese Vortragenden eine entsprechend große Anzahl an Lehraufträgen bewilligt wird.

3. Da für Vorlesungen aus dem Bereich der Medizin nur relativ wenig Zeit zur Verfügung steht, müssen spezielle Lehrveranstaltungen angeboten werden, welche den Informatikern einen Überblick über die Denk- und Arbeitsweise der Mediziner verschaffen.

4. In den Vorlesungen muß auch auf die Organisation und die rechtlichen Grundlagen des Krankenhauswesens eingegangen werden.

5. Die Praktika, die Diplomarbeit und eventuell auch die Dissertation sollten möglichst Themen aus dem Gebiet des Anwendungsfaches behandeln, da erst durch eigenes, konkretes Arbeiten ein echtes Verständnis für die fachspezifischen Probleme ermöglicht wird.

6. Von den meisten Studenten wird eine möglichst große Praxisnähe der Lehrveranstaltungen begrüßt.

7. Da die Anwendungsfächer Medizin in Wien erst seit dem Jahre 1980 eingeführt sind, kann noch nichts Endgültiges über die Studentenzahlen (vgl. Kap. 4) gesagt werden. Die Zahl ist aber kontinuierlich ansteigend und beläuft sich im Moment auf 50/Jahr. Trotz der großen Entfernung der Medizinischen Fakultät (ca. 30 min. Fahrzeit) von der Stammuniversität werden die Vorlesungen regelmäßig besucht. Die Ausfallsquote ist fast Null.

# LITERATUR

/1/ ADLASSNIG, K.-P., W. DORDA, G. GRABNER: Stand der
studentischen Ausbildung in Medizinischer Informatik an der Medizinischen Fakultät der Universität Wien, in: ADLASSNIG, K.-P., W. DORDA,
G. GRABNER (Hrsg.): Medizinische Informatik.
R. Oldenbourg-Verlag, Wien-München 1981, 95-103.

/2/ BRAUER, W., W. HAACKE, S. MÜNCH: Studien- und
Forschungsführer Informatik. Gesellschaft für
Mathematik und Datenverarbeitung m.b.H. Bonn und
Deutscher Akademischer Austauschdienst Bonn-Bad
Godesberg 1980.

/3/ BROCKHAUS, M., H. GAUGG, W. HORN: Ermittlung des
Bedarfs an akademisch ausgebildeten Fachleuten der
Datenverarbeitung (Informatik) in Österreich für
den Zeitraum 1976-1980. Schriftenreihe der ÖCG,
Bd. 2, Wien 1977.

/4/ HAUX, R.: Erfahrungen der Absolventen des Studien-
ganges Medizinische Informatik der Universität
Heidelberg / Fachhochschule Heilbronn, in: MÖHR,
J.R., C.O. KÖHLER (Hrsg.): Datenpräsentation.
Springer-Verlag, Berlin-Heidelberg-New York 1979,
248-255.

/5/ KOEPPE, P.: Education in Medical Informatics in
the Federal Republic of Germany. Meth.Inf.Med. 3
(1977), 160-167.

/6/ KOEPPE, P., P.L. REICHERTZ: Übersicht über den
Stand der Ausbildung in der Medizinischen Infor-
matik, in: MÖHR, J.R., C.O. KÖHLER (Hrsg.):
Datenpräsentation. Springer-Verlag, Berlin-
Heidelberg-New York 1979, 220-231.

/7/ LEVEN, F.J.: Studium des Diplom-Informatikers
Fachrichtung Medizin. Symposium zum 10-jährigen
Bestehen der Schule für Medizinische Dokumentations-
assistenten der Universität Ulm, 10.07.79.

/8/ MÖHR, J.R.: Das Konzept der Aus- und Weiterbildung
in Medizinischer Informatik. Klausurtagung des
Fachbereiches Medizinische Informatik der Fachhochschule Heilbronn, 09./10.02.1979.

/9/ MÖHR, J.R. (Hrsg.): Durchführungsrichtlinien zum
Zertifikat Medizinischer Informatiker der Deutschen
Gesellschaft für Medizinische Dokumentation, Informatik und Statistik und der Gesellschaft für Informatik. F.K.Schattauer Verlag, Stuttgart-New York
1979.

/10/ REICHERTZ, P.L.: Present Status of Education in
      Medical Informatics in the Federal Republic of
      Germany. Workshop "Education in Medical Infor-
      matics" MEDIS'78, Oct. 2nd-6th, 1978, Osaka/
      Japan, 1-14.

/11/ Studienführer "Studiengang Medizinische Informatik"
      Universität Heidelberg Fachhochschule Heilbronn,
      April 1979.

/12/ Studien- und Berufsinformation Informatik-Daten-
      technik. Bundesministerium für Wissenschaft und
      Forschung und Bundesministerium für soziale Ver-
      waltung, Ausgabe 1980.

/13/ ÜBERLA, K.: Probleme zwischen Informatik und
      Medizin - die Sicht des Anwenders. Informatik-
      Spektrum 2 (1979), 4-11.

<u>Die berufliche Situation der Absolventen</u>
<u>des Studienganges Medizinische Informatik</u>
<u>der Universität Heidelberg / Fachhochschule Heilbronn</u>

Martin Rothemund
Studiengang Medizinische Informatik
Universität Heidelberg / Fachhochschule Heilbronn


## 1. EINLEITUNG

1977 haben die ersten Absolventen den Studiengang Medizinische Informatik, der
gemeinsam von der Universität Heidelberg und der Fachhochschule Heilbronn durchgeführt wird, abgeschlossen. Mittlerweile gibt es über einhundert Diplom-Informatiker
der Medizin.
Das 10-jährige Bestehen des Studienganges im Herbst 1982 gibt natürlich Anlaß zu
den Fragen:
Wie haben die Absolventen sich in das von der Zielsetzung des Studienganges angestrebte Betätigungsgebiet eingeführt? Wo haben sie einen Arbeitsplatz gefunden?
Welche Anregungen und Kritik bringen die Absolventen aufgrund der beruflichen
Anforderungen, denen sie gegenüberstehen, in den Lehrplan des Studiums der Medizinischen Informatik ein?

Der Bericht versucht anhand von Material, das in den letzten Jahren konsequent
gesammelt wurde, sowie einer aktuellen Umfrage, die Situation der Absolventen
aufzuzeigen und Trends zu erkennen.


## 2. MATERIAL

Das dem Bericht zugrundeliegende Datenmaterial stammt zum einen von früheren Auswertungen, die von HAUX (HAU80, HAU79) durchgeführt wurden, zum anderen aus einer
aktuellen Umfrage unter den Absolventen des Studienganges Medizinische Informatik.
Für diese Umfrage wurde ein ca. 6 Seiten starker Fragebogen (siehe Anhang) an die
zum Zeitpunkt der Umfrage im November 1981 erreichbaren 101 Absolventen verschickt.
Zurückgeschickt wurden 51 Fragebögen, das entspricht einer Rücklaufquote von 50,5%.
Alle folgenden Prozentzahlen des Berichtes werden sich auf die Anzahl der 51 ($\hat{=}$ 100
%) zurückgesandten Fragebögen beziehen. Der Fragebogen ist grob in zwei Rubriken
eingeteilt:
   1) Fragen zur Erfassung der Berufssituation

und

2) Fragen zum Studiengang.

Um eine flexible Erfassung zu ermöglichen, wurde bewußt durch die häufige Möglichkeit der Freitext-Beantwortung das Antwortspektrum der Fragen offengehalten. Dies
brachte natürlich Schwierigkeiten bei der Auswertung mit sich. Außerdem konnte man
durch die freitextlichen Antworten Verständnisschwierigkeiten und verschiedene
Interpretationen von Fragen erkennen, sodaß der benutzte Fragebogen als erste
Iteration zur Erstellung eines besseren Fragenkataloges betrachtet werden sollte.
Der Inhalt des Fragebogens ist sehr auf den Studiengang Medizinische Informatik
bezogen, sodaß er sich schlecht mit ähnlichen Untersuchungen vergleichen läßt,
obwohl die Fragenformulierung sich in einigen Punkten auf die von der Gesellschaft
für Informatik im Jahre 1977 durchgeführte Umfrage zur beruflichen Situation des
Diplom-Informatikers stützt (HAC78).

Die befragten Absolventen standen zum Zeitpunkt der Umfrage natürlich unterschiedlich lange im Beruf. So haben 75% der Befragten ihr Studium vor dem WS 1980/81
abgeschlossen, d.h. daß sie wesentliche Teile ihres Studiums noch nicht nach der
zum 1.9.1978 in Kraft getretenen neuen Studienordnung durchgeführt haben.


## 3. ERGEBNISSE

## 3.1 BERUFLICHE SITUATION

Zur Beschreibung der beruflichen Situation wird zunächst die Aufteilung der medizinischen Informatiker auf die verschiedenen möglichen Einsatzbereiche angegeben
(Abb.1). Hieraus ist zu ersehen, daß in den Einsatzbereichen "Forschung und Lehre"
und "DV-Industrie" weitaus die meisten Absolventen tätig sind. Um die Ergebnisse
mit den von HAUX durchgeführten Auswertungen vergleichen zu können, werden die Einsatzbereiche "Forschung" und "Forschung und Lehre" zu "Forschung und Lehre",
"DV-Anwender in Nicht-DV-Industrie" und "DV-Anwender öffentlicher Dienst" zu
"Anwendung" und "Krankenhaus" und "Sonstiges" zum Einsatzbereich "Sonstiges"
zusammengefaßt. Die daraus resultierende prozentuale Aufteilung ist in der letzten
Spalte der Abbildung 1 aufgeführt. Abbildung 2 zeigt den Vergleich der Untersuchung
mit den in den Jahren '79 und '80 durchgeführten ähnlichen Zusammenstellungen
(HAU79, HAU80). Die vor 3 Jahren  formulierte Vermutung (HAU79), daß das Überge-
wicht des Einsatzes in Forschung und Lehre zugunsten der Anwendung und Industrie
zurückgehen wird, sieht sich darin bestätigt. Noch ist zwar der Einsatzbereich
"Forschung und Lehre" am stärksten besetzt, zeigt aber deutlich abfallende Tendenz,
sodaß eine Gleichverteilung über die Einsatzbereiche "Forschung und Lehre", "Anwendung" und "DV-Industrie" in den nächsten Jahren zu erwarten ist.

| Einsatzbereich | abs. | % | |
|---|---|---|---|
| Forschung | 3 | 6 | } 41 |
| Forschung und Lehre | 18 | 35 | |
| DV-Anwender in Nicht-DV-Industrie | 4 | 8 | } 22 |
| DV-Anwender, öff. Dienst | 7 | 14 | |
| DV-Industrie | 12 | 23 | 23 |
| Krankenhaus | 6 | 12 | } 14 |
| Sonstiges | 1 | 2 | |
| | — | — | — |
| | 51 | 100 | 100 |

Abb. 1   Einsatzbereiche der Absolventen des Studienganges Medizinische Informatik

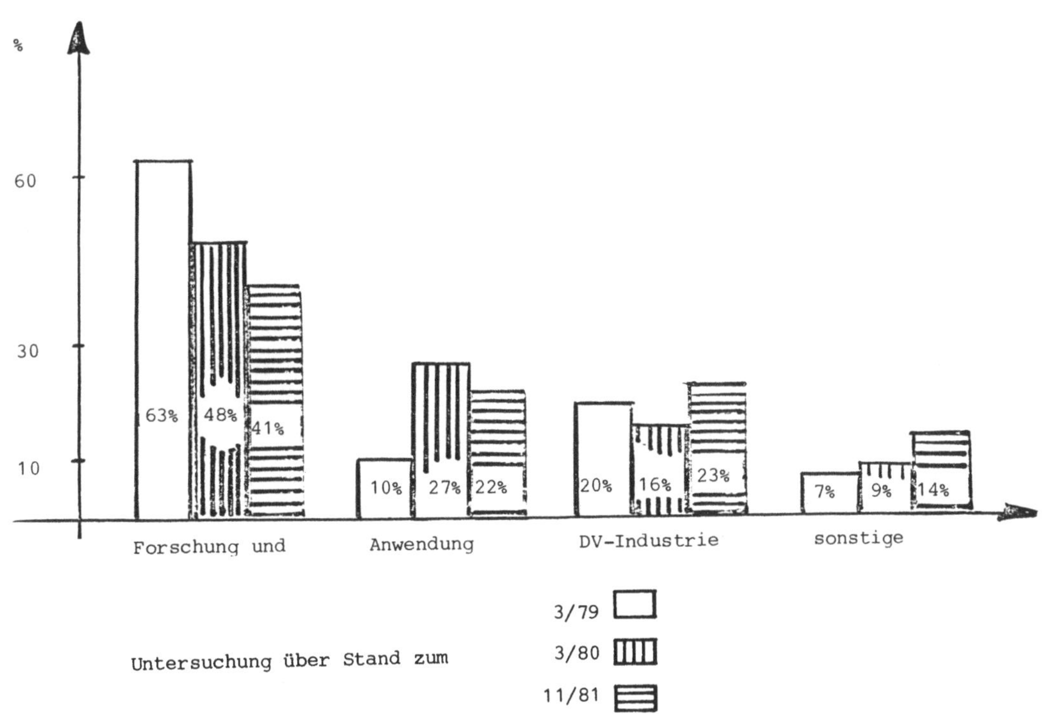


Abb. 2   Aufgliederung der Medizinischen Informatiker nach Einsatzbereichen im Vergleich zu früheren Untersuchungen

Nahezu alle Medizinischen Informatiker sind in der "Angewandten Informatik" tätig
(Reine Informatik 2, Angewandte Informatik 49 von 51). Eine Aufteilung der Arbeitsgebiete in Arbeitsgebiete im medizinischen Bereich und nichtmedizinischen Bereich
(Abb. 3) zeigt, daß der Anteil der Medizinischen Informatiker, die auch im medizinischen Bereich eingesetzt sind, zurückgeht. Da der Bereich der Medizinischen
Statistik in den früheren Auswertungen eine gewiße Sonderstellung einnahm, wurden
die Nennungen auch hinsichtlich des Einsatzes auf diesem Gebiet untersucht. Mit 29%
der Medizinischen Informatiker (3/79: 33%, 3/80: 25%) haben immer noch verhältnismäßig viel in ihrem Arbeitsgebiet etwas mit Medizinischer Statistik, Statistischer
Planung und Auswertung zu tun.

Abbildung 4 zeigt die Art der Tätigkeiten, die innerhalb des Fachgebietes ausgeübt
werden. Die Systemanalyse und Entwicklung stehen bei dieser Aufstellung an der
Spitze.

Die Arbeit wird zum überwiegenden Teil (88%) im Arbeitsteam durchgeführt (Abb. 5).
In diesen Arbeitsgruppen sind dem Medizinischen Informatiker meist 1-2 Personen
hohen akademischen Ranges übergeordnet. Ihm sind ca. 0-3 oder in Großgruppen mehr
als 5 Gruppenmitglieder gleichgestellt und des öfteren mehrere Personen unterge-
ordnet. Die jeweiligen Ausbildungsgrade der übergeordneten, gleichgestellten und
untergeordneten Teammitglieder sind in den Abbildungen 6 bis 8 aufgeführt.

Die eigenen Aufstiegs- und Entwicklungsmöglichkeiten werden größtenteils positiv
beurteilt. Die genaue Aufschlüsselung ist Abbildung 9 zu entnehmen. Allerdings
beurteilen 6 der 21 Befragten, die ihre Entwicklungsmöglichkeit als gut bezeichne-
ten, diese nur dann als gut, wenn ihnen eine Promotion möglich ist.

Auf die Frage, ob sie mit ihrer derzeitigen Berufssituation zufrieden sind, antworten 65% mit "ja", 29% mit "teilweise" und 6% mit "nein". (Abb. 10). Gründe für ein
Ja-Votum waren z.B. die Möglichkeit des selbständigen Arbeitens, das gute Betriebs-
klima, die abwechslungsreiche und interessante Arbeit, Verantwortung, Lernmöglich-
keiten usw. Als Gründe einer nur teilweise Zufriedenheit wurden genannt: elementare
Routinearbeit, Grenzen der Einflußnahme, zu wenig Zeit für Weiterbildung und
wissenschaftliche Arbeiten, Projekte unter Zeitdruck usw., also zunächst auch nicht
fachlich bedingte unspezifische Gründe für Unzufriedenheiten. Dann jedoch auch
fachspezifische Gründe wie z.B. keine Verwendung der Medizin-Kenntnisse, zu einseitige Berufsanforderungen, zu viel Programmierung.

Nun noch einige Bemerkungen zum Arbeitsplatz. Zunächst die Frage, wie der erste
Arbeitsplatz nach dem Studium gefunden wurde. Abbildung 11 zeigt dies in einer
Aufstellung. Überraschend ist hier, daß zu einem hohen Anteil Kontakte bei der

| Arbeitsgebiet | Untersuchung zum Stand | | |
|---|---|---|---|
| | 3/79 | 3/80 | 11/81 |
| - im medizinischen Bereich | 90% | 73% | 53% |
| - im nicht-medizinischen Bereich | 10% | 27% | 35% |
| keine Angaben | - | - | 12% |

Abb. 3  Aufteilung der Arbeitsgebiete in medizinischen und nicht-med. Bereich

| | abs. | % (51 ≙ 100%) |
|---|---|---|
| Entwicklung | 30 | 59 |
| Systemanalyse | 26 | 51 |
| Ausbildung | 10 | 20 |
| Vertrieb | 3 | 6 |
| Management | 9 | 18 |
| Forschung | 18 | 35 |
| Sonstiges | 14 | 27 |

Abb. 4  Art der Tätigkeit innerhalb des Fachgebietes
(Mehrfachnennungen waren möglich)

| Stellung der Teammitglieder zum Med. Inform. | Anzahl der Teammitglieder | | | | | | |
|---|---|---|---|---|---|---|---|
| | 0 | 1 | 2 | 3 | 4 | 5 | > 5 |
| übergeordnet | 8 | 57 | 20 | 2 | – | – | – |
| gleichgestellt | 18 | 20 | 16 | 12 | 2 | 6 | 14 |
| untergeordnet | 18 | 18 | 14 | 8 | 12 | – | 12 |

Abb. 5 Stellung und Anzahl der Teammitglieder von Medizinischen Informatikern (Angaben in %)

| Ausbildungsgrad | Anzahl der Nennungen |
|---|---|
| Prof. Dr. | 10 |
| Med. Direktor | 1 |
| Dr. rer. nat. | 5 |
| Dr.-Ing. | 2 |
| Dr. rer. biol. hum. | 1 |
| Dr. med. | 3 |
| Dipl.-Inform. | 2 |
| Dipl.-Math. | 3 |
| Dipl.-Volkswirt | 3 |
| Dipl.-Ing. | 1 |
| Dipl.-Landwirt | 1 |
| Master of Information Science | 1 |

Abb. 6 Ausbildungsgrad der dem Med. Inform. übergeordneten Personen

| Ausbildungsgrad | Anzahl der Nennungen |
|---|---|
| Dr. rer. nat. | 3 |
| Dr. hum. biol. | 1 |
| Dr. med. | 4 |
| Dr. med. vet. | 1 |
| Dr.-Ing. | 1 |
| Dipl.-Inform. Med. | 6 |
| Dipl.-Math. | 12 |
| Dipl.-Inform. | 6 |
| Dipl.-Phys. | 7 |
| Dipl.-Ing. | 8 |
| Dipl.-Biol. | 1 |
| Dipl.-Kaufm. | 1 |
| Dipl.-Math. (FH) | 1 |
| Dipl.-Ing. (FH) | 1 |
| Organisator | 1 |
| Sys.-Progr. | 2 |
| MTA | 2 |

Abb. 7 Ausbildungsgrad der dem Med. Informatiker gleichgestellten Personen

| Ausbildungsgrad | Anzahl der Nennungen |
|---|---|
| Dipl.-Inform. Med. | 1 |
| Dipl.-Math. | 3 |
| Dipl.-Ing. | 1 |
| Dipl.-Inform. | 1 |
| Dipl.-Ing. (FH) | 1 |
| Dipl.-Inform. (FH) | 1 |
| Dipl.-Verwaltungswirt (FH) | 2 |
| DV-Organisator | 1 |
| SW-Assistent/in | 2 |
| Programmierer/in | 7 |
| Med. Dok.-Ass./MTA | 9 |
| Laborant | 2 |
| Operator | 1 |
| Datentypistin | 5 |
| Verwaltungskraft | 14 |
| ZDL | 1 |
| ohne Ausbildung | 1 |

Abb. 8  Ausbildungsgrad der dem Med. Informatiker untergeordneten Personen

| | abs. | % |
|---|---|---|
| sehr gut | 3 | 6 |
| gut | 21 | 41 |
| befriedigend | 7 | 14 |
| eher schlecht | 3 | 6 |
| schlecht | 10 | 19 |
| unentschieden | 7 | 14 |

Abb. 9  Beurteilung der Aufstiegs- und Entwicklungsmöglichkeiten

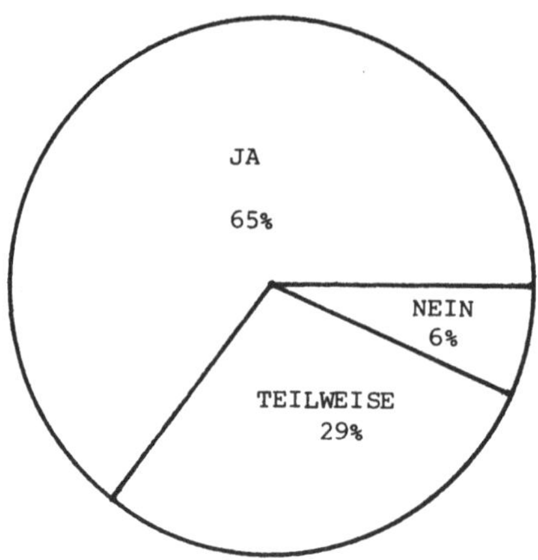


Abb. 10   Antworten auf die Frage, ob man mit der derzeitigen
          Berufssituation zufrieden sei

|                                                      | abs. | %  |
|------------------------------------------------------|------|----|
| Vermittlung durch das Arbeitsamt                     | 3    | 6  |
| Bewerbung auf Stellenangebote in Anzeigen            | 15   | 29 |
| Stellengesuche in eigenen Anzeigen                   | 1    | 2  |
| Kontakte bei der Durchführung<br>der Diplomarbeit    | 19   | 37 |
| Durch persönliche Beziehungen                        | 9    | 18 |
| Sonstiges                                            | 9    | 18 |

Abb. 11   Aufstellung, wie der erste Arbeitsplatz nach dem Studium gefunden wurde
          (Mehrfachnennungen waren möglich)

Durchführung der Diplomarbeit zu einer Arbeitsstelle geführt haben. Auch die
Angaben zu den Erfahrungen bei der Arbeitssuche lassen darauf schließen, daß
Medizinische Informatiker bisher kaum Schwierigkeiten bei der Arbeitsplatzsuche
hatten. Die Anzahl der Bewerbungen, sowie auch der Angebote bewegte sich bei über
der Hälfte der Befragten in der Größenordnung zwischen 0 und 5. Ist man nicht an
einen bestimmten Ort gebunden, dürfte die Arbeitsplatzsuche im Moment also noch
recht problemlos verlaufen. Die Frage ist, wie sich die Arbeitsmarktlage weiter
entwickeln wird.

Sehen wir uns die derzeit bestehenden Arbeitsverhältnisse etwas genauer an. Aus
Abbildung 12 läßt sich ablesen, daß noch kein Medizinischer Informatiker Beamter
ist, daß 59% Angestellte im öffentlichen Dienst sind und 31% ein anderes festes
Anstellungsverhältnis haben. Der Rest sind freie Mitarbeiter und Selbständige. Dies
sieht zunächst sehr solide aus. Betrachtet man allerdings die Arbeitsverträge, so
wandelt sich das Bild. 21 der 51 Arbeitsstellen (≙ 41%) sind befristet. Abbildung
13 zeigt, daß nahezu alle befristeten Arbeitsstellen durch Zeitverträge im öffentlichen Dienst entstehen. Diese Zeitverträge haben meist eine Dauer von 2 oder 4
Jahren. Sie dürften auch der Grund für die im Bereich Forschung und Lehre am
häufigsten auftretenden Stellenwechsel sein. In Abbildung 14 sind die unter den 51
Befragten vorgekommenen 21 Stellenwechsel eingetragen. Insgesamt hatten 67% der
Absolventen bisher eine Stelle, 25% zwei und 8% drei Stellen innegehabt. Die
Einstufung der befragten - unterschiedlich lange tätigen - Absolventen erfolgt in
die Gehaltsgruppe BAT IIa bzw. vergleichbare Gehaltsstufen und der Bruttojahresver-
dienst in der Industrie beträgt ca. 47-50.000 DM/Jahr.

Zum Abschluß der Betrachtungen über die Berufssituation die Ergebnisse der Einschätzung der Arbeitsmarktsituation durch die Befragten selbst. Aus Abbildung 15
ist zu ersehen, daß die Chancen auf dem Arbeitsmarkt doch als gut beurteilt werden.
Als Grundlage für eine positive Beurteilung werden wiederum die Ortsungebundenheit
genannt, die Bereitschaft interdisziplinär zu arbeiten und das eigene Wissen
auszubauen und anwenderorientiert vorzugehen. Als Gründe für ein negatives Votum
werden die durch Rezession bedingte allgemein schlechtere Arbeitsmarktlage genannt,
sowie durch die Einsparungen im Haushalt der öffentlichen Dienste die Stellen- und
Mittelkürzungen in allen Bereichen, also keine fachspezifischen Gründe. Gründe, die
den Arbeitsmarkt speziell für die Medizinischen Informatiker betreffen, sind einmal
der Eindruck der Befragten, daß die Angebote im medizinischen Bereich zurückgehen
und zum anderen, daß für Medizinische Informatiker geeignete Stellen durch den
geringen Bekanntheitsgrad des Studienganges mit Hochschulabgängern anderer Fachrichtungen besetzt werden.

| Arbeitsverhältnis | abs. | % |
|---|---|---|
| Beamter | 0 | 0 |
| Angestellter im öff. Dienst | 30 | 59 |
| Festes Anstellungsverhältnis, tariflich | 9 | 17 |
| Festes Anstellungsverhältnis, außertariflich | 7 | 14 |
| Freier Mitarbeiter | 2 | 4 |
| Selbständig | 3 | 6 |
|  | — | — |
|  | 51 | 100 |

Abb. 12 Aufstellung der Arbeitsverhältnisse der Absolventen
der Medizinischen Informatik

| Arbeitsverhältnis | befristet | Arbeitsstelle unbefristet | Σ |
|---|---|---|---|
| Angestellter im öffentlichen Dienst | 18 | 12 | 30 |
| Festes Anstellungsverhältnis, tariflich | 1 | 8 | 9 |
| Festes Anstellungsverhältnis, außertarfilich | – | 7 | 7 |
| Σ | 19 | 27 | 46 |

Abb. 13 Kreuztabelle - Art des Arbeitsverhältnisses versus
befristete oder unbefristete Arbeitsstelle

| von \ nach | 1 | 2 | 3 | 4 | 5 | 6 | k.A. | Σ |
|---|---|---|---|---|---|---|---|---|
| 1 | 6 | | 1 | 2 | 2 | | | 11 |
| 2 | | | 1 | 1 | | | 1 | 3 |
| 3 | 1 | | | | | | | 1 |
| 4 | | 1 | | | | | | 1 |
| 5 | | | 1 | | | | | 1 |
| 6 | | | | | | | | |
| k.A. | | | | | | | 4 | 4 |
| Σ | 7 | 1 | 3 | 3 | 2 | 1 | 4 | 21 |

Abb. 14  Art der Stellenwechsel (Absolutangaben)

Legende: 1     Forschung und Lehre
         2     DV-Anwender, Industrie
         3     DV-Anwender, öff. Dienst
         4     DV-Industrie
         5     Krankenhaus
         6     Sonstiges
         k.A.  keine Angabe

| | momentan abs. | % | generell abs. | % |
|---|---|---|---|---|
| sehr gut | 7 | 13,7 | 3 | 5,9 |
| gut | 24 | 47,1 | 20 | 39,2 |
| befriedigend | 7 | 13,7 | 15 | 29,4 |
| schlecht | 7 | 13,7 | 4 | 7,9 |
| keine Angabe | 6 | 11,8 | 9 | 17,6 |

Abb. 15  Einschätzung der Arbeitsmarktsituation

3.2 ANMERKUNGEN ZUM CURRICULUM

Der Studiengang Medizinische Informatik ist nach dem Vordiplom im zweiten Studien-
abschnitt in die drei Wahlblöcke "Betriebswirtschaftslehre und Organisation im
Gesundheitswesen", "Informationshaltung und -auswertung" und "Technisch-Medizini-
sche Informatik" aufgeteilt. Abbildung 16 zeigt das Ergebnis des Versuches der
Absolventen, ihr momentanes Arbeitsgebiet den drei Studienschwerpunkten zuzuordnen.
Auffallend der hohe Anteil im Bereich Informationshaltung und -auswertung und die
Tatsache, daß keine Zuordnung möglich ist. Eventuell ist das ein Anzeichen dafür,
daß zur Durchführung der Tätigkeiten Wissen aus der gesamten Spannbreite des
Lehrangebotes nötig ist, die Tätigkeit im Bereich des Pflichtteils der Informa-
tik-Ausbildung liegt oder nicht im medizinischen Bereich einzuordnen ist. Die
Aufteilung der Arbeitsgebiete deckt sich gut mit der am Arbeitsmarkt herrschenden
Nachfrage, wie eine Auszählung der direkt an den Fachbereich Medizinische Informa-
tik gerichteten Stellenangebote zeigt (Abb. 17).

In Abbildung 18 ist die Bewertung der verschiedenen Teilgebiete des Studienangebotes im Studiengang Medizinische Informatik durch dessen Absolventen dargestellt. Im
Schnitt wurde das Stoffangebot der einzelnen Fachgebiete als durchaus angemessen
beurteilt; jedoch mit zwei Ausnahmen: am häufigsten werden die Vorlesungen der
Mathematik und der Naturwissenschaften und Technik als zu umfangreich im Angebot
angesehen. Ebenso spezielle Vorlesungen aus der Medizin. Das zweite sehr bemerkens-
werte Ergebnis der Bewertung betrifft den Informatikteil der Ausbildung. Dessen
Umfang wird von den meisten Absolventen als zu gering angegeben. Vor allem die
Lehrinhalte der Praktischen Informatik werden von niemandem als "zu viel", aber von
45% als "zu wenig" beurteilt. Dazu ist zu sagen, daß wahrscheinlich niemand auf dem
Gebiet, auf dem er arbeitet, den Eindruck hat, im Studium genügend angeboten
bekommen zu haben, sodaß Berufsschwierigkeiten auf ein "zu wenig" in der Ausbildung
projiziert werden. Den gleichen Zusammenhang sieht man im Bereich Informationshaltung und -auswertung. Hier sind die meisten Med. Informatiker tätig (Abb. 16) und
hier wird am häufigsten mehr Ausbildung gefordert (Abb. 18). An dieser Stelle sei
nochmals bemerkt, daß 75% der Befragten vor dem WS 80/81 ihr Studium abgeschlossen
haben, d.h. sie waren ungefähr im Zeitraum WS 77/78 bis WS 78/79 im 4.-6. Studiensemester und haben somit den Schwerpunkt ihrer Informatikausbildung vor dem Inkrafttreten der letzten Änderung der Prüfungsordnung zum 1.9.1978 absolviert. Durch
diese Änderung, sowie der Einführung des Praktikums Systemanalyse im Gesundheitswesen und des Labors Technische Informatik dürfte dem geforderten Mehrangebot im
Bereich Informatik zumindest teilweise bereits nachgekommen worden sein. Noch
anzumerken ist die Feststellung der Absolventen, daß im Bereich der Informationshaltung und -auswertung zu wenig Vorlesungen angeboten werden. Auch auf die Frage,
welche Inhalte des Studienganges besonders wichtig sind, taucht dieser Themenkreis
wieder auf. Genannt werden neben Datenbanksystemen auch Methodenbank- und Stati-

| | abs. | %<br>(51 $\cong$ 100%) |
|---|---|---|
| BWL und Organisation im Gesundheitswesen | 6 | 12 |
| Informationshaltung und -auswertung | 27 | 53 |
| Techn.-Med. Informatik | 7 | 14 |
| keine Zuordnung möglich | 17 | 33 |

Abb. 16 Zuordnung des momentanen Arbeitsgebietes zu den drei Studienschwerpunkten des Studienganges Medizinische Informatik (Mehrfachnennungen waren möglich)

| | Absolut-angaben |
|---|---|
| Nicht-medizinischer Bereich | 7 |
| Medizinischer Bereich | |
| - BWL + Organisation im Gesundheitswesen | 7 |
| - Informationshaltung und -auswertung | 13 |
| - Techn.-Med. Informatik | 2 |
| - nicht einzuordnen | 9 |
| | 38 |

Abb. 17 Aufteilung der direkt im Fachbereich eingegangenen Stellenangebote

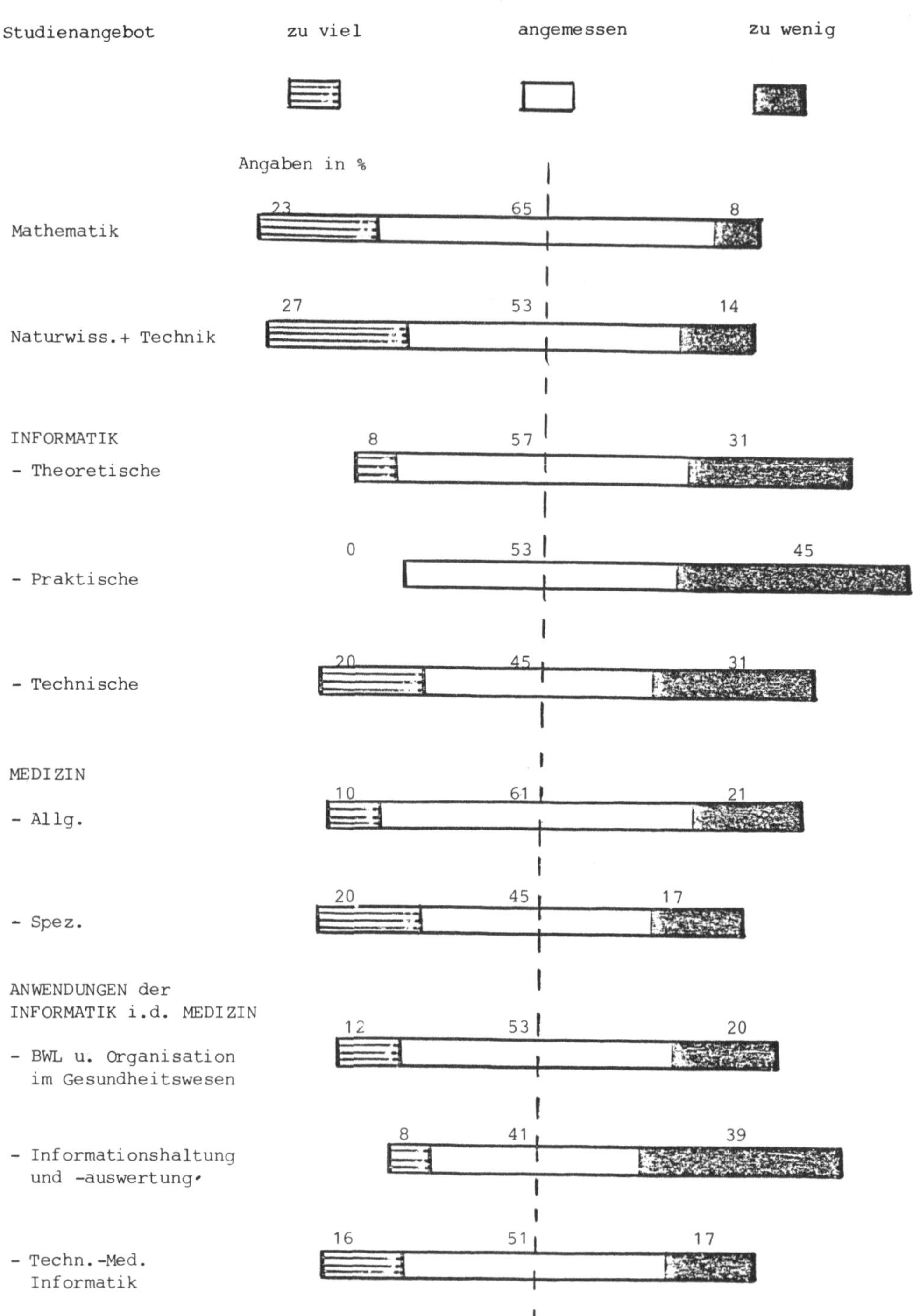


Abb. 18 Bewertung des Studienangebotes im Studiengang Medizinische Informatik

stische Auswertungs-Systeme. Weitere wichtige Inhalte sind Praktische Informatik,
Software-Entwicklung, Systemanalyse und Anwendungen in der Medizin.

Als zusätzliche Anregungen und Kritik aufgrund der beruflichen Anforderungen, denen
die Absolventen gegenüberstehen, sind vor allem zwei Problemkreise aufzuführen. Zum
einen ist dies immer wieder der Hinweis, einen besseren Praxisbezug herzustellen,
d.h. eine Orientierung in Richtung der Methoden der Angewandten Informatik, besseren Kontakt zu späteren Einsatzorten (DV-Industrie, DV-Anwender, Krankenhaus,
Universität, etc.) sowie auch die keineswegs unterzubewertende Kenntnis über
Produkte - sei es Hardware oder Software - der DV-Industrie. Der andere Problem-
kreis betrifft die Tatsache, daß das Studium wie kein anderes ein breites Ausbil-
dungsspektrum anbietet. Während des Studiums muß geübt werden können, aus den
dadurch weit gefächerten angebotenen Grundlagen das für den besonderen Fall nötige
Spezialwissen sich selbst zu erarbeiten. Als wichtig wird also die Möglichkeit
angesehen, die Fähigkeit zu erlernen, eigenständig wissenschaftlich zu arbeiten.
Die Durchführung der Seminar- und Diplomarbeit, die Lösung von systemanalytischen
Problemen in Zusammenarbeit mit außerschulischen Institutionen werden somit als
wesentliche Bestandteile des Studiums angesehen.

Diese doch sehr zahlreich aufgeführten Verbesserungsvorschläge zum Studienangebot
werfen natürlich die Frage auf, ob denn nun die Absolventen zur Ausübung ihrer
Tätigkeit eine Zusatzausbildung gebraucht haben. Abbildung 19 gibt darüber Auskunft. Immerhin 31% der Absolventen gaben an, daß keine weitere Ausbildung nötig
war. Am häufigsten wurde eine systemspezifische Ausbildung, die entweder firmenin-
tern oder beim DV-Hersteller erfolgte, durchgeführt. Neben der Einarbeitung in die
Arbeitstätigkeit werden auch hier wieder die beiden Punkte Praktische Tätigkeit und
Literaturstudium, sprich eigenständiges Arbeiten, genannt.

Zum Schluß der Ausführungen über die Studieninhalte das Ergebnis der Aussagen der
Absolventen, ob nach ihrer Einschätzung ein eigener Studiengang Medizinische
Informatik überhaupt sinnvoll ist. (Abb. 20):
12% sagen "nein"; einige davon plädieren für einen Studiengang Informatik mit
Nebenfach Medizin. Angesichts des immer höher werdenden Anteils von Absolventen im
nichtmedizinischen Bereich, sowie der Forderung nach mehr Ausbildung auf dem Gebiet
der Informatik nicht verwunderlich.
Jedoch 70% der Absolventen beantworten die Frage mit einem "ja" (Abb. 20) 25% geben
ihrem Ja-Votum durch entsprechende Zusätze (ja, sehr; ja, bestimmt; ja, auf alle
Fälle, etc.) besonderen Nachdruck. Die Begründung liegt in der Tatsache, daß
spezifische Aufgaben für Medizinische Informatiker in Institutionen und in der
Wirtschaft reichlich vorhanden sind. Von fachlicher Seite aus betrachtet wird ein
Studiengang Medizinische Informatik also für sehr sinnvoll gehalten.

158

| | abs. | % |
|---|---|---|
| keine | 16 | 31 |
| Einarbeitung<br>Praxis<br>Training on the job | 9 | 18 |
| Vertiefung der Kenntnisse | 4 | 8 |
| Literaturstudium | 5 | 10 |
| Systemspez. Ausb.<br>(firmenintern oder DV-Hersteller) | 11 | 22 |
| prakt. Tätigkeit während des Studiums | 5 | 10 |
| Sonstiges | 3 | 6 |

Abb. 19   Ausbildung, die zur Ausübung der Tätigkeit nötig war

| | abs. | % |
|---|---|---|
| ja! | 13 | 25 |
| ja | 23 | 45 |
| unentschieden | 8 | 16 |
| nein | 6 | 12 |
| keine Angabe | 1 | 2 |

Abb. 20   Antworten auf die Frage, ob ein eigener Studiengang Medizinische Informatik sinnvoll ist

## 4. ZUSAMMENFASSUNG UND BEWERTUNG

Zur beruflichen Situation der Medizinischen Informatiker läßt sich sagen, daß

- bisher alle einen ihrer Qualifikation entsprechenden Arbeitsplatz gefunden
  haben
- die Zufriedenheit mit der Stelle
- die Aufstiegs- und Entwicklungsmöglichkeiten

überwiegend als positiv und

- die Arbeitsmarktlage für Medizinische Informatiker als gut beurteilt werden.

Für die kommenden Jahre dürfte bei Beibehaltung der Trends zu erwarten sein, daß

- immer mehr Absolventen in die DV-Industrie und zu DV-Anwendern gehen werden
- sich die Anzahl der in "Forschung und Lehre", "DV-Anwendung" und "DV-Industrie"
  Beschäftigten dadurch gleichmäßiger verteilt
- die Anzahl der im nicht-medizinischen Bereich Tätigen höher werden wird.

Nahezu 3/4 der Absolventen betrachten einen eigenständigen Studiengang Medizinische
Informatik als sinnvoll. Im Beruf werden vom Medizinischen Informatiker
- praktikable Lösungsmöglichkeiten und die
- Erstellung nutzbarer Anwendungen
gefordert.

Deshalb sollte das Schwergewicht der Ausbildung wie gefordert auf der Seite der
Praktischen und Angewandten Informatik liegen.
Die Durchführung der Ausbildung als Lehre von der Informatik als Methodenwissen-
schaft ist also hier adäquat.
Zusätzlich darf allerdings die Vermittlung von soliden Grundlagen an theoretischen
Kenntnissen nicht vernachläßigt werden.
Ergänzend dazu muß während des Studiums die Möglichkeit gegeben werden
- die selbständige Erarbeitung von Wissen und
- die Arbeit im Team
zu üben.

Unter Beachtung dieser Punkte und Anregungen ist die Ausbildung im Studiengang
Medizinische Informatik eine gute Basis, den immer wieder speziellen Anforderungen
einer bestimmten Arbeitsstelle gerecht zu werden.

## 5. LITERATUR

HAC78: Hackl, C.:

Zur beruflichen Situation des Diplom-Informatikers 1977.

Informatik-Spektrum 1, 37-49 (1978)


HAU79: Haux, R.:

Erfahrungen der Absolventen des Studienganges Medizinische Informatik

der Universität Heidelberg/Fachhochschule Heilbronn.

in: Datenpräsentation, Möhr, Köhler (Hrsg.), Springer-Verlag,

Berlin-Heidelberg-New York, 1979


HAU80: Haux, R.:

Tätigkeitsspektrum der Medizinischen Informatiker.

MI-Zeitung, Organ der Fachschaft Medizinische Informatik an der Universität

Heidelberg/Fachhochschule Heilbronn, Nr. 4, 6/80

## DANKSAGUNG

Ich möchte mich bedanken bei Inge Armbruster, Franz Biekert, Dorothea Leibbrand und
Reinhold Haux, ohne deren Adreßdatei der Absolventen die Umfrage nicht möglich
gewesen wäre, sowie bei Albrecht Kreh, der mir bei der Erstellung des Fragebogens
geholfen hat.

1. Geschlecht:          ( ) weiblich          ( ) männlich

2. Einsatzbereich der derzeitigen Tätigkeit:

   ( ) Forschung und Lehre
   ( ) DV-Anwender in Nicht-DV-Industrie
   ( ) DV-Anwender, öffentlicher Dienst (ohne Forschung und Lehre)
   ( ) DV-Industrie (z.B. Softwarehaus, Herstellerfirma, etc.)
   ( ) Krankenhaus
   ( ) Sonstiges: _______________________________________

   Kurze ergänzende Erläuterung:

   ___________________________________________________
   ___________________________________________________

3. Welchem Fachgebiet gehört die derzeitige Tätigkeit an?

   ( ) Reine Informatik

       Welches Gebiet (z.B. Betriebssysteme, Formale Sprachen, etc.):

       _______________________________________________

   ( ) Angewandte Informatik

       Welches Gebiet (z.B. Statistische Planung und Auswertung,
       Finanzwesen, Labordatenverarbeitung, etc.):

       _______________________________________________

4. Welche Art der Tätigkeit wird innerhalb des Fachgebietes ausgeübt?

   ( ) Entwicklung
   ( ) Systemanalyse
   ( ) Ausbildung
   ( ) Vertrieb
   ( ) Management
   ( ) Forschung
   ( ) Sonstiges: _______________________________________

5. Derzeitiges Arbeitsverhältnis:

   ( ) Beamter
   ( ) Angestellter im öffentlichen Dienst
   ( ) Festes Anstellungsverhältnis, tariflich
   ( ) Festes Anstellungsverhältnis, außertariflich
   ( ) Freier Mitarbieter
   ( ) Selbständig
   ( ) Sonst:
   Ev. Erläuterungen:

   ___________________________________________________
   ___________________________________________________

6. Ist die Arbeitsstelle befristet?
   (z.B. Projektstelle, befristeter Arbeitsvertrag im öffentlichen Dienst)

   ( ) nein
   ( ) ja,          auf wieviele Jahre
                    wann läuft der Vertrag aus     ___________
                                                   Monat/Jahr

7. Gehalt (Lohngruppe, z.B. BAT oder Bruttojahresverdienst):

   ___________________________________________________

8. Seit wann wird die derzeitige Tätigkeit ausgeübt?

   _______________________
   Monat/Jahr

9. Anzahl der bisher innegehabten Stellen
   (einschließlich der jetzigen):          ___________

|           | Einsatzbereich [1] | Dauer der Beschäftigung (in Monaten) |
|-----------|--------------------|--------------------------------------|
| 1. Stelle |                    |                                      |
| 2. Stelle |                    |                                      |
| 3. Stelle |                    |                                      |
| 4. Stelle |                    |                                      |
| 5. Stelle |                    |                                      |

[1] Aufschlüsselung wie Frage 2.

10. Momentane Berufsbezeichnung:

    (zB. Wiss. Angest., Abteilungsleiter, etc.)

    ___________________________________________________

11. Wieviel Leute welcher Qualifikation zählen zum Arbeitsteam?

    (Bitte z.B. Dr.med., Dipl.-Math, MTA, o.ä. angeben)

| übergeordnet  |  |
|---------------|--|
| gleichgestellt |  |
| untergeordnet |  |

12. Wird selbständig ein Budget verwaltet?

( ) ja          ( ) nein

13. Wie schätzt Du Deine Aufstiegs-/Entwicklungsmöglichkeiten ein?

14. Bist Du mit Deiner derzeitigen Berufssituation zufrieden?

( ) ja
( ) teilweise  Warum?

( ) nein       Warum?

15. Wie wurde der erste Arbeitsplatz nach dem Studium gefunden?

( ) Vermittlung durch das Arbeitsamt
( ) Durch Bewerbung aus Stellenangeboten in Anzeigen
( ) Durch Stellengesuche in eigenen Anzeigen
( ) Durch Kontakte bei der Durchführung der Diplomarbeit
( ) Durch persönliche Beziehungen
( ) Sonstige:

16. Erfahrungen bei der Arbeitsplatzsuche?

Anzahl der Bewerbungen:

Anzahl der Angebote:

Kommentar:

17. Einschätzung der Arbeitsmarktsituation für Medizinische Informatiker?

|  | momentan | generell |
|---|---|---|
| sehr gut |  |  |
| gut |  |  |
| befriedigend |  |  |
| schlecht |  |  |

Kommentar:

18. Wann hast Du Medizinische Informatik studiert?

von _______________ bis _______________
      Semester/Jahr          Semester/Jahr

19. Nach welcher Fassung der Prüfungsordnung hast Du die Diplomprüfung
abgelegt? Welchen Wahlblock hattest Du gewählt?

| Fassung | Wahlblock |
|---|---|
| ( ) 1<br>( ) 2<br>( ) 3 | ( ) 1 ( ) 2 ( ) 3<br>( ) 1 ( ) 2 ( ) 3 |

Kurze Charakterisierung der Fassungen:

(1) Noch weitgehende Möglichkeit des Ausgleichs der Noten zwischen den
    einzelnen Teilprüfungen. Teilprüfungen galten bis einschließlich Note
    4,3 als bestanden. Betrifft im wesentlichen nur die ersten Semester.

(2) Möglichkeit des Ausgleichs zwischen den Teilprüfungen entfällt.
    Teilprüfungen gelten nur bis Note 4,0 als bestanden.

(3) Neueste Fassung, ähnlich Fassung (2). Nur andere Zuordnung der Fächer
    zu den Teilprüfungen. Außerdem Wahlmöglichkeit von Lehrveranstaltun-
    gen aus einem Katalog.

Wahlblöcke:

(1) Betriebswirtschaft und Organisation im Gesundheitswesen.
(2) Informationshaltung und -auswertung
(3) Technisch-Medizinische Informatik

20. Welchem der drei jetzigen Studienschwerpunkte ist das momentane Arbeitsgebiet zuzuordnen?

( ) Betriebswirtschaft und Organisation im Gesundheitswesen
( ) Informationshaltung und -auswertung
( ) Technisch-Medizinische Informatik
( ) keine Zuordnung möglich.

21. Bewertung des Studienangebotes der folgenden Gebiete im Studiengang
Medizinische Informatik aufgrund der jetzigen Berufssituation:

|  | zu viel | angemessen | zu wenig |
|---|---|---|---|
| Mathematik |  |  |  |
| Naturwissenschaft und Technik |  |  |  |

| | zu viel | angemessen | zu wenig |
|---|---|---|---|
| Informatik | | | |
| - Theor. | | | |
| - Prak. | | | |
| - Techn. | | | |
| Medizin | | | |
| - Allg. | | | |
| - Spez. | | | |
| Anwendungen der Informatik in der Medizin | | | |
| - BWL u. Org. i. Gesundheitswesen | | | |
| - Informationshaltung und -auswertung | | | |
| - Techn.-Med. Informatik | | | |

22. Welche Inhalte des Studienganges Medizinische Informatik sind

besonders wichtig: ___________

überflüssig: ___________

23. Weitere Anregungen und Kritik am Studiengang der Medizinischen Informatik aufgrund der beruflichen Anforderung:

24. Auf welchem Gebiet findest Du Deine durchs Studium erworbenen Kenntnisse für Deine jetzige Tätigkeit besonders unzureichend?

25. Auf welchen Gebieten innerhalb Deines Berufes fühlst Du Dich kompetent?

26. Ist ein eigener Studiengang Medizinische Informatik nach Deiner jetzigen Einschätzung überhaupt sinnvoll?

27. Wurden während des Studiums ausreichende Kenntnisse über die Tätigkeiten im Berufsleben vermittelt?

28. Welche Ausbildung nach dem Studium war noch notwendig, um die jetzige Tätigkeit ausüben zu können?

29. Zusätzlich persönlich angestrebte Weiterbildung:

| | Promotion | Zertifikat Medizin.Informatiker | weitere, komplement. Ausbildung |
|---|---|---|---|
| abgeschlossen | | | |
| in Arbeit | | | |
| beabsichtigt | | | |

30. Mitgliedschaft/Mitarbeit in wissenschaftlichen Vereinigungen:

| wiss. Vereinigung | Mitgliedschaft | Mitarbeit |
|---|---|---|
| | | |
| | | |
| | | |
| | | |

31. Publikationen (bitte jeweils Anzahl eintragen):

| | |
|---|---|
| Wissenschaftliche Tagung | |
| Wissenschaftlicher Artikel in Zeitschriften | |
| Bücher | |
| Sonstige | |

Raum für Bemerkungen:

# Erfahrungen im Berufsleben von Diplom-Informatikern der Technischen Universität Braunschweig mit Nebenfach Medizin

von

Wilfried Raufmann, Karl-Friedrich Trespe
Institut für Medizinische Informatik
Medizinische Hochschule Hannover
Direktor: Prof. Dr. P.L. Reichertz

## 1. Einleitung

Im Wintersemester 1974/75 wurde an der Technischen Universität Braunschweig auf Anregung der Studentenschaft das Nebenfach Medizin eingeführt. Randbedingungen bei der Stoffauswahl für die Lehrveranstaltungen sind das Fehlen einer Medizinischen Fakultät an der Universität Braunschweig und die knappe Anzahl von insgesamt 20 Semesterstunden für die Nebenfächer. Die erste Bedingung führt zu der Notwendigkeit, daß alle Lehrveranstaltungen über Medizinische Informatik von dem Institut für Medizinische Informatik der Medizinischen Hochschule Hannover (Prof. Dr. P.L. Reichertz) abgedeckt werden müssen und daß die Medizinischen Grundlagenvorlesungen wie Anatomie und Physiologie von den Lehrstühlen der Pharmazie der Universität Braunschweig gehalten werden. Die zweite Bedingung führt zu einer sehr starken Straffung des Vorlesungsangebots. Der Vortrag gibt einen Überblick über die Arbeitsplatzwahl der ersten Absolventen dieses Studienfaches und eine gezwungenermaßen unvollständige Wertung, ob das Stoffangebot den praktischen Anforderungen gerecht wurde.

## 2. Quantitative Analyse der Arbeitsplätze der Absolventen des Nebenfaches Medizin

Wie in dem Vortrag von Herrn Reichertz bereits erwähnt, sind bis Februar 1982 neunundzwanzig Diplomprüfungen am Institut für Medizinische Informatik von Nebenfachabsolventen gemacht worden. Von 21 Absolventen ließ sich ermitteln, in welchem Betrieb sie ihre berufliche Laufbahn begonnen hatten.

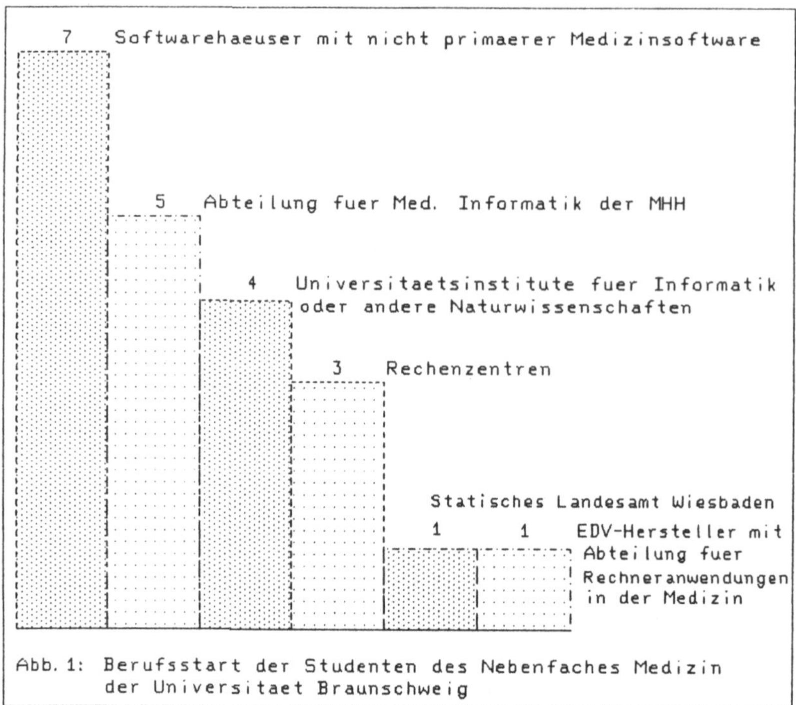



Abb. 1: Berufsstart der Studenten des Nebenfaches Medizin
        der Universitaet Braunschweig

Insgesamt 5 Studenten des Nebenfaches wurden (über die Jahre 1977-1982
verteilt) wissenschaftliche Mitarbeiter am Institut für Medizinische
Informatik in Hannover. Ein Student wurde wissenschaftlicher Mitarbeiter im Statistischen Landesamt in Wiesbaden in einer Abteilung, die
sich mit der Entwicklung und der Bewertung von medizinischen Informationssystemen beschäftigt.

Von den restlichen fünfzehn Studenten, deren Berufsstart zu verfolgen
war, sind vier Studenten an reine Informatikinstitute gegangen, drei zu
Anwendern, sieben zu Softwarefirmen, die primär keine Verbindungen zu
Medizinischen Systemen haben und ein Absolvent zu einem EDV-Hersteller,
wo er sich mit dem Computereinsatz in der Arztpraxis beschäftigt.


## 3. Bewertung des Stoffangebots im Nebenfach zur Berufsaufgabe

Die Absolventen des Nebenfaches, die nicht in der Medizinischen Forschung oder Entwicklung arbeiten, sind größtenteils der Meinung, daß
ihnen das Stoffangebot nichts für ihre Alltagsarbeit nützt. Nur zwei
von ihnen geben an, daß ihnen die systemanalytischen Aspekte und die
Lösung von Problemen der Datenspeicherung und -sicherung in Medizini-

schen Informationssystemen bei ihren Aufgaben im Beruf helfen. Bei diesen Aussagen ist allerdings zu berücksichtigen, daß diese Aufgaben zumeist auf der Anpassung von Software an bestehende Rechnersysteme beruhen (z.B. Compiler-Generierung, Datenbank-Implementierungen) und weniger in der Erstellung von neuer Applikationssoftware.

Die Erfahrungen der wissenschaftlichen Mitarbeiter an der Medizinischen Hochschule Hannover und in Wiesbaden sind recht homogen. Alle Absolventen, die in Hannover beschäftigt sind, befassen sich mit der Erstellung von Software. Schwerpunktmäßig handelt es sich dabei um Neuentwicklung und Implementierung von Datenerfassungs- und Auswertungssystemen über den gesamten medizinischen und administrativen Bereich eines Großklinikums. Dabei sind sowohl die Vorlesungen über Medizinische Informatik, Ärztliche Methodik und Medizinische Informationssysteme eine Hilfe als auch die Vorlesungen über Physiologie und Anatomie. Von den Vorlesungen über die Messung biomedizinischer Größen und der Elektromedizin sind mehr die physiologischen als die elektronischen Komponenten bei der Bewältigung der Alltagsaufgaben im Institut von Nutzen. Doch während die Physiologie und Anatomie mehr zum Problemverständnis beitragen,sind bei der Systemimplementierung Aspekte des medizinischen Handelns, des Datenschutzes und des ärztlichen Denkens von Wichtigkeit.

Eine weitere Aufgabe des wissenschaftlichen Mitarbeiters in einem Großklinikum besteht darin, Benutzerschulung und Anwenderberatung bei bestehenden Systemen durchzuführen. Das schließt einerseits die einfache Erklärung der Handhabung von Standardsoftware (wie Textverarbeitungssysteme oder Plotroutinen) ein als auch die biomathematische Beratung bei einfachen Auswertungen (z.B. mit Hilfe von SCSS oder BMDP). Während die reinen betriebstechnischen Aspekte noch verhältnismäßig einfach zu lösen sind (z.B. Erklärung der on-line-Rechnerbenutzung für einen Kliniker), bedarf auch die einfachste statistische Auswertung zumindest Grundlagenwissen in Wahrscheinlichkeitstheorie und Fehlerrechnung. Über schon gute Erfahrungen in der Statistik und der theoretischen Medizin muß der Mitarbeiter verfügen, der Kliniker bei Auswertungen aus Medizinischen Datenbanken und ihrer Interpretation unterstützen soll.


## 4. Diskussion

Aus den obigen Meinungen ist zu ersehen, daß der Fächerkatalog des Nebenfaches in Braunschweig von der Zielsetzung als richtig von den Mitarbeitern an medizinisch-wissenschaftlichen Instituten akzeptiert wird.

Ein Grund für die hohe Zahl von Absolventen, die nicht weiter in der Medizinischen Softwareentwicklung bzw. -nutzung arbeiten, liegt in Braunschweig an den attraktiveren Angeboten der mehr informatik-theoretisch orientierten EDV-Anbieter. Man könnte das in gewisser Weise als Nachteil des Studiengangs ansehen.

Es ist zu bemerken, daß alle bisher im Nebenfach Medizin angefertigten Diplomarbeiten, in der Medizinischen Informatik geschrieben wurden. Weder die Lehrstühle für Pharmazie noch die für Elektromedizin haben trotz des Angebots von Themen bisher Diplomanden gefunden.

Das liegt zumindest auch teilweise daran, daß oftmals die Vorlesungen für das Nebenfach Medizin, parallel zu den Pflichtvorlesungen der Informatik liegen. Es ist uns leider bisher nicht gelungen, so wesentliche Fächer wie Anatomie und Physiologie oder Messung biomedizinischer Größen den Studenten des Nebenfaches in einer günstigen Zeit anzubieten.

Beklagt wird von den Studenten oft der Mangel an medizinischem Fachwissen, was in den Vorlesungen vermittelt werden kann. Die wissenschaftlichen Mitarbeiter, die wir befragten, sahen diesen Punkt als nicht so schwerwiegend in ihrer Routinearbeit an. Einmal ist bei spezifischen Fragen Spezialwissen notwendig, über das nur der Facharzt verfügt (z.B. Herzklappendokumentation) oder das Wissen ist durch die Istanalyse für ein System schnell zu erlernen.

Als sehr notwendig werden von den Absolventen des Nebenfaches statistische Grundkenntnisse angesehen. So sollte man überlegen, ob zur Prüfungsmeldung im Nebenfach Medizin ein Statistik-Schein Voraussetzung ist.

Schließlich erschienen den Absolventen des Braunschweiger Studiengangs noch Übungen in der Projektplanung und im Projektmanagement zur besseren Vorbereitung auf die Softwareentwicklung als sehr wichtig.

BERUFSPOLITISCHE ASPEKTE ZUR FACHANERKENNUNG ALS
MEDIZINISCHER INFORMATIKER

von

D. P. Pretschner

In der Praxis wird die Medizinische Informatik von drei akademischen
Gruppen getragen und kompetitiv oder in Teamarbeit weiter entwickelt:
        1.) Ärzte mit Zusatzausbildung
        2.) Diplom-Physiker
        3.) Diplom-Ingenieure.
Weiterhin ist die große Gruppe der Mitarbeiter aus EDV-Berufen ohne
Universitätsabschluß an den erfolgreichen Projekten der Medizinischen
Informatik wesentlich mitbeteiligt.

Den eigentlichen Professionellen, den Diplom-Informatiker, trifft man
erstaunlich selten in der klinischen Medizin.

Richtlinien zur Ausbildung und Ausbildungsangebote für Medizinische Informatiker konnten durch die Fachgesellschaften (GI, GMDS) und besonders durch den persönlichen Einsatz einzelner Teilnehmer dieser Tagung
mustergültig festgelegt werden. Es sei nur an die verwirklichten Studienmodelle in Heidelberg/Heilbronn, Braunschweig/Hannover und Hamburg
sowie an das Zertifikat Medizinischer Informatiker erinnert (1). Promotion und Habilitation für Nichtmediziner sind an medizinischen Fakultäten möglich geworden.


Findung der beruflichen Identität, Vergleich mit Medizinischer Physik

Während die Ausbildung einen teilweise sehr hohen Standard erreicht
hat, lassen sich klare berufspolitische Strategien zur Findung der beruflichen Identität nicht oder nur schwer erkennen. Für Überlegungen zu
tariflichen und klinikshierarchischen Einordnungen sowie zur beruflichen Weiterentwicklung existiert kein Forum, etwa im Sinne eines Be-
rufsverbandes. Dies scheint in gleichem Maße für die sogenannten Bio-
ingenieure zuzutreffen. Diese Gruppe tritt besonders mit Arbeiten hervor zur physiologischen und pathophysiologischen Signalerfassung und
-verarbeitung (z.B. Audiometrie, EKG, EEG, Organersatz, auf Intensivstationen, etc.).

Naturwissenschaftler wie Dipl.-Ing. und Dipl.-Phys. haben als sogenannte "backroom boys" mit Patienten meist keinen unmittelbaren Kontakt. Sie erscheinen vielen Klinikern als "paramedizinische Hilfskräfte". Ihre Verträge sind zeitlich oft begrenzt.

Mit der Gründung der "European Federation of Organizations for Medical Physics (E.F.O.M.P.)" 1980 in London durch entsprechende Gesellschaften aus 14 Ländern, die etwa 3.000 Medizin-Physiker repräsentieren, läßt sich eine zunehmende berufspolitische Aktivität in diesem Bereich beobachten. Eine Fachanerkennungs-Kommission der Medizin-Physiker arbeitet mit der Devise "Ziel der Bemühungen muß es sein, dem Medizin-Physiker mit Fachanerkennung eine dem Facharzt vergleichbare Stellung zu verschaffen". Es gelang, über Gesetze, wie z.B. die Strahlenschutzverordnung (StrlSchV), den 'besonders ausgebildeten Physiker' in der Radiologie beruflich zu verankern und seine Aufgaben relativ klar zu definieren.

StrlSchV, § 19, Abs. 2: "Die Genehmigung nach § 16 für den Betrieb einer Anlage im Zusammenhang mit der Ausübung der Heilkunde oder Zahnheilkunde am Menschen darf nur erteilt werden, wenn der Antragsteller oder der von ihm für die Leitung des Betriebes schriftlich bestellte Strahlenschutzbeauftragte als Arzt oder Zahnarzt approbiert oder ihm die vorübergehende Ausübung des ärztlichen oder zahnärztlichen Berufs erlaubt ist, und <u>außerdem ein besonders ausgebildeter Physiker oder eine hinreichend ausgebildete sonstige Person</u> als weiterer Strahlenschutzbeauftragter bestellt ist. Der Antragsteller und die Strahlenschutzbeauftragten müssen die für den Strahlenschutz erforderliche Fachkunde besitzen. Diese ist durch eine Bescheinigung, die von der nach Landesrecht zuständigen Stelle auszuhändigen ist nachzuweisen" (2).

Damit ist eine gesunde und ausbaufähige Basis für die weitere Entwicklung und Integration dieses Fachgebietes im medizinischen Bereich Radiologie (Radiotherapie, Nuklearmedizin) gelegt. Gegebenheiten dieser Art könnten besonders dem Nachwuchs attraktiv erscheinen. Die gesetzlich geforderte Fachkunde ist z.Zt. berufsbegleitend durch Strahlenschutzkurse während verlängerter Wochenenden an verschiedenen Zentren zu erwerben. Die Fernuniversität Hagen bietet den Lehrstoff bezüglich Strahlenschutzrecht an. Umfangreiche Literatur wie z.B. ausführlich kommentierte Gesetzestexte und verschiedene Kurslehrbücher, findet sich in der Verlagsreihe Strahlenschutz des darauf spezialisierten Verlags Hildegard Hoffmann, Berlin.

Der Bundesminister für Bildung und Wissenschaft fördert zusammen mit dem Land Berlin seit 1979 als berufsbegleitende Weiterqualifikation ein Modellvorhaben "Weiterbildendes Studium Medizinische Physik" am Klinikum Steglitz der Freien Universität Berlin. Lehrpläne sowie eine Studien- und Prüfungsordnung wurden erstellt. Im Lehrangebot finden sich Sachgebiete wie Informatik und Krankenhausbetriebsorganisation. Mehr als 2.000 schriftliche Anfragen im Jahr 1980 belegen das Interesse.

An der Universität Heidelberg beginnt im WS 82/83 ein 3-jähriges Aufbaustudium Medizinische Physik mit Vorlesungen an einem Wochentag ($17.^{00}$-$19.^{00}$) und Praktika als einwöchige Ferienkurse. Medizinische Informatik ist Gegenstand der Vorlesungen.

Medizinische Physik ist z.Zt. als Curriculum bei weitem nicht so etabliert wie Medizinische Informatik. Die berufliche Identität ist jedoch im medizinischen Bereich (Radiologie) gefunden. Sie ist sogar gesetzlich begründet. Es gibt viele Dauerstellen.


## Tätigkeit in der Klinik (Dauerstellen?)

Neben den akademischen Lehrzielen des Curriculums steht das potentielle Tätigkeitsgebiet des Medizinischen Informatikers in der Klinik, das realistisch und praxisbezogen definiert werden muß. Es genügt nicht zu wissen, wie man "Gesundheitsströme steuert". Man sollte auf jeden Fall auch mit dem Lötkolben umgehen können. Im Bereich der sog. Qualitätskontrolle und Qualitätssicherung zunehmend komplexer werdender Geräte und Systeme liegen wichtige Tätigkeitsbereiche. Die Wartung wird nicht nur von der Industrie abgedeckt. Ein Medizinischer Informatiker, der eine Tätigkeit in einer Klinik anstrebt, sollte diesem Bereich seine besondere Aufmerksamkeit widmen. Als Klinik zählen die drei Krankenhaustypen der Regel-, Maximal- und Spitzenversorgung mit jeweils unterschiedlichen Akzenten in der Betriebsführung. Die Praxis zeigt auch im Krankenhaus der Regelversorgung, daß in geeigneten klinischen Fächern eine vorhandene, unbesetzte Assistenzarztstelle oft am liebsten mit einem "Techniker" besetzt wird. Die zunehmende Technisierung großer Praxen, häufig Gemeinschaftspraxen, erzeugt Bedarf an entsprechenden Fachleuten. Qualifiziert sind Medizin-Physiker, Medizinische Informatiker, biomedizinische Ingenieure und Absolventen von Fachhochschulen sowie gute Programmierer.

Eine Abgrenzung des Tätigkeitsgebietes des Medizinischen Informatikers
von dem des Medizin-Physikers mit Fachanerkennung und von dem des bio-
medizinischen Ingenieurs ist wünschenswert. Trotzdem sollte sicherge-
stellt werden, daß gerade wegen der großen und zunehmenden Konkurrenz
die Basis des neuartigen Berufsbildes Medizinische Informatik möglichst breit angelegt bleibt. Die Anzahl der Dauerstellen in der Klinik, die von Medizinischen Informatikern besetzt sind, könnte als Maß
der Akzeptanz des Berufsbildes gelten.

Als größte Herausforderung an die Medizinische Informatik erscheint
das revolutionierende Eindringen der preiswerten, autonomen Personal-
Computer-Systeme in die einzelnen Fächer der Medizin (3). Wie die Medizinische Informatik dieser Herausforderung durch stark dezentrali-
sierende Kräfte begegnen wird, ist offen.


## Fünf Fragen zur berufspolitischen Situation

Es werden fünf Fragenkomplexe abschließend zur Diskussion gestellt.
Ihre Beantwortung könnte beitragen, den Medizinischen Informatiker
nach Studium und Praxisschock in der Berufswelt profilierter und er-
folgreicher hervortreten zu lassen.

1.) Wie läßt sich der Medizinische Informatiker in die Klinikstruktur
    mit Aufstiegsmöglichkeiten eingliedern? Über Datenschutz, Daten-
    banken, Abteilungsinformationssysteme, med. Bild- und Signalverar-
    beitung (digitale Radiologie, Ultraschall, Szintigraphie, CT, ECT,
    NMR, Audiometrie, EKG, EEG etc.)?
2.) Wie ist die Situation im Ausland, z.B. in Amerika, England, Schwe-
    den mit besserer Integration von Naturwissenschaftlern in die Kli-
    nik? Kann man von dort lernen?
3.) Kann oder soll ein Medizinischer Informatiker einem Medizin-Physi-
    ker gleichgestellt werden?
4.) Welche Funktionen ergeben sich für den Medizinischen Informatiker
    nach dem von ihm nicht kontrollierten Eindringen autonomer, dezen-
    traler Personal-Computer-Systeme? Anwendungsberater? Programmierer?
5.) Ist es notwendig, für den Medizinischen Informatiker berufspoliti-
    sche Ziele zu definieren? Wenn ja, welche solten es sein und wie
    könnte man zu ihrer Durchsetzung vorgehen?

**Literaturverzeichnis**


(1) Möhr, J.R. (Hrsg.): Durchführungsrichtlinien zum Zertifikat Medizinischer Informatiker der GMDS und GI. F.K. Schattauer Verlag, Stuttgart-New York, 2. Aufl., 1979

(2) Verordnung über den Schutz vor Schäden durch ionisierende Strahlen (Strahlenschutzverordnung - StrlSchV). Bundesgesetzblatt, Teil I, Nr. 125:2905, 1976

(3) Pretschner, D.P.: Engymetry and Personal Computing in Nuclear Medicine. Lecture Notes in Medical Informatics (Eds.: P.L. Reichertz, D.A.B. Lindberg), Vol. 18, Springer Verlag, Berlin-Heidelberg-New York, 1982 (in Press)

Zusammenfassung der Vorträge und Diskussionen.


Peter L. Reichertz
(Unter Mitarbeit aller Teilnehmer)
Institut für Medizinische Informatik
Medizinische Hochschule Hannover


## 1. VORTRÄGE UND DISKUSSIONEN DES ERSTEN TAGES

Die Vorträge des ersten Tages stellten die bisher entwickelten und praktizierten Modelle vor. Anschliessend wurden Analysen und Probleme der weiteren beruflichen Entwicklung vorgetragen.

Die bisherigen Studiengänge lassen sich auf zwei Grundmodelle zurückführen:

- das Nebenfachstudium 'Anwendungsfach Medizin' im Rahmen eines Diplomstudiengangs Informatik und

- das Hauptstudium Medizinische Informatik an der Fachhochschule Heilbronn-Universität Heidelberg.

Beide Modelle streben eine möglichst breitbasige Ausbildung an, um den Studienabsolventen zu gestatten, später u. U. auch in einem anderen Anwendungsbereich als der Medizin zu arbeiten, wobei das Studium in Heidelberg-Heilbronn wesentlich mehr medizinische Inhalte und anwendungsorientierte Vorlesungen aufweist als die anderen Studiengänge.

Beim Nebenfachstudium kann die Beobachtung gemacht werden, daß

1. in den meisten Fällen das tatsächliche Lehrangebot stark nach den örtlichen Gegebenheiten resp. Möglichkeiten orientiert ist;

2. den Informatikstudenten in der Regel eigens aufbereitete Vorlesungen angeboten werden müssen, um den spezifischen Anforderungen zu genügen;

3. Schwierigkeiten generell beobachtet worden sind im Hinblick auf
   die Zulassung zu Praktika im Rahmen der medizinischen Studiengänge
   und die Beteiligung von Dozenten medizinischer Fakultäten in Bezug
   auf den Numerus Clausus und die Gefahr, daß diese zusätzlichen
   Lehrangebote resp. Ausbildungsplätze Gegenstand gerichtlicher
   Überlegungen hinsichtlich zusätzlicher Zulassungen von Medizinern
   zum Studium sein könnten;

4. zeitliche Kollisionen oft dann auftraten, wenn der Versuch gemacht
   wurde, die Informatiker an allgemeineren Vorlesungen z.B. für Mediziner oder medizinisches Hilfspersonal zu beteiligen.

In dem Modell Heidelberg-Heilbronn ist inzwischen die dritte Studien-
planrevision in Kraft. Ihr wesentliches Merkmal ist die Einführung
eines Projektstudiums 'Systemanalyse im Gesundheitswesen'. Der gesamte Studiengang ist sehr prüfungsintensiv, während in den Nebenfachstudiengängen nur eine 20-40 minütige Prüfung zum Hauptdiplom oder zum
Vor- und Hauptdiplom erfolgt.

Hinsichtlich der Studieninhalte bestehen große Unterschiede zwischen
den einzelnen Modellen. In Heidelberg-Heilbronn und Braunschweig-Hannover konnte übereinstimmend die Erfahrung gemacht werden, daß speziell aufbereitete Vorlesungen den Studenten am besten den Einblick in
ihr zukünftiges Berufsfeld geben, wobei nicht nur die medizinischen
Aspekte des Patienten, sondern auch die ärztliche Tätigkeit, das organisatorische und berufliche Umfeld sowie das gesamte Gesundheitswesen
zu behandeln sind.

Es wurde die Meinung geäußert, daß einzelne Teilgebiete wie z.B. Histologie etc. für das Gesamtverständnis unwesentlich sind und wenig
Kenntnisse vermitteln, welche für die spätere Tätigkeit erforderlich
sind. Übereinstimmend konnten gute Erfahrungen mit Praktika, Seminaren
und Diplomarbeiten gewonnen werden, weil hierdurch im Rahmen eines
Projektstudiums intensive Berührung mit dem späteren Tätigkeitsfeld
erfolgt.

Bei allen Modellen lag die Zahl der Studienabsolventen deutlich unter
den ursprünglichen Schätzzahlen. Sie liegt ebenfalls deutlich unter
der Zahl der Studienanfänger, welche das Nebenfach gewählt haben resp.
der Studenten in den orientierenden und einführenden Vorlesungen. (In
einigen Fällen beträgt die Relation 4:2:1). Als Ursache wurde teil-

weise das Abwandern der Studenten zu medizinischen Fakultäten bei
Erhalt eines Studienplatzes angegeben. In Hamburg wurden bisher etwa
15-20 Studenten aufgenommen (nach Kenntnis der Heilbronner Vertreter
ca. 5-7), welche das Vordiplom in Heilbronn bestanden hatten.

Über die beruflichen Situationen liegen detailliertere Angaben aus
Heidelberg-Heilbronn und eine erste Übersicht des Studiengangs Braunschweig-Hannover vor. Bei sehr unterschiedlichen Zahlen (101 Diplomprüfungen gegenüber 29) lassen sich jedoch übereinstimmende Beobachtungen machen:

1. Ein großer Teil der Studienabsolventen arbeitet in Bereichen der
   Forschung und Lehre.

2. Sowohl in Heidelberg-Heilbronn als auch in Braunschweig-Hannover
   konnte die Beobachtung gemacht werden, daß ein wesentlicher Anteil
   der Studienabsolventen auf nichtmedizinischen Gebieten arbeitet.
   Dieser Anteil beträgt in Heidelberg-Heilbronn etwa 40%, bei den
   Studienabsolventen Braunschweig-Hannover 66%. Die Ursache hierzu
   wird unterschiedlich angegeben. In Braunschweig-Hannover handelt
   es sich meist um die Annahme von günstigen Industrieangeboten oder
   die Übernahme von Arbeitsplätzen im Bereich der Studienuniversität
   selbst, d.h. ein Wohnungswechsel wird vermieden.

3. Viele Studienabsolventen geben an, daß sie mit statistischen und
   Auswert-Aufgaben betraut sind und deswegen wird auf die Aufnahme
   von statistischen Veranstaltungen in das Lehrangebot bzw. den Ausbau derselben Wert gelegt.

4. In sehr vielen Fällen, sowohl in Heidelberg-Heilbronn wie in
   Braunschweig-Hannover, führte der Kontakt anläßlich der Diplomarbeit zu der späteren Einstellung.

Hinsichtlich der berufspolitischen Situation wurde übereinstimmend
festgestellt, daß das mögliche Einstellungspotential wesentlich größer
zu sein scheint, als die tatsächlich auf dem Markt erfolgenden Angebote. Dieser Schluß wurde aus den Beobachtungen gezogen, daß sehr
häufig die Durchführung einer Diplomarbeit zu einer späteren Einstellung geführt hat. Es wurden auch Stellenangebote diskutiert, die in
ihrer Ausrichtung dem Kenntnisspektrum des medizinischen Informatikers
z.B. des Studiengangs Heidelberg-Heilbronn entsprechen, ohne daß den

betreffenden Stellen bekannt war, daß ein solches Studienbild existiert. Es wurde die Frage aufgeworfen, ob die notwendigen berufs-politischen Aktivitäten im Rahmen der beiden großen Gesellschaften GI und GMDS in hinreichender Weise durchgeführt resp. möglich sind.

Als großer Nachteil wurde die Verschiedenheit der Berufs- resp. Tätigkeitsbezeichnungen angesehen, welche ein klares Berufsbild des medizinischen Informatikers in der Berufswelt bisher mit verhindert haben. Diese Divergenz spiegelt sich auch in den unterschiedlichen Lehrstuhlbezeichnungen wieder.

Die allgemeine Zufriedenheit mit der beruflichen Situation, sieht man von den Erfahrungen des allgemeinen 'Praxisschocks' von Berufs-anfängern ab, kann als befriedigend bis gut bezeichnet werden. Die Möglichkeit des Weiterkommens wird jedoch noch einer Belastung unter-zogen werden, wenn die Inhaber jetziger Zeitstellen, welche z.B. in Forschung und Lehre von den Studienabgängern aus Heidelberg-Heilbronn zu einem großen Anteil angenommen werden, sich eine andere Betätigung nach Ablauf des Forschungsprogramms suchen müssen.


## 2. VORTRÄGE DES ZWEITEN TAGES

Am zweiten Tag wurde das Studienmodell Universität Hamburg nachgetra-gen. Es ist eines der ersten und zahlenmäßig das größte Nebenfachmo-dell mit an Heidelberg-Heilbronn heranreichenden Studenten- und Absol-ventenzahlen. Zusammengefaßt wurde dargestellt:

1. das bewußte Überwiegen des Informatikanteils mit über 50% im Sinne der Hauptorientierung dieses Studiengangs,

2. die gute Erfahrung in der Durchführung von Lehrveranstaltungen durch Mitglieder der Medizinischen Fakultät,

3. das auch hier spürbare Problem des Numerus Clausus,

4. die auch hier gesehene Kollision mit Hauptveranstaltungen und

5. die Übergangsproblematik von anderen Studiengängen nach Hamburg im Hinblick auf die unterschiedlichen Lehrinhalte vor dem Vordiplom.

Hier wurden insbesondere weitergehende Ansprüche mit
Einzelfallentscheidung von Studenten gestellt, welche von Heidelberg-Heilbronn überwechseln, wobei bisher jedoch alle Anträge genehmigt werden konnten.


## 3. ABSCHLIESSENDE DISKUSSION UND EMPFEHLUNGEN

Abschließend wurden die in den Vorträgen dargelegten Gedanken und Erfahrungen ausführlich diskutiert.

Dabei kam es zur Formulierung folgender Meinungen resp. Empfehlungen:


### 3.1 MODELLE UND LEHRINHALTE

1. Es wird für erforderlich gehalten, bei Einigung auf die Lehrinhalte auch die Vorlesungen aufeinander abzustimmen, um bei
   natürlich notwendiger Verschiedenheit unterschiedlicher Modelle
   ein vergleichbares Qualitätsniveau zu schaffen.

2. Bei Übereinstimmung in der Zielrichtung, modellhaftes Wissen der
   Medizin zu vermitteln, und der großen Bandbreite der Medizinischen
   Informatik scheint es sinnvoll, daß in der Bundesrepublik mehrere
   Modelle hinsichtlich der Curricula-Gestaltung bestehen. Um einen
   Übergang zwischen einzelnen Modellen zu ermöglichen, wird vorgeschlagen, modifizierte Schnittstellenmodelle zu erarbeiten, die
   die jeweiligen spezifischen Lehrangebote eines Studiengangs cha-
   rakterisieren, und diese dem den Studienplatz wechselnden Studenten kenntlich zu machen. Damit bestünde die Möglichkeit, sich entweder auf einen solchen Studienplatzwechsel vorzubereiten oder
   diese Vorlesungen gezielt am neuen Studienort nachzuholen. Hierzu
   sollte dem Studenten eventuell ein gewisser Zeitraum eingeräumt
   werden, während dem die Nebenfachvorlesungen gehört werden
   könnten; anderenorts zusätzlich gehörte Vorlesungen sollten anerkannt werden oder es sollten spezifische Prüfungen angeboten werden, die bei selbsterarbeitetem Wissen in Anspruch genommen werden
   könnten.

Betont werden müßte bei der praktischen Anwendung solcher modifizierten Schnittstellenmodelle, daß es sich nicht um qualitativ verschieden zu bewertende Studienmodelle handelt, sondern um berechtigterweise nebeneinanderstehende pluralistische Ansätze, ein breitspektrisches Problem anzugehen.

3. Es sollte angestrebt werden, die Grundlagen des Nebenfachstudiums bereits vor dem Vordiplom in das Lehrangebot mit hereinzunehmen.

4. Es wird vorgeschlagen, daß im Rahmen der Nebenfachstudiengänge Medizin ein stärkeres Engagement der Informatiker hinsichtlich der Koordination der Lehrveranstaltungen und der Gestaltung der Curricula erfolgt, da die Erfahrung zeigt, daß hier erhebliche Abstimmungen und Koordinationen erforderlich werden.

5. Es wird vorgeschlagen, Beteiligte an der Curricula-Gestaltung in einer gesonderten Veranstaltung zusammenzubitten, um inhaltliche Abstimmungen der einzelnen Curriculapunkte erreichen zu können.

6. Ein besonderes Problem bildet die Gewinnung von Dozenten. Es wird insbesondere den Nebenfachstudiengängen vorgeschlagen, hierfür eine ausreichende Anzahl von Lehraufträgen zur Verfügung zu stellen, um kompetente Mitarbeiter zu gewinnen und eine Kontinuität zu gewährleisten.

Hierbei wird auf das Problem der Koordination der Lehrinhalte hingewiesen. Im Hinblick auf die möglichen Dozenten wird auf das Potential der sich jetzt in diesem Fachbereich oder in verwandten Fächern Habilitierenden hingewiesen, welche für Lehrveranstaltungen gewonnen werden könnten. Es wird darauf aufmerksam gemacht, daß sich als nicht sinnvoll erwiesen hat, am Ende einer Berufskarriere stehende Mediziner ohne entsprechende Lehrerfahrung einzubeziehen ebenso wie Nichthabilitierte auf diesem Fachgebiet, welche über entsprechende Lehrerfahrung nicht verfügen. Allenfalls könnte auf Lehrerfahrungen in der Ausbildung paramedizinischen Personals zurückgegriffen werden.

7. Für besonders erforderlich wird die Arbeit zur Koordination der Lehrinhalte gehalten. Es wird vorgeschlagen, daß zumindest für die Nebenfachstudiengänge ein Verantwortlicher für diese Tätigkeit bestimmt wird, welcher idealerweise dem Fach der Medizinischen In-

formatik angehören sollte. Im Einzelfall sollte geprüft werden, ob
entsprechende Lehrstühle am Ort in der Lage sind, diese Aufgabe
durchzuführen.

In diesem Zusammenhang wird angeregt, auch die an den Lehrveranstaltungen Beteiligten in gewissen Zeiträumen zusammenzurufen, um
eine semantische Abklärung der verwendeten Begriffe und eine Abstimmung der Lehrinhalte zu erreichen.

8. Es wird jedoch angeregt, um den Studenten einen Einblick in die
Denk- und Arbeits- bzw. Unterrichtsweise der Medizin zu vermitteln, daß medizinische Vorlesungen und Seminare exemplarisch besucht werden, um die dargebotenen allgemeinen Lehrveranstaltungen
über die Denk- und Arbeitsprozesse in der Medizin durch praktische
Beispiele zu unterlegen und entsprechende Erfahrungen zu vermitteln. Hierbei wird es für erforderlich gehalten, daß derartige
Veranstaltungen aufgearbeitet werden, um die Gesamtperspektive
Arzt und Patient sowie deren Umfeld zu erkennen und das Erlebte in
den Gesamtrahmen der Medizin einzuordnen, um nicht einseitige
Eindrücke zu vermitteln.

9. Im Rahmen der Koordination der Lehrinhalte und im Hinblick auf die
Abstimmung des Vorgehens scheint es erforderlich, die an den Veranstaltungen teilnehmenden Mediziner auch in die Ausbildung einzubeziehen, damit nicht nur die Perspektive des Patienten und der
Krankheit reflektiert wird, sondern auch das Subjektsystem der Medizin und der Gesundheitsversorgung im allgemeinen.

10. Es wird angeregt, und dies aus der Erfahrung der späteren Berufskarrieren einerseits sowie aus der Notwendigkeit der Vermittlung
der Kenntnisse des Realsystems andererseits, daß Seminar- und Diplomarbeiten möglichst im Bereich des Nebenfachs angesiedelt werden, unter Umständen im Rahmen übergreifender Koordination und
Planung. Hier wird besonders auf die Erfahrungen des Projektstudiums in Heidelberg-Heilbronn hingewiesen, welches einen guten Ansatz in dieser Richtung zusätzlich zu bieten scheint. Bei der Formulierung und Plazierung von Diplomarbeiten scheint es sinnvoll,
den Umgebungsbereich der Medizin mit zu berücksichtigen und unter
Umständen gezielt Arbeiten zu benachbarten Krankenhäusern oder anderen Einrichtungen der Gesundheitsversorgung zu vermitteln, wobei
eine Betreuung der Diplomarbeit von den im Nebenfach hauptamtlich
tätigen Dozenten gewährleistet sein muß.

11. Es wird auf die Erfahrung verwiesen, daß auch die Vermittlung von
    Werkstudenten- oder Hilfsassistenten-Tätigkeiten im Vorfeld der
    Seminar- und Diplomarbeit von großem Wert für die Studenten der
    Medizinischen Informatik sein kann. In dem Zusammenhang wird auf
    die Erfahrung des Studiengangs Hamburg verwiesen, Studien- und Di-
    plomarbeiten komplementär zu betrachten resp. die Studienarbeit
    als Vorbereitung auf die Diplomarbeit zu vergeben im Gegensatz zu
    anderen Nebenfachstudiengängen, wo die Durchführung einer Studien-
    und Diplomarbeit im gleichen Fach auf Schwierigkeiten bei der Zu-
    lassung zur Prüfung stößt oder gestossen ist.

12. Für wesentlich wird, und das klang in der Vorstellung der Modelle
    Hamburg und Heilbronn an, die persönliche Betreuung der Diploman-
    den gehalten, im Sinne der Vermittlung des Selbstverständnisses
    des Studenten und der Auswirkungen der Informatik auf die Medizin.
    Probleme werden gesehen bei zeitlichen und räumlichen Zwängen.

13. Es wird für erforderlich gehalten, bei der Vergabe der Diplomar-
    beiten eine gewisse Wandlung im Tätigkeitsfeld des medizinischen
    Informatikers im Hinblick auf Systemanalyse und Steuerung von In-
    formationsprozessen in der Medizin zu berücksichtigen. In diesem
    Sinne wäre es unter Umständen auch möglich, Arbeiten zur Analyse
    bestimmter Einrichtungen außerhalb des Studienorts zu vergeben,
    vorausgesetzt, daß eine kontinuierliche Betreuung und Anleitung
    des Diplomanden gewährleistet ist. Voraussetzung hierfür ist ein
    tiefergehendes Verständnis des Prozesses der Gesundheitsversorgung
    und der vielfältigen Zusammenhänge auf diesem Gebiet.

14. Bei der Heranführung an die Praxis sollte der Student lernen, aus
    einer Fülle unstrukturierten Materials die wesentlichen Zusam-
    menhänge zu erkennen und aufzuarbeiten. Hierzu gehört auch die Er-
    fahrung mit der iterativen und rekursiven Systemanalyse, der Her-
    ausarbeitung des letztendlichen Systemziels in der Auseinanderset-
    zung mit dem Realsystem und in Kontakt mit diesem.

15. Aus studentischer Sicht wurde auf die unterschiedlichen Reaktionen
    der Umwelt verwiesen. Es wird daher für erforderlich gehalten, dem
    Studenten Kenntnisse und Fertigkeiten der Darstellung und der Ein-
    ordnung seiner Ergebnisse zu vermitteln. Hierzu gehört auch die
    Vermittlung von Kommunikationstechniken auf breiter Basis.

16. Bei den gemachten Vorschlägen hinsichtlich der zu vermittelnden
    Fähigkeiten und Erkenntnisse ist zu berücksichtigen, daß hierfür
    nicht immer gesonderte Lehrveranstaltungen angesetzt werden können
    oder sollten. Vielmehr sollten diese Lehrinhalte in die bestehen-
    den Vorlesungen und Darbietungen eingebaut und berücksichtigt wer-
    den.

17. Kontrovers wurde das Problem der Mikrocomputer diskutiert. Allge-
    mein bestand Übereinstimmung, daß hier eine sehr wichtige Entwick-
    lung vorliegt, welche in Zukunft zu einer Ausbreitung dieser
    Geräte in allen Bereichen der Medizin führen wird. Es wurde gefor-
    dert, diese Aspekte mit in die Ausbildung des Medizininformatikers
    hereinzunehmen. Dabei bestand teilweise Übereinstimmung, daß es
    nicht Sinn des Medizininformatikers sein kann, in die einzelnen
    Anwendungen persönlich einzugreifen. Vielmehr wurde seine Aufgabe
    in folgenden Bereichen gesehen:

    -   Ausbildung des Mediziners im Hinblick auf eine sinnvolle
        Anwendung dieser Geräte und Beratung bei den erforderli-
        chen Software- und Hardwareanschlüssen,

    -   die Entwicklung von Softwaretools für bestimmte Pro-
        blemlösungen,welche sodann in der Praxis von dem Mediziner
        ohne Assistenz des Informatikers angewandt werden können,

    -   die Konstruktion von Spezialsystemen größerer Komplexität
        für spezielle medizinische Anwendungen,

    -   die Erstellung von Netzwerken und die Zusammenschaltung
        von verschiedenen Systemen zu einem integrierten Netzwerk.

18. Insgesamt wurde für erforderlich gehalten, diesen Komplex des Mi-
    crocomputers zu vermitteln, damit die oben charakterisierten Auf-
    gaben erfüllt werden können. Hierzu gehört auch eine hinreichende
    Übersicht über die bestehenden Modelle, um bei der Systemauswahl
    mitarbeiten zu können.

    In diesem Zusammenhang erfolgte auch der Hinweis, daß es eine
    Möglichkeit sei, Mikrocomputer in die Programmierausbildung mit
    hereinzunehmen, um Kenntnisse über dieses Instrument, seine Ein-
    satzfähigkeit und seine Arbeitscharakteristik zu vermitteln, damit
    die oben dargestellten Aufgaben erfüllt werden können.

19. In diesem Zusammenhang erfolgte auch der Hinweis, daß eine
mögliche Tätigkeit des medizinischen Informatikers im Gesundheitswesen das gesamte Informationsmanagement sein kann, mit den Aufgaben der Systemauswahl in Bezug z.B. auf Hard- und Softwareproduk-
te, und nicht nur die Konstruktion entsprechender Systeme. Dies
entspricht auch der Entwicklung der Zunahme von kommerziell angebotenen Krankenhausinformationssystemen und anderen Informationssystemen für spezielle medizinische Gegebenheiten.

20. Hieraus folgt, daß Methoden der Marktbeurteilung in dem Lehrangebot enthalten sein müssen.

21. Es wird noch einmal darauf hingewiesen, daß wesentliche Elemente
der Ausbildung die Vermittlung von Systemtechniken darstellen
sollten, wie Methoden und Verfahren zur Erarbeitung der Zielkri-
terien, zur Erfassung der Motivation zukünftiger Benutzer sowie
Verfahren zur Messung des Grades des Erreichens der vorgesteckten
Ziele des konstruierten Systems.

22. Im Hinblick auf die Vertrautmachung mit Mikrocomputern wird auf
die Erfahrung verwiesen, daß eigene Programmentwicklungen in Rechenzentren am besten den Kontakt mit diesem Gerät vermitteln
können resp. mit den spezifischen Fragen und Problemen, welche bei
der Benutzung auftreten.

23. Insbesondere auf dem Gebiet der technischen medizinischen Informatik wird die Vermittlung von detaillierten Kenntnissen des Umgangs
mit Mikrosystemen für erforderlich gehalten, um das berufliche
Spektrum des medizinischen Informatikers zu erweitern und es an
die sich herausbildenden Anforderungen anzupassen.

24. Im Hinblick auf die Ausbildungsziele, insbesondere im Rahmen der
technischen medizinischen Informatik, wurde diskutiert, zugunsten
des Systemdenkens das Lehren und Handhaben der Binäralgorithmik
zurückzustellen.

25. In der Gesamtausbildung zum medizinischen Informatiker wird es,
wie einzelne Studienmodelle zeigen, notwendig, zwischen einzelnen
Hauptrichtungen zu unterscheiden. In diesem Zusammenhang wurde
diskutiert, die Mikrocomputerproblematik besonders in dem Bereich
der technischen medizinischen Informatik (oder Biosignalverarbei-

tung) anzusiedeln und hier die entsprechenden Kenntnisse zu vermitteln.

26. Eine allgemeine Empfehlung ist, daß das Lehrangebot aus dem Bereich der Medizin für den Studiengang der Medizinischen Informatik eigens aufgearbeitet werden sollte. Es bestand Konsensus, daß vorwiegend strukturelle Kenntnisse und nicht Detailkenntnisse zu vermitteln sind, wobei sowohl das Objektsystem Patient-Krankheit als auch das Subjektsystem Arzt-Krankenhaus-Gesundheitsversorgungssystem zu behandeln sind. Bei der Auswahl des Lehrangebotes ist daher in den seltensten Fällen das Angebot einer Teilmenge aus dem Angebot für Medizinstudenten sinnvoll oder ausreichend. Bessere Erfahrungen konnten gemacht werden mit einem speziellen Angebot für z.B. Biologen oder andere Ausbildungsgänge mit Betätigungsfeld im Bereich der Medizin.

27. Im Hinblick auf die Wichtigkeit der Datenschutzgesetzgebung und die die ärztliche (berufliche) Schweigepflicht betreffende Gesetzgebung für die Tätigkeit in der Medizinschen Informatik ist es erforderlich, für eine entsprechende Berücksichtigung im Unterrichtsstoff zu sorgen, auch in Bezug auf die mögliche Tätigkeit als Datenschutzbeauftragter im Auftragsverhältnis.

28. Der Vergleich der Prüfungssituation ergibt ein etwa 7- bis 8-faches Prüfungsvolumen des Studiengangs Heidelberg-Heilbronn gegenüber den anderen Nebenfachstudiengängen. Die Diskussion der zusammenfassenden Endprüfung gegenüber den studienbegleitenden Einzelprüfungen ergab keine eindeutige Empfehlung. Im Hinblick auf die studentische Belastung und die Belastung der Dozenten und im Vergleich zu den anderen Nebenfachstudiengängen erscheint jedoch eine Reduktion der Prüfungen in Heidelberg-Heilbronn empfehlenswert.

## 3.2   BERUFSPOLITISCHE EMPFEHLUNGEN

Bei der Diskussion der berufspolitischen Situation bestand allgemein Übereinstimmung, daß die möglichen Betätigungsfelder keineswegs erschlossen sind. Vielfältige Erfahrungen nach Anfertigung der Diplomarbeit in den unterschiedlichsten Bereichen der Gesundheitsversorgung mit anschliessender Einstellung lassen erkennen, daß ein Bedarf besteht, welcher den Betroffenen nicht bewußt ist bzw. zu dessen Deckung sie nicht in ihre Überlegungen den hierfür geeigneten Medizininformatiker einbeziehen. Aus diesen Überlegungen heraus wurde auch die Frage formuliert:

Wie läßt sich der nichtärztliche Medizininformatiker mit Aufstiegschancen in die Klinik einordnen (Pretschner),

Im Zusammenhang mit dieser Diskussion wurde auf die Wirksamkeit von Gesetzen und Verordnungen hingewiesen (Medizinphysiker, Strahlenschutzverordnung).

Folgende Überlegungen und Empfehlungen wurden diskutiert:

1. Die Datenschutzgesetzgebung und -verordnung solle beobachtet werden. Es wurde verwiesen auf die anderenorts erhobene Forderung, daß die Verwaltung medizinischer Rechenzentren resp. die Ausübung der Auflagen der Datenschutzgesetze einschließlich der Offenlegung von Daten nur durch hierfür qualifizierte Medizininformatiker durchgeführt werden solle. Insbesondere die Offenlegung von personenbezogenen Daten medizinischen Inhalts bedarf einer entsprechenden Qualifikation bzw. Interpretation, um falsche Informationseindrücke zu vermeiden.

2. Im Hinblick auf die Habilitation auf dem Fachgebiet der Medizinischen Informatik sollte es selbstverständlich werden, daß als geforderte fachliche Qualifikation das Zertifikat für Medizinische Informatik vorgelegt wird.

3. Die Analyse der berufspolitischen Situation im Ausland ergab, daß entsprechende Vorbilder nicht bestehen bzw. die Situation heterogen ist.

4. Im Hinblick auf die Verankerungen in Verordnungen und Gesetzen
   resp. auf die sich aus Gesetzen ergebenden Tätigkeitsbereiche
   wurde auch die Tätigkeit als Datenschutzbeauftragter, eventuell
   extern und im Kontrakt mit betroffenen Betrieben, diskutiert (z.B.
   in Laborgemeinschaften, epidemiologischen Forschungsprojekten,
   etc.). Um diese Aufgabe zu erfüllen, müßten, wie oben erwähnt,
   Vorlesungen über die gesetzlichen Grundlagen der ärztlichen
   Schweigepflicht und der Datenschutzgesetzgebung in die Curricula
   eingebaut werden.

5. Im Hinblick auf die mögliche Betätigung der Medizininformatiker
   nennt das Reisensburger Protokoll:

   - Leiter des Rechenzentrums in mittleren und größeren Kran-
     kenhäusern,

   - Leiter der Abteilung für Medizinische Datenverarbeitung im
     Krankenhaus (beide Positionen mit leitender Funktion ent-
     sprechend den ärztlichen Einrichtungen),

   - Leiter einer Abteilung für Medizinische Informatik in
     ärztlicher Körperschaft,

   - Leiter einer Abteilung für Medizinische Informatik bei
     Versicherungsträgern,

   - Leiter der Abteilung für Medizinische Datenverarbeitung in
     sonstigen medizinischen Institutionen, z.B.

     = öffentlicher Gesundheitsdienst

     = Gruppenpraxen

     = diagnostische Zentren,

   - Leiter einer wissenschaftlichen Abteilung für Medizinische
     (bzw. klinische) Informatik an Forschungsinstitutionen,

   - Leiter einer Abteilung für Medizinische Datenverarbei-
     tungssysteme der Industrie.

Die Diskussion zeigte die Notwendigkeit, diese Liste zu erweitern um

- leitende Angestellte in den oben angegebenen Bereichen und

- die Bereiche der privaten Softwareentwicklung und Systemberatung mit der Notwendigkeit einer qualitativen Kennzeichnung durch eine entsprechende Ausbildung.

Ebenso im Sinne der oben angeführten Überlegungen müßte weiter hinzugefügt werden:

- Tätigkeit als Datenschutzbeauftragter, auch für extern angebotene Dienstleistungen.

6. Im Rahmen der berufspolitischen Betätigung erscheint es dringend erforderlich, das Berufsbild des medizinischen Informatikers in die Öffentlichkeit zu tragen und den entsprechenden Entscheidungsträgern kenntlich zu machen. Zur Erreichung dieses Ziels wurden zwei Möglichkeiten diskutiert:

   a. Die Gründung einer berufspolitischen Gruppe außerhalb der GMDS und der GI, aber in fachlicher Kooperation mit beiden Gesellschaften resp. als deren kooperatives Mitglied.

   b. Die Umwandlung der GMDS in einen Dachverband mit Aufteilung in getrennte Gruppen für

      - - Medizinische Informatik,

      - - Biometrie,

      - - Dokumentation o.ä.

7. Bei der weiterführenden Diskussion ergab sich eine Mehrheit für die Untersuchung der Möglichkeit a, der Bildung einer berufspolitischen unabhängigen Gruppe, insbesondere auch im Hinblick auf die sich hierbei ergebende bessere Kooperation mit der Gesellschaft für Informatik.

## 3.3 BEDARFSSCHÄTZUNGEN

Bei der Diskussion des Bedarfs wurden im Prinzip die 1977 von Koeppe
nach unterschiedlichen Verfahren übereinstimmend geschätzten
Größenordnungen bestätigt. Bei einer angenommenen Zahl von etwa 5000
in der Medizinischen Informatik Beschäftigten oder zu Beschäftigenden
wurde der Bedarf an solchen mit entsprechender akademischer Vorbildung
auf ca. 1000 geschätzt. Die seinerzeitigen Berechnungen beruhten
einerseits auf entsprechenden finanziellen Anteilen am Bruttosozial-
produkt resp. auf den Ausgaben für das Gesundheitswesen, dem anteili-
gen Hardwarebedarf und dem diesem entsprechenden Personalbedarf sowie
andererseits einer den einzelnen Krankenhausgrößen für angemessen gehaltenen Beschäftigungszahl. Dementsprechend wurde ein jährlicher Bedarf von 50 - 100 pro Jahr an akademisch ausgebildeten medizinischen
Informatikern angenommen.

Die jetzigen Absolventenzahlen liegen nur geringfügig höher. Dieser
Überschuß gegenüber den Schätzungen wird durch die Abwanderung in andere Beschäftigungsverhältnisse überkompensiert. Besonders betont wird
in der Diskussion dabei aber noch einmal, daß der ursprünglich ange-
nommene Arbeitsmarkt noch nicht voll erschlossen resp. hier wesentliche Aufklärung zu leisten ist.

Umfrage bei den Mitgliedern der GI und GMDS
zur Notwendigkeit der Weiterbildung im Fachgebiet
Medizinische Informatik[1]

Peter L. Reichertz
Institut für Medizinische Informatik
Medizinische Hochschule Hannover

## 1. Weiterbildungsaktivitäten auf dem Gebiet der Medizinischen Informatik

In den Jahren 1977 (2) und 1978 wurden vom Institut für Medizinische Informatik der Medizinischen Hochschule Hannover und unterstützt aus Fördermitteln des BMFT 'Advanced Courses', also Weiterbildungskurse auf gehobener Ebene, zu dem Thema 'Informatik und Medizin' durchgeführt. (Direktoren: P.L. Reichertz/Hannover, G. Goos/Karlsruhe).

Die Kursausschreibung wandte sich an auf dem Gebiet der Medizinischen Informatik Arbeitende oder sich hierfür Interessierende. Da zu diesem Zeitpunkt spezielle Studiengänge zum Fachgebiet erst anliefen, waren die Kursteilnehmer naturgemäß heterogen hinsichtlich ihrer Grundausbildung. Die Kurse versuchten daher vorwiegend, Wissen und Kenntnisse zu vermitteln in den beiden Grundgebieten Medizin und Informatik, wobei hinsichtlich der Medizin systemanalytische Themen und solche mit einem engen Bezug zur Anwendung von Methoden der Informatik in der Medizin ausgewählt wurden.

Ursprünglich zur Vorbereitung der Themenkreise weiterer Kurse, dann aber auch aus der Arbeit des Fachausschusses 14 der Gesellschaft für Informatik (GI) resp. des Fachbereichs Medizinische Informatik der Gesellschaft für Medizinische Dokumentation, Informatik und Statistik (GMDS) wurde eine Umfrage an die Mitglieder beider Gesellschaften verschickt. Es war auch in der Zertifikatskommission (1) die Frage diskutiert worden, welches Gewicht den einzelnen Fächern zuzuordnen ist, in denen Leistungsnachweise gefordert werden zur Erteilung des Zertifikats resp. in welchen ein Weiterbildungsbedarf besteht.

------------------------------------------------

[1] Das Ergebnis der Umfrage wurde auf der Fachtagung nicht vorgetragen. Der Beitrag wurde wegen des Themenbezugs in den Band aufgenommen.

## 2. Art, Umfang und Zeitpunkt der Umfrage

Die Umfrage wurde Mitte 1981 an alle Mitglieder der GI und der GMDS gerichtet und mit folgendem Anschreiben versehen:

Sehr geehrtes Mitglied,

der Fachausschuß 14 der Gesellschaft für Informatik diskutiert seit einiger Zeit Ausbildungsfragen im Hinblick auf die Anwendung der Methoden der Informatik in der Medizin. Der Fachbereich Medizinische Informatik der Gesellschaft für Medizinische Dokumentation, Informatik und Statistik beschäftigt sich mit den Anwendungen und Grundlagen auf dem breiten Gebiet der Medizinischen Informatik. Beide Gesellschaften gemeinsam haben ein Zertifikat geschaffen, das nach 5-jähriger Tätigkeit auf dem Fachgebiet erworben werden kann und die Aus- und Weiterbildung in den beiden Komplementärfächern Medizin und Informatik fordert.

In den vergangenen Jahren konnten an der Medizinischen Hochschule Hannover mehrere 'Advanced Courses' in Medizinischer Informatik durchgeführt werden. Sie umfaßten Grundlagenbereiche aus dem Gebiet der Medizin, der Informatik, stellten spezielle Probleme und Vorgehensweisen dar. Der Zertifikatsausschuß hat die Teilnahme an derartigen Kursen als Weiterbildungsnachweis gewertet.

Zur weiteren Planung möchte der Fachausschuß 14 gern mehr Informationen über den bestehenden Bedarf haben, um entsprechende Schritte unternehmen zu können. Wie in der GMDS-Schriftenreihe niedergelegt, muß der Antrag auf das Zertifikat 'Medizinischer Informatiker' Nachweise über folgende Wissenschafts-/Anwendungsgebiete enthalten:

1. Medizin
2. Informatik
3. Medizinische Informatik im engeren Sinne
4. Biomathematik und
5. Wirtschafts- und Managementwissenschaft

Der Fachausschuß 14 und der Fachbereich Med. Informatik gehen aber davon aus, daß über die konkrete Zielsetzung der Erlangung des Zertifikats 'Medizinischer Informatiker' hinaus Interesse an einer Weiterbildung besteht. Der Fachausschuß 14 wird sich auf einer Arbeitstagung mit den bisherigen Studiengängen 'Medizinische Informatik' befassen.

Sollten Sie grundsätzliches Interesse an einer derartigen Weiterbildung haben, machen Sie bitte die unten vorgesehenen Angaben und senden Sie mir den Fragebogen zurück. Namensangaben brauchen nicht gemacht zu werden, da weitere Mitteilungen stets über die beiden Gesellschaften erfolgen werden. Sollten Sie eine grundsätzlich negative Meinung haben, lassen Sie mich dies bitte auch wissen.

Mit freundlichen Grüßen

Prof. Dr. P.L. Reichertz

In dem Fragebogen wurde sodann gefragt, ob die oben skizzierte Weiterbildung für erstrebenswert gehalten wurde. Ebenso wurde um Angaben zur Mitgliedschaft in der GI und der GMDS resp. beiden Gesellschaften gebeten.

Sodann wurde nach der Grundausbildung gefragt und der den Bogen Beantwortende gebeten zu kennzeichnen, welche Bereiche für sein persönliches Interesse in einer Weiterbildungsveranstaltung abgedeckt sein sollten. Es wurde die Möglichkeit gegeben, die Angaben 'sehr wichtig', 'wichtig' und 'weniger wichtig' zu machen für die Fächer
1. Medizinische Grundlagen
   nachfolgend kurz mit 'Medizin' bezeichnet
2. Informatik-Grundlagen und -Weiterbildung
   nachfolgend kurz 'Informatik' genannt
3. Prinzipien der Medizinischen Informatik
   kurz 'Med. Informatik' genannt
4. Biomathematik/Biometrie
5. Wirtschafts-/Managementwissenschaften
6. andere.

Die Aussendung der Fragebogen erfolgte nach Genehmigung durch die Präsidenten beider Gesellschaften.


## 3. Ergebnisse

Die Zahl der insgesamt eingehenden Antworten war bei der Größe beider Gesellschaften (insgesamt über 4.000 Personen) enttäuschend.


## 3.1 Gesamtübersicht

Insgesamt gingen 100 Antworten ein. Entsprechend der Größe der Gesellschaften entfiel der größere Anteil auf die Mitglieder der GI. Abbildung 1 stellt die absoluten Größenordnungen dar und zeigt, daß fast 20% (17) beiden Gesellschaften angehörten.

Bei der geringen Zahl der Antwortenden in Bezug auf die Größen der Gesellschaften (s. auch Abb. 2) kann nicht davon ausgegangen werden, daß das Ergebnis als repräsentativ für die gesamte Mitgliederschaft angesehen werden kann. Es sollte vielmehr interpretiert werden als Meinungsäußerung derjenigen, welche tatsächlich ein Weiterbildungsbedürfnis empfinden oder diese für die weitere Stützung des Berufsbildes für wichtig halten. So sollen im folgenden die Zahlen in ihrer relativen Bedeutung für diese Gruppe, weniger als eine Gesamtaussage, verstanden werden.

Wie die inzwischen durchgeführte Fachtagung zum Erfahrungsaustausch über Diplomstudiengänge der Informatik in der Medizin (3) gezeigt hat, lassen sich aus den Antworten auch einige Rückschlüsse ziehen, welche zusätzlich Hinweise für die Gestaltung der Curricula geben können.

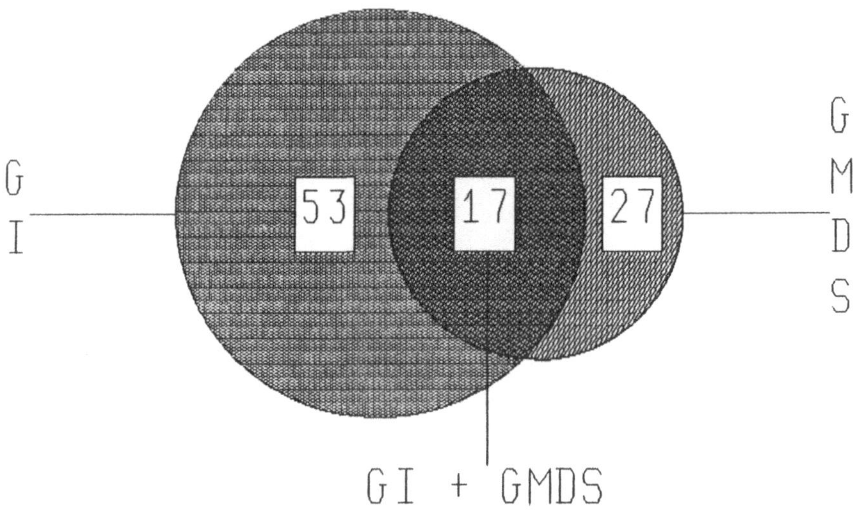


Abbildung 1: Zugehörigkeit zu den Gesellschaften

# Umfrage Mitglieder GI/GMDS

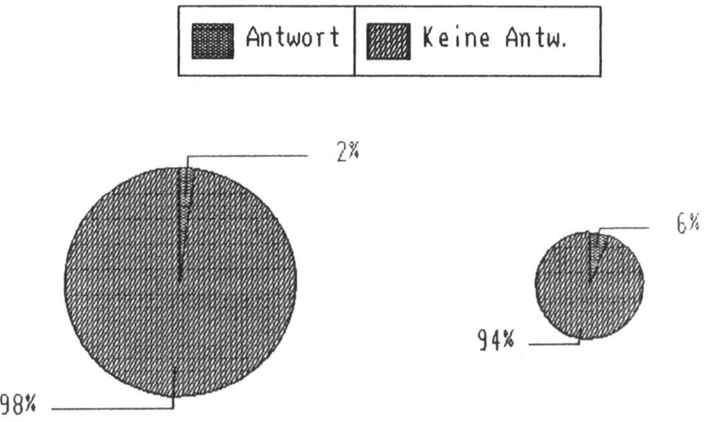


Abbildung 2: Anteil der Antwortenden an den Gesamtmitgliedern


## 3.2 Grundausbildung der Antwortenden

In diesem Zusammenhang interessiert die Grundausbildung derjenigen, welche sich an der Fragebogenaktion beteiligt haben. Abbildung 3 gibt hierzu eine Übersicht. Die Informatiker überwiegen, diejenigen mit einer Grundausbildung in Medizin machen rund 1/5 aus. Relativ stark vertreten sind diejenigen, welche einen speziellen Studiengang in Medizinischer Informatik durchlaufen haben (Heidelberg/Heilbronn). Entsprechend der Zusammensetzung der GMDS sind auch Physiker/Ingenieure und Biomathematiker/Statistiker repräsentiert. Bei der Multidisziplinarität des Faches war zu erwarten, daß in vielen Fällen eine weitere berufliche Aus- und Weiterbildung erfolgt war.


So gaben 22% der Mediziner eine Zusatzausbildung in Mathematik, 6% eine solche in Medizin und 6% eine Ausbildung in anderen Bereichen an. Eine Vertiefung hatte bei den Informatikern mit 6% in Wirtschaftswissenschaften und mit 15% in Mathematik/Statistik stattgefunden. Auch bei den befragten 6 Wirtschaftswissenschaftlern war das in zwei Fällen erfolgt. Von den 11 Mathematikern/Statistikern hatte nur einer eine Vertiefung

# Umfrage an Mitglieder GI und GMDS

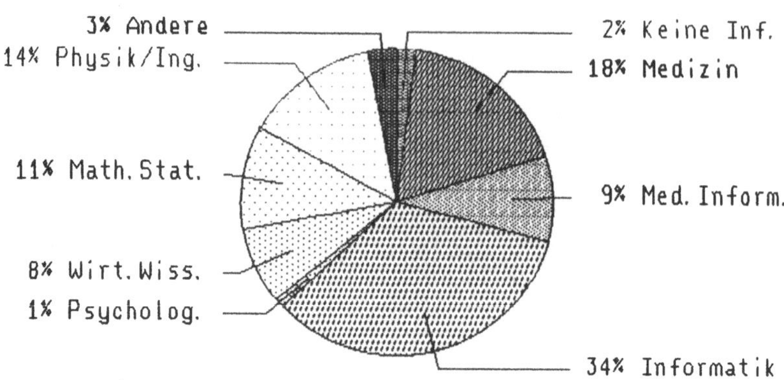


Anteil der Antworten nach Grundausbildung

Abbildung 3: Grundausbildung der Antwortenden


in Informatik erfahren. Weiterbildungen wurden von Physikern und  Ingenieuren nicht angegeben. Von den 9 Medizinischen Informatikern,  welche sich hierzu äußerten, hatte einer eine Vertiefung  in  Mathematik  und Statistik erfahren.


## 3.3 Wichtigkeit der Weiterbildung

Erwartungsgemäß äußerten sich diejenigen, welche den Fragebogen  beantworteten, positiv im Hinblick auf die Weiterbildung.

# Umfrage Mitglieder GI/GMDS

Ist Weiterbildung fuer das Fachgeb. Med. Informatik
## wichtig?

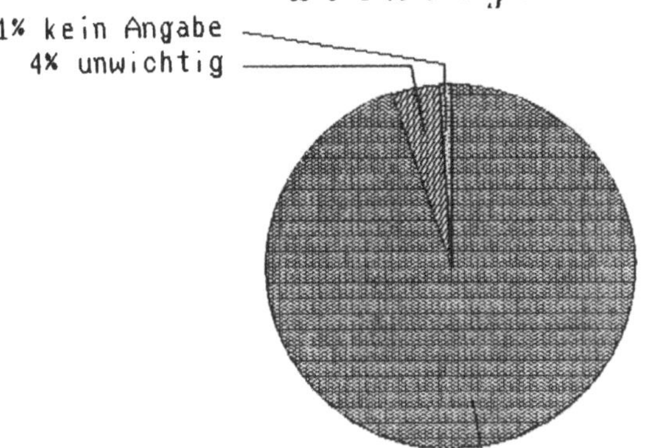


Gesamtstichprobe (n=100)

Abbildung 4: Ist Weiterbildung wichtig?


Wie Abbildung 4 zeigt, äußerten sich nur 4% dergestalt, daß sie eine
Weiterbildung in der im Fragebogen angesprochenen Form für nicht wichtig hielten. Diese Aussage wurde global erfragt vor der Darstellung der
einzelnen Weiterbildungsinhalte. Man kann hierin also eine allgemeine
Äußerung sehen.

Naturgemäß interessierte am meisten eine Äußerung im Hinblick auf den
Weiterbildungsbedarf resp. das erfragte persönliche Interesse.

Abbildung 5 gibt eine Übersicht über die Differenzierung der Wichtigkeit der Weiterbildung in den einzelnen genannten Fächern und zwar bezogen auf die Grundgesamtheit der Antwortenden. Es zeigt sich, daß besonders die Weiterbildung in den Prinzipien der Medizinischen Informatik für wichtig gehalten wird. An zweiter Stelle folgt im Hinblick auf
die Angabe 'sehr wichtig' die Medizin und die medizinischen Grundlagen.
Weiterbildung in Biomathematik und Statistik wird zwar nicht in einem
so hohen Maße als 'sehr wichtig' bezeichnet, die Angabe 'wichtig' findet sich hier jedoch sehr häufig. Im Hinblick auf die höchste Priorität
folgen Informatikgrundlagen an dritter Stelle hinter Medizinischer Informatik und Medizin. Faßt man die Angaben 'sehr wichtig' und 'wichtig'

zusammen, so haben auch hier die Prinzipien der Medizinischen Informatik mit 70% den ersten Rang. Bei dieser Zusammenlegung der Antworten folgt jetzt jedoch Biomathematik und Statistik mit 65% vor Medizin mit 64%. Informatikgrundlagen werden zu 55% genannt und Wirtschaftswissenschaften zu 47%; sie stehen also bei dieser Aufschlüsselung an letzter Stelle.

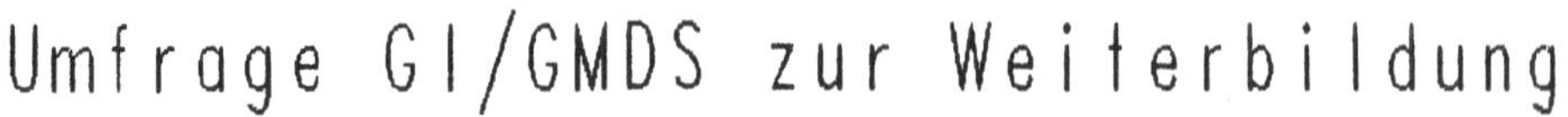
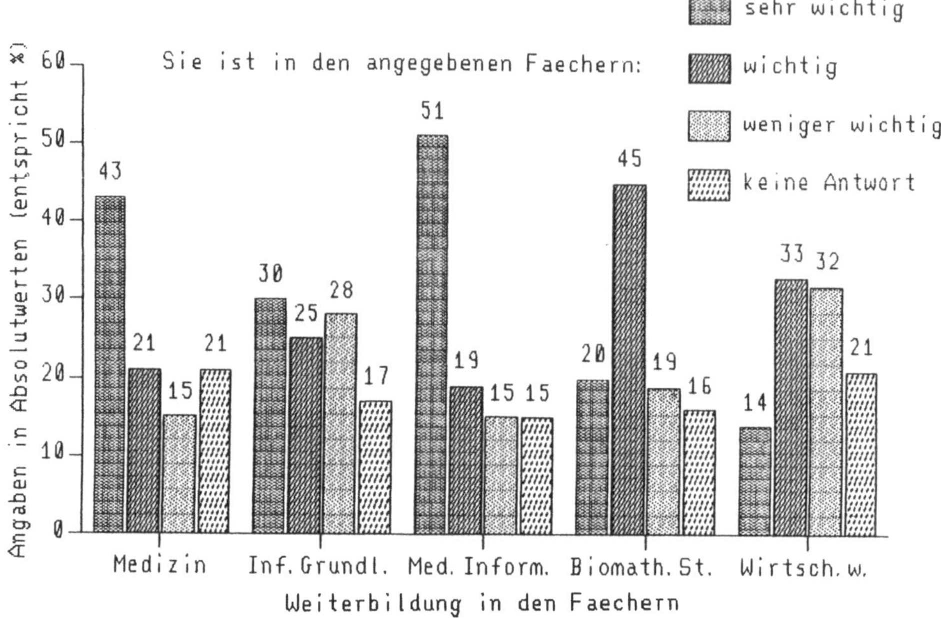



Abbildung 5: Bewertung der Weiterbildung in den einzelnen Fächern

## 3.4 Aufgliederung nach Grundausbildung

Da zu erwarten war, daß die Beurteilung der Weiterbildungssituation entsprechend der Grundausbildung variiert, wurden entsprechende Unterteilungen vorgenommen.

Die Weiterbildung in Medizin hielten insbesondere die Mathematiker und Statistiker für 'sehr wichtig' (siehe Abbildung 6). An zweiter Stelle folgten die Informatiker, an dritter die Physiker und Ingenieure. Erwartungsgemäß äußerten sich die Mediziner in dieser Hinsicht zurückhaltend in Beurteilung der eigenen Situation. Überraschend ist, daß die Medizinischen Informatiker diese Weiterbildung in sehr hohem Maße (44%) für 'weniger wichtig' hielten.

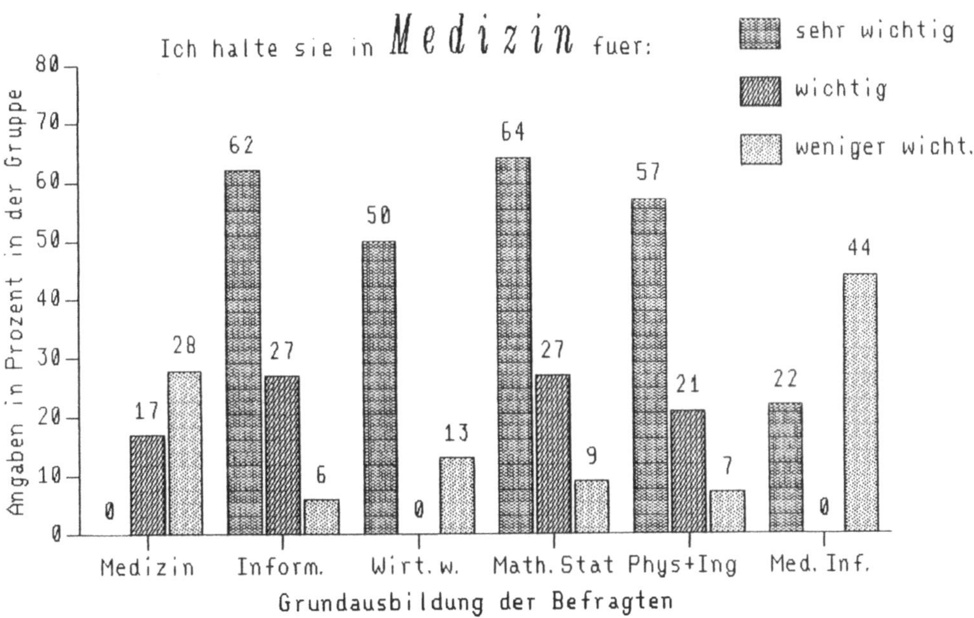


Abbildung 6: Weiterbildung in Medizin

Zieht man auch hier die Antworten 'sehr wichtig' und 'wichtig' zusammen, so ändert sich die Prioritätsstruktur nur gering. Mathematiker und Statistiker halten diese Art der Weiterbildung in 91% der Fälle für erforderlich, die Informatiker folgen mit 79% und die Physiker und Ingenieure mit 78%. Die Wirtschaftswissenschaftler geben diese Weiterbildung in 50% der Fälle an, die Zahlen bei den Medizinischen Informatikern sind 22% und bei den Medizinern 17%.

Da anzunehmen ist, daß sich die an der Fragebogenaktion beteiligten Medizinischen Informatiker in einer fachbezogenen Berufssituation befinden, ist interessant, daß hier offensichtlich das Ausbildungsangebot in den Grundlagen der Medizin als ausreichend betrachtet worden ist resp. daß das notwendige weitere Detailwissen wohl ohne große Mühe innerhalb des Projekts oder des Arbeitsbereichs erworben werden kann, wenn einmal entsprechende Grundorientierungen vorhanden sind. War in den Grundstudiengängen keinerlei Orientierung in dieser Hinsicht gegeben worden, wurde ein vermehrter Bedarf empfunden.

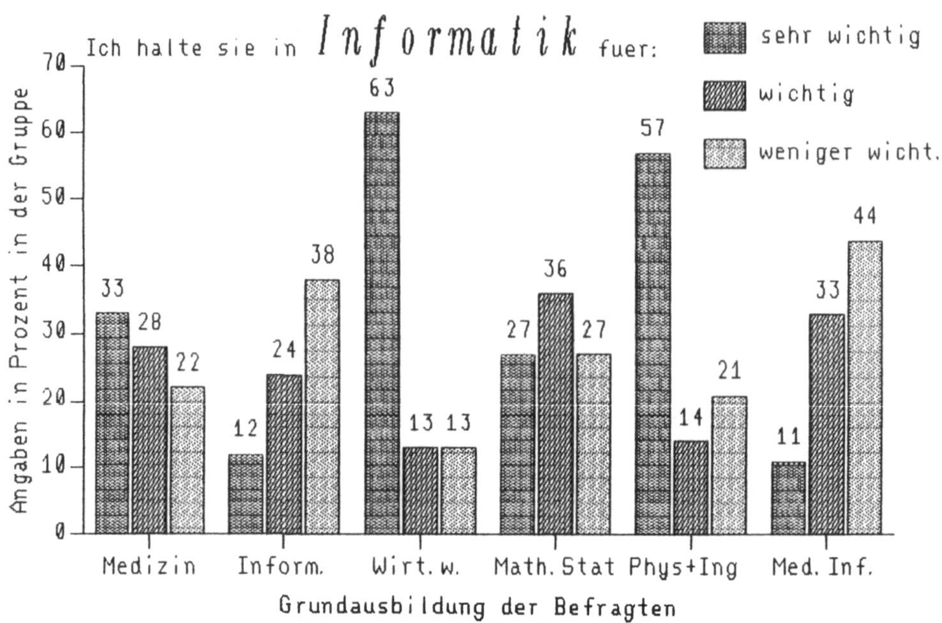


Abbildung 7: Weiterbildung in Informatik

Wie Abbildung 7 zeigt, hielten insbesondere die Wirtschaftswissenschaftler die Weiterbildung in den Grundlagen der Informatik für sehr
wichtig. An zweiter Stelle folgten die Ingenieure, an dritter Stelle
die Mediziner und an letzter Stelle hinsichtlich der Aussage 'sehr
wichtig' die Medizinischen Informatiker.

Bei der Zusammenziehung der ersten beiden Prioritäten verändert sich
das Bild nur gering. Die Reihenfolge lautet jetzt: Wirtschaftswissenschaftler (76%), Physiker und Ingenieure (71%), Mathematiker und Statistiker (63%), Mediziner (61%), Medizinische Informatiker (44%) und Informatiker (36%).

Etwas überraschend ist die relativ geringe Priorität, mit der von Medizinern die Weiterbildungsnotwendigkeit in Informatik bezeichnet wird
(obgleich sie naturgemäß mit 61% absolut hoch ist). Es ist unklar, wodurch dies bedingt ist. Möglicherweise hat hier bereits eine Weiterbildung stattgefunden, möglicherweise genügt in den Projekten das erwor-
bene Grundwissen, so daß bei einer Einbindung in klinische oder andere
Projekte eine Notwendigkeit zur Weiterbildung nicht empfunden wird.

Offensichtlich bemühen sich aber besonders die Wirtschaftswissenschaftler, Physiker und Ingenieure um eine solche Weiterbildung. Die berufliche Situation der Medizinischen Informatiker scheint auch hier so zu
sein, daß eine Notwendigkeit der Weiterbildung nur in etwas weniger als
der Hälfte der Fälle empfunden wird. Die hier geäußerte Priorität liegt
nur gering über derjenigen der Informatiker (36%).

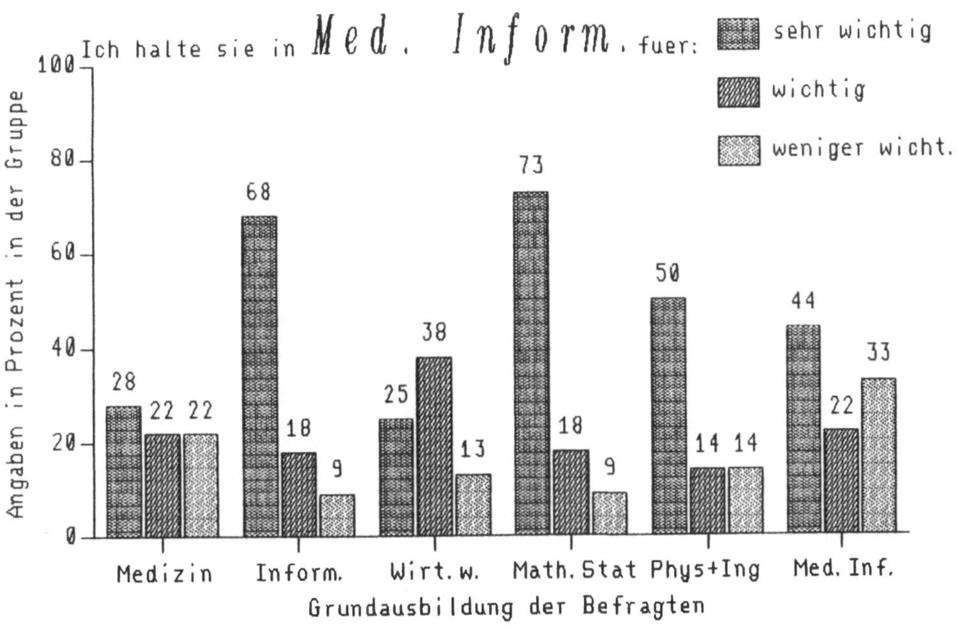


Abbildung 8: Weiterbildung in Medizinischer Informatik


Bei der Frage nach der Notwendigkeit der Weiterbildung in den Prinzipi-
en der Medizinischen Informatik, liegt dieses Gebiet bei den Mathemati-
kern und Statistikern in der geäußerten Priorität an erster Stelle (s.
Abbildung 8). Die höchste Priorität wird von den Informatikern mit 68%,
den Physikern und Ingenieuren mit 50% angegeben.

Bei der Zusammenziehung der beiden Prioritäten liegen auch hier Mathematiker und Statistiker (91%) an erster Stelle. 68% der Informatiker
äußern sich in gleicher Weise. Interessant ist, daß bei dieser Zusammenlegung die Medizinischen Informatiker eine Weiterbildung zu 66% für
notwendig halten (insgesamt dritte Priorität). In der beruflichen Situation scheint also hier die Synthese beider Grundwissenschaften zu ei-

ner neuen Perspektive die größten Probleme zu bringen resp. es werden die Kenntnisse weiterer Methoden und Verfahren auf diesem Gebiet für notwendig erachtet. Erstaunlicherweise äußerten sich nur 50% der Mediziner in gleicher Weise. Ob hierbei die gleichen Überlegungen wie oben anzuführen sind, ist unklar. Möglicherweise handelt es sich hier besonders um diejenigen, welche auf diesem Fachgebiet arbeiten und für die daher eine Weiterbildung erst in zweiter Linie von Interesse ist.

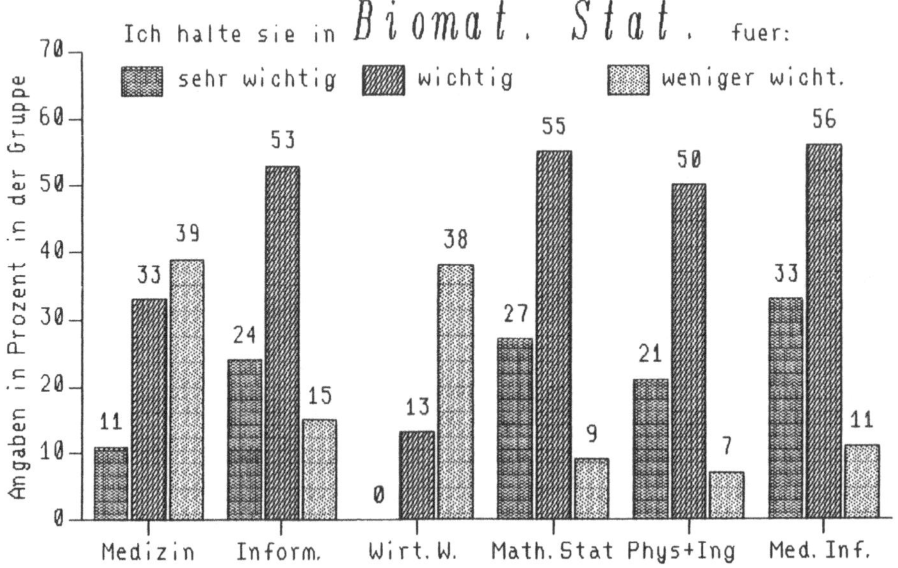


Abbildung 9: Weiterbildung in Biomathematik und Statistik

Die Abbildung 9 gibt die Aufschlüsselung der Prioritätsstufen hinsichtlich der Biomathematik und der Statistik wieder. Im allgemeinen wird hier die höchste Prioritätsstufe weniger häufig vergeben als die zweite. Erstaunlicherweise liegen hier die Medizinischen Informatiker mit 33% an erster Stelle. Dies ist insbesondere auch dann der Fall, wenn die beiden ersten Prioritätsstufen zusammengelegt werden (88%).

Bei der Zusammenlegung der beiden Prioritätsstufen liegen die Mathematiker und Statistiker mit 82% an zweiter Stelle, gefolgt von den Informatikern (77%) und den Physikern und Ingenieuren (71%). Die Mediziner folgen mit 44% an vorletzter Stelle, während die Wirtschaftswissenschaftler nur in 13% der Fälle eine solche Weiterbildung für 'wichtig oder 'sehr wichtig' halten.

Möglicherweise spiegelt sich auch hier die berufliche Situation der Medizinischen Informatiker dahingehend wieder, daß sie bei der täglichen Arbeit ein mangelndes Rüstzeug in dieser Disziplin bemerkt haben. Die auf diesem Gebiet wohl vorwiegend arbeitenden Mathematiker und Statistiker sind vermutlich an einer weiteren Verbreiterung ihrer Grundlage und ihrer Arbeitsmöglichkeiten interessiert. Welche Überlegungen bei den Informatikern oder Physikern und Ingenieuren vorliegen, ist schwer abzuschätzen.

Die Prioritätsstruktur der Antworten hinsichtlich der Weiterbildung in Wirtschaftswissenschaften wird in Abbildung 10 gezeigt. Überraschend ist, daß hier die Mediziner zu 33% die Angabe 'sehr wichtig' gemacht haben. An zweiter Stelle folgen die Medizinischen Informatiker mit 22%.

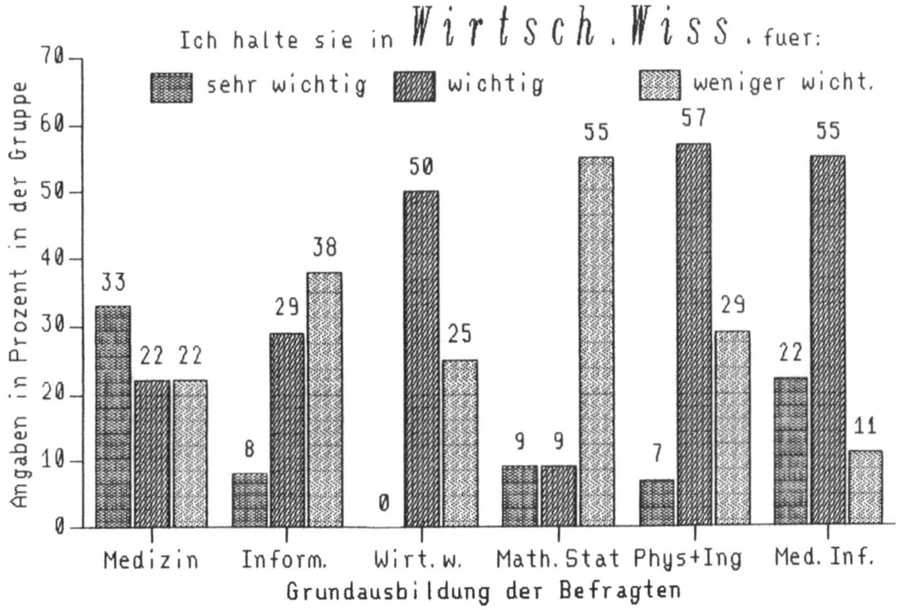


Abbildung 10: Weiterbildung in Wirtschaftswissenschaften

Bei der Zusammenziehung der beiden Angaben 'sehr wichtig' und 'wichtig' verändert sich die Prioritätsstruktur insofern, als jetzt die Medizinischen Informatiker mit 77% an erster Stelle liegen, gefolgt von den Physikern und Ingenieuren (64%) und den Medizinern (55%). Die folgenden Positionen werden von den Wirtschaftswissenschaftlern (50%) und Informatikern (37%) eingenommen.

Möglicherwiese spiegelt sich in diesen Antworten auch die berufliche Situation derjenigen wieder, welche bei der Anwendung von Verfahren der Informatik in der Medizin viel mit administrativen und Managementproblemen befaßt sind. (Mediziner und Medizinische Informatiker?)


## 4. Zusammenfassende Diskussion

Auf die Beschränktheit der Aussagemöglichkeit ist eingangs bei der Besprechung der Methodik hingewiesen worden. Trotzdem scheinen einige Ergebnisse beachtenswert.

Zu erwarten war ein Weiterbildungsbedarf im Hinblick auf die Grundfächer Informatik und Medizin. Etwas überraschend ist, daß insgesamt das Gebiet Medizinische Informatik am häufigsten genannt wurde und daß, zieht man die Prioritäten 'wichtig' und 'sehr wichtig' zusammen, der Bedarf an Weiterbildung in Biomathematik und Statistik als noch wichtiger empfunden wurde als in Medizin und Informatik.

Ob der relativ geringe Weiterbildungsbedarf in Informatik für diejenigen mit Grundausbildung Medizin real ist, ist schlecht abzuschätzen. Möglicherweise besteht noch eine gewisse Verkennung des Bedarfs resp. für die bisherigen Arbeitsleistungen reichen die erworbenen oder vermittelten Kenntnisse aus.

Die Ausbildungssituation derjenigen, welche einen spezifischen Ausbildungsgang in Medizinischer Informatik durchlaufen haben, führt offensichtlich zu einer relativ geringen Weiterbildungstendenz in Medizin und Informatik; möglicherweise ist hier die Ausbildungssituation befriedigend.

Offensichtlich besteht ein Bedarf an Vermittlung von speziellen Verfahren und Methoden der Medizinischen Informatik, d.h. der methodischen Verbindung zwischen beiden Fächern und der Zuwendung zu speziellen Verfahren und Algorithmen auf diesem Gebiet. Weshalb dieser Bedarf bei denjenigen mit Grundausbildung in Medizin relativ gering zu sein scheint, ist schwer zu sagen; es wurde u.a. vermutet, daß hier insbesondere diejenigen geantwortet haben, welche auf diesem Gebiet arbeiten. Beweise für diese Annahme liegen jedoch nicht vor, auch könnte evtl. ein mangelndes Bewußtsein für die Notwendigkeit vorliegen, welches u.U. durch gezielte Maßnahmen zu wecken wäre.

Es ist aufgrund der Aussagen zu vermuten, daß die Weiterbildung in Biomathematik und statistischen Methoden wichtig ist für die Arbeit in der beruflichen Situation. Dies scheint insbesondere bei denjenigen zuzutreffen, welche eine spezielle Ausbildung in Medizinischer Informatik erhalten haben. Wenn auch die Prioritäten hier zurückstehen hinter den anderen Fächern im Hinblick auf die Stufe 'sehr wichtig', so ist jedoch eine relative Wichtigkeit bei der Einbeziehung der zweiten Prioritätsstufe zu erkennen.

Ähnliches gilt im Hinblick auf die Weiterbildung auf dem Gebiet der Wirtschaftswissenschaften. Auch hier scheint sich aus der beruflichen Situation zu ergeben, daß zusätzliche Kenntnisse erforderlich sind. Inwieweit aber auf der anderen Seite die Anforderungen von seiten des Zertifikats hier eine Bedarfssituation schaffen, ist schwer abzuschätzen.

Bei der relativ geringen Zahl von Antworten wurde eine Trennung der Aussagen im Hinblick auf die Zugehörigkeit zu den unterschiedlichen Gesellschaften nicht vorgenommen. Die daraus resultierende weitere Verkleinerung der jeweiligen Subpopulationen läßt wohl weitere Aufschlüsse nicht zu. Es wäre zu hoffen, daß bei einer evtl. späteren Aktion mehr zu Meinungsbildung beigetragen wird. Die Forderung nach Weiterbildung in Diskussionen und in Gesprächen wird sehr häufig erhoben; die aktive Mitgestaltung läßt dann aber, aus welchen Gründen auch immer, meist zu wünschen übrig. Aber diese Situation ist nicht auf das Gebiet der Medizinischen Informatik beschränkt.


## Literaturverzeichnis


1. Möhr, J.R. (Hrsg.) Bertram, H.J., Deussen, P., Eickel, J., Köhler, C.O., Koeppe, P., Reichertz, P.L., Schuster, W.R., Victor, N.: Durchführungsrichtlinen zum Zertifikat Medizinischer Informatiker. Schriftenreihe d. Deutschen Gesellschaft f. Med. Dokumentation, Informatik und Statistik, Heft 2, 2. Auflage (Stuttgart/New York, Schattauer, 1979).

2. Reichertz, P.L., Goos, G. Informatics and Medicine (an Advanced Course). Reihe: Medizinische Informatik und Statistik, Band 3 (Hrsg.: Koller, S., Reichertz, P.L., Überla, K.), (Springer, Heidelberg: 1977).

3. Siehe dieser Band.

# DIE AUSBILDUNG ZUM MEDIZINISCHEN INFORMATIKER
## - ein internationaler Vergleich -
### (Zusammenfassung eines Seminarvortrags)


Metzner, Sigrid(1)

und

Reichertz, Peter L.(2)



## EINLEITUNG UND PROBLEMSTELLUNG


Die vorliegende Arbeit stellt Studiengänge der Medizinischen Informatik im In- und Ausland vor, beurteilt sie und vergleicht sie untereinander, soweit dies möglich ist. Sie ist das Ergebnis eines Seminarvortrages im Rahmen des Diplomstudienganges Informatik mit Nebenfach Medizin an der Technischen Universität Braunschweig. Infolge der zeitlichen Gegebenheiten konnten Studiengänge in Belgien und Frankreich nur kurz behandelt werden. Die ursprüngliche Seminararbeit enthält Einzelheiten der inländischen Studiengänge, welche hier nicht wiedergegeben werden; es kann dazu auf die einzelnen Beiträge dieses Bandes verwiesen werden.


--------------------



(1) Diplomstudiengang Informatik, Anwendungsfach Medizin, Technische Universität Braunschweig-Med. Hochschule Hannover

(2) Institut für Medizinische Informatik, Med. Hochschule Hannover

Der Versuch einer Beurteilung erfolgt nach inhaltlichen Aspekten. Ausgegangen wird dabei davon, daß ein Studienplan für Med. Informatik mindestens folgende Themenbereiche beinhalten sollte:

- Darstellung und Erlernen derjenigen Techniken der Informatik, die in der Medizin angewandt werden können,

- Vermittlung eines umfassenden, aber nicht mit Einzelheiten belasteten Überblicks über möglichst alle Gebiete der Medizin und

- Darstellung der Beziehungen im Subjekt-Objekt-System der Medizin.

Mit der Entwicklung der Computertechnologie wurde die elektronische Datenverarbeitung auch in der Medizin angewendet. Hier waren zunächst Mathematiker, Physiker und Mediziner tätig. Parallel dazu bildete sich die Informatik als eigenständige Wissenschaft mit entsprechenden Studiengängen heraus. Für die Anwendungen der Informatik in der Medizin setzte sich bald der Begriff 'Med. Informatik' durch.

'Med. Informatik' wird aus der Sicht des Informatikers (17) definiert als:

Die Lehre von den Eigenschaften, der Darstellung, der Konstruktion und der Anwendung von Algorithmen in den Bereichen der medizinischen Wissenschaften und der medizinischen Praxis.

Aus der Sicht des Mediziners (14, 15) sind die Aufgaben der Med. Informatik die der

- Dokumentation,

- Analyse,

- Steuerung,

- Kontrolle und

- Synthese

von Informationsprozessen in der Medizin.

Der Informatiker betont in seiner Definition die Anwendung
algorithmischer Techniken in der Medizin, der Mediziner hebt die Unterstützung der Abläufe und Prozesse durch die Informationstechnologie
heraus.

Bei Anwendungen der Informatik z.B. in der Mathematik, einer theoretischen und formalen Wissenschaft, können bereits vorhandene Algorithmen
und Prozeduren übertragen und zu einem schnelleren Ablauf gebracht
werden.

Medizin hingegen ist überwiegend eine praktische Wissenschaft, welche
auf Empirie beruht. Es müssen erst Algorithmen gebildet werden. Die
theoretische Struktur und die formale Methodologie müssen erweitert
resp. teilweise erst geschaffen werden, soweit dies möglich ist, um
eine Anwendung der Informatik in der Medizin in größerem Umfang zu
ermöglichen über die Verwendung bei administrativen und organisatorischen Vorgängen hinaus.

Die Verschiedenheit der Wissenschaften und in der Ausbildung hat auch
eine Verschiedenheit der Denkweise von Informatikern und Medizinern
zur Folge. Dies führt oft zu Schwierigkeiten bei der Zusammenarbeit.
Die Ausbildung zum Med. Informatiker sollte dieses berücksichtigen
und den Studenten modellhaft in die Denk- und Schlußweise in der Medizin einführen.

Aufgabe dieses Beitrages war es, aus der Literatur verschiedene Studiengänge der Med. Informatik im In- und Ausland hinsichtlich ihrer
Ausbildungsinhalte miteinander zu vergleichen. Beurteilungsmaßstab
war dabei vorwiegend die Abdeckung der oben geforderten Hauptgebiete
und die praktische Einführung in das Tätigkeitsfeld. Aus terminlichen
Gründen konnte dieser Vergleich nicht vollständig sein und blieb auf
die Universitätsstudiengänge beschränkt.

## 1. ALLGEMEINES ZUR AUSBILDUNG IN DER MED. INFORMATIK

### 1.1 <u>INHALTE</u>

Nach Anlaufen der ersten Ausbildungsprogramme für Med. Informatik

wurde es sehr bald deutlich, daß ein blosses Zusammenbringen von In-
formatik- und Medizinwissen nicht ausreicht, da die Med. Informatik
mehr als die Addition von Teilmengen beider Grundwissenschaften um-
schließt.

Die Medizin kann als das Zusammenwirken eines Subjekt- und eines Ob-
jekt-Systems betrachtet werden (nach 18). Das Subjektsystem wirkt auf
das Objektsystem ein durch bestimmte Aktionen und empfängt vom Objektsystem Information, die es ihm gestatten, Maßnahmen auszuwählen und
den erreichten Zustand zu kontrollieren. Als lebende Systeme treten
beide in eine gegenseitige Wechselwirkung ein.

Diese Beziehung zwischen Subjekt- und Objekt-System ist vielschich-
tig. So gibt es die Beziehungen zwischen dem Patienten als Objektsystem und dem Arzt als Subjektsystem. Die Aktionen des Arztes sind die
diagnostischen Maßnahmen oder die therapeutischen Handlungen, die
Reaktion des Patienten auf diese Maßnahmen erreicht wiederum als Information den Arzt. Darüber hinaus bestehen zwischen beiden psycholo-
gische und soziologische Wechselwirkungen über den medizinischen Bereich hinaus. Es gibt ferner die Beziehung zwischen dem Patienten als
Objekt- und dem Krankenhaus und den in ihm Arbeitenden als Subjektsystem oder zwischen der Bevölkerung als Objekt- und dem Gesundheitsversorgungssystem als Subjektsystem. Diese Reihe läßt sich weiter fort-
setzen.

In diesem Feld vielfältiger Beziehungen soll der Med. Informatiker den
Computer und die Verfahren der Informationstechnologie einsetzen. Dies
bedeutet, daß sowohl Objekt- wie Subjektsystem der Medizin für ihn das
Objektsystem darstellen. Somit sollte er Kenntnisse über beide Bereiche und ihre Beziehungen zueinander haben.

Der Stoffkatalog für eine Ausbildung in Med. Informatik sollte daher
folgende drei Gebiete beinhalten:

1.  aus der Informatik:
    Darstellung derjenigen Techniken aus der Informatik, die in der
    Medizin angewendet werden können, u.a. Informationssysteme,
    Systemanalyse, Prozessdatenverarbeitung, Modellbildung und Si-
    mulation, etc.;

2.  aus der Medizin:
    Hier sollte ein umfassender, aber nicht mit Details belasteter
    Überblick über möglichst alle Funktionen und Bereiche der Medi-
    zin vermittelt werden unter besonderer Berücksichtigung der In-
    formationsstruktur und der Kommunikation sowie

3.  aus dem Bereich der Beziehungen im Subjekt-Objekt-System Medi-
    zin:
    u.a. Organisationsformen im Gesundheitswesen, Psychologie und
    Soziologie, Arbeitsmethoden in der Medizin, Problemstrukturen,
    therapeutische Prinzipien und Interaktionen, Analyse und Metho-
    denkritik der medizinischen Denk- und Schlußweisen.


## 1.2   AUSBILDUNGSWEGE

Für eine Ausbildung zum Med. Informatiker auf Universitätsebene gibt
es theoretisch folgende Möglichkeiten:

- ein integriertes Studium, und zwar sind denkbar die Studienrich-
  tungen

  = Medizinische Informatik als Hauptstudium,

  = Informatik mit Nebenfach Medizin,

  = Medizin mit Nebenfach Informatik;

- ein Aufbaustudium, aufbauend auf einem fachverwandten Studium
  (Informatik, Medizin o.ä.) und

- eine berufsbegleitende Weiterbildung zum Med. Informatiker.

Im Studium sollte der Student im Rahmen eines Praktikums oder einer
Studien- resp. Diplomarbeit bereits in seinem späteren Berufsfeld
tätig werden können, damit sein Bewußtsein für die vorhandenen Probleme gefördert wird und er die Lösung dieser Probleme durch im Studium vermittelten Techniken erlernt.

Der Vollständigkeit halber sei hier erwähnt, daß bereits Ausbildungs-
berufe wie z.B. der des Dokumentationsassistenten entstanden sind, die

zum Bereich der Med. Informatik gehören. Auch auf neuere Bemühungen zur Etablierung eines Fachhochschulstudiums für Dokumentare in den Biowissenschaften sei verwiesen (5).


## 2. AUSBILDUNGSGÄNGE IN DER BUNDESREPUBLIK DEUTSCHLAND


### 2.1 <u>GESCHICHTLICHE ENTWICKLUNG</u>

Bereits 1970 wurde in der Bundesrepublik Deutschland bei einem Treffen zwischen Vertretern der Gesellschaft für Med. Dokumentation, Informatik(3) und Statistik (GMDS) und der Gesellschaft für Informatik (GI) über eine Ausbildung in Med. Informatik diskutiert. Zur gleichen Zeit entwickelte sich die Arbeitsgruppe 'Med. Informatik' in der GMDS, bildete mehrere Sektionen und wurde später ein Fachbereich.

Im Jahre 1972 richtete die Fachhochschule Heilbronn in Zusammenarbeit mit der Universität Heidelberg den Studiengang Med. Informatik ein, der mit dem akademischen Grad 'Diplom-Informatiker der Medizin' abgeschlossen werden kann.

Im Jahre 1973 fand auf Schloß Reisensburg bei Ulm eine Klausurtagung mit Vertretern der GMDS und der GI statt. Neben Berufsbildern und möglichen Tätigkeitsfeldern des Med. Informatikers wurde ein Stoffkatalog für das Nebenfach Medizin im Informatikstudium erarbeitet (s. Abb. 2). Dieser Stoffkatalog kann als Teil eines Idealcurriculums angesehen werden, das später entwickelten Studiengängen z. T. als Vorlage diente (13).

Ferner wurden erste Grundlagen für ein Zertifikat 'Medizinischer Informatiker' erarbeitet, das als Abschluß einer Weiterbildung nach dem Studium verliehen werden sollte (s. 10).

---

(3) Zu diesem Zeitpunkt war diese Vereinigung noch eine Untergruppierung der Deutschen Gesellschaft für Dokumentation (DGD) und führte '(Medizinische) Informatik' noch nicht in ihrer Bezeichnung. Der jetzige Name wurde bei der Verselbständigung im Jahre 1975 angenommen.

In den folgenden Jahren wurde an mehreren Universitäten im Studiengang
Informatik das Nebenfach Medizin eingerichtet und zwar:

    1973 in München,
    1974 in Braunschweig-Hannover und Hamburg,
    1976 in Kiel,
    1977 in Erlangen,
    1978 in Dortmund und
    1981 in Aachen.

In Berlin  und Frankfurt wird  die Einrichtung des  Nebenfachs Medizin
geplant resp.  vorbereitet.


## 2.2    DER STUDIENGANG MED. INFORMATIK IN HEIDELBERG-HEILBRONN

Wie bereits erwähnt, wurde der Studiengang Med. Informatik 1972 an der
Fachhochschule Heilbronn eingerichtet.  Die  Veranstaltungen werden in
Zusammenarbeit mit  der Universität  Heidelberg (Fakultät  für Theoretische Medizin) durchgeführt,  die für den medizinischen Teil des Studiums zuständig ist.

Da es jedes Jahr 100-250 Bewerber für nur 35 Studienplätze gibt, fällt
dieser Studiengang seit seiner Einführung unter den Numerus Clausus.

Der Studienplan  ist seit 1972  mehrfach revidiert worden.   In seiner
jetzigen Form wird er in  Einzelheiten in den entsprechenden Beiträgen
dieses Bandes wiedergegeben.  Zusammenfassend kann gesagt werden,  daß
im ersten Studienabschnitt (s. Abb.  1) Grundlagen der Informatik, Mathematik, Naturwissenschaften/Technik und Medizin gelehrt werden.  Als
wesentliche Neuerung ist 1978 ein  Praktikum 'Systemanalyse im Gesundheitswesen' hinzugekommen.  Diese Praktikum  findet jeweils in Verbindung mit einer Institution des Gesundheitswesens, z.B.  einem Krankenhaus oder einer Arztpraxis, statt.  Während eines Semesters werden von
Studenten in kleinen Gruppen spezielle Probleme bzw.  Aufgabenstellungen innerhalb dieser Institution  erarbeitet und vorgetragen.  Bereits
im Rahmen dieses Praktikums behandelte Themen  sind z.  B.  die Situationsanalyse einer Zahnarztpraxis, Textverarbeitung in internistischen
Praxen, etc.

Im zweiten Studienabschnitt vertieft ein Pflichtteil die Grundlagen in
Mathematik, Informatik und Med. Informatik. Das Informatik-Seminar von
8 Semesterwochenstunden  entspricht der Studienarbeit in  anderen Studiengängen.

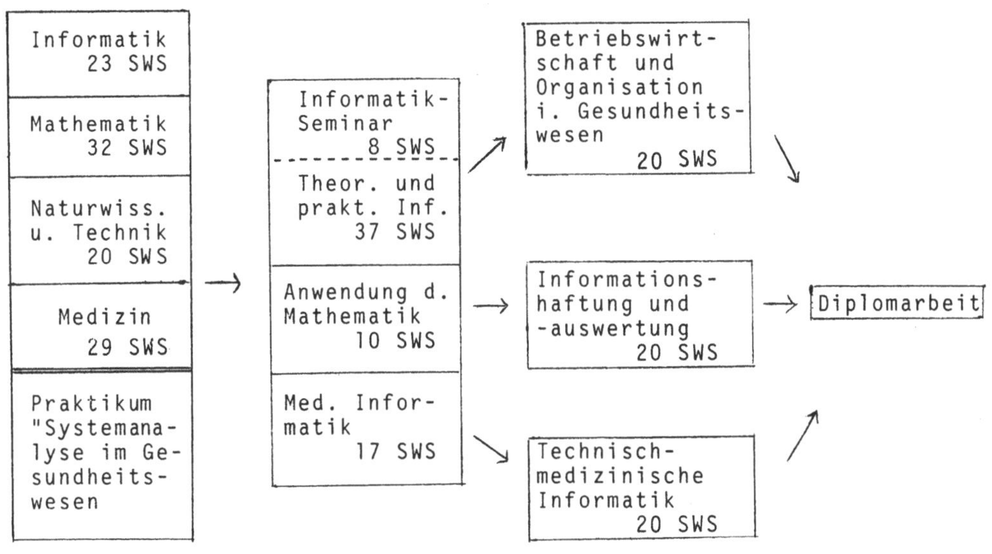



Abbildung 1:  Studienabschnitte des Studiengangs Heidelberg-Heilbronn

Bei der Wahlveranstaltung (s.  Abb.  1)  kann unter drei Blöcken einer
ausgewählt werden aus dem Angebot:

- Betriebswirtschaft  und Organisation im Gesundheitswesen,

- Informationshaltung und -auswertung sowie

- Technisch-medizinische Informatik.

Es folgen Diplomprüfung und Diplomarbeit. Der gesamte Studiengang dauert 8 Semester plus 1 Semester für die Diplomarbeit.

| Nr. | Gebiet | Anteil in % | zum Vor- oder Hauptdiplom |
|---|---|---|---|
| 1 | Struktur und Funktionen des menschlichen Körpers | 20 | V |
| 2 | Krankheitslehre (Pathophysiologie) | 14 | V |
| 3 | Therapeutische Prinzipien | 6 | D |
| 4 | Medizinische Terminologie | 3 | V |
| 5 | Methodenkritik der medizin. Denk- und Schlußweisen | 5 | D |
| 6 | klin.-chem. und klin.-phys. Arbeitsweisen | 8 | V |
| 7 | Mensch und Umwelt (Soziologie, Psychologie) | 4 | D |
| 8 | Krankenhausbetriebslehre | 6 | D |
| 9 | Organisationsformen im Gesundheitswesen | 6 | V |
| 10 | spezielle Probleme der medizinischen Datenverarbeitung | 14 | D |
| 11 | Dokumentation | 4 | D |

Abbildung 2: Stoffkatalog (Idealcurriculum) für das Nebenfach Medizin (13)

Die Anteile der einzelnen Komponenten des Studienplanes verteilen sich
wie folgt:

| | |
|---|---|
| Informatik | 35% |
| Med. Informatik | 20% |
| Medizin | 12% |
| Mathematik | 17% |
| Sonstiges | 16%. |

Somit ist der mittelbar und unmittelbar Medizin-bezogene Anteil mit
32% gegenüber 20 - 25% bei den anderen Informatik-Studiengängen mit
Nebenfach Medizin relativ hoch; jedoch ist dieser Studiengang noch
eindeutig der Fachrichtung Informatik zuzuordnen.

Es wurden teilweise die frühe Spezialisierung des hier studierenden
Informatikers auf das Anwendungsfach Medizin hin und der anfangs qualitativ verbesserungswürdige Informatikanteil kritisiert. Hierzu sind
aber inzwischen mehrere Berufungen qualifizierter Dozenten erfolgt und
hinsichtlich der stofflichen Anteile bedeutet aber gerade die intensive Miteinbeziehung des Anwendungsfaches Medizin in das Informatik-
Studium eine erhöhte Motivation der Studenten, ganz abgesehen von den
Vertiefung der Fachkenntnisse. Wie erwähnt, kann zu Details dieses
Studienganges auf die entsprechenden Beiträge dieses Bandes verwiesen
werden.

Insgesamt scheint es, daß dieser Ausbildungsgang die erhobenen Forderungen an eine Ausbildung in Med. Informatik gut erfüllt.


## 2.3 DIE STUDIENGÄNGE INFORMATIK MIT NEBENFACH MEDIZIN

Das Nebenfach Medizin ist seit 1973 an sieben Universitäten im Studiengang Informatik eingerichtet worden. Schwierigkeiten ergaben sich
dabei im Zusammenhang mit dem Numerus Clausus in der Medizin. Es
wurde befürchtet, daß Studenten, die als Nebenfachhörer Scheine in
Praktika für Medizinstudenten erworben hatten, versuchen würden, durch
Gerichtsverfahren einen Medizin-Studienplatz zu bekommen unter Hinweis
auf die durch ihre Teilnahme nachgewiesene Ausbildungskapazität. Dieses verstärkt die Forderung nach speziellen Medizinvorlesungen für Informatiker über die inhaltlichen Gründe hinaus.

Die Studienpläne des Nebenfachs Medizin im Studiengang Informatik sind
von Hochschule zu  Hochschule sehr verschieden,  was  einen Hochschul-
wechsel für die  Studenten sehr erschwert.  Auch sind  die Inhalte oft
sehr unterschiedlich,  so daß ein ungleiches Qualitätsniveau resultie-
ren kann.  Welche Fächer gelehrt werden können, ist oft von den jeweiligen Gegebenheiten und Möglichkeiten an der Hochschule resp.  der mit
ihnen kooperierenden Institutionen abhängig.


### 2.3.1   <u>Idealcurriculum</u> <u>für</u> <u>das</u> <u>Nebenfach</u> <u>Medizin</u> <u>im</u> <u>Studiengang</u> <u>Informatik</u>

Ein Stoffkatalog für  das Nebenfach Medizin im  Studiengang Informatik
wurde 1973 auf der Reisensburger Tagung (13)  erarbeitet.  Wie Abb.  2
zeigt,  sollte das Nebenfach ungefähr 25% des Gesamtstudiums ausmachen
- wünschenswert schienen 36 -  40 Semesterwochenstunden,  die ungefähr
zur Hälfte vor  und zur Hälfte nach dem Vordiplom  gehört bzw.  belegt
werden sollten.

Die Darstellung von Techniken zur Anwendung  der Informatik in der Me-
dizin ist in diesem Stoffkatalog nicht enthalten,  da dies Aufgabe des
Informatik-Studiums selbst ist,  in das das Nebenfach eingebettet ist.
Gebiet 10 (s. Abb. 2) bildet dazu eine Ergänzung.

In den Gebieten  1 und 2 soll  ein Überblick über die  Medizin gegeben
werden, ohne daß dieser mit Detailwissen belastet werden sollte.   Die
Beziehungen im Subjekt-Objekt-System der Medizin  werden in den Gebieten 3, 5, 7, 8 und 9 behandelt.


### 2.3.2   <u>Der Studiengang Informatik mit Nebenfach Medizin an der TU</u> <u>München</u>

Um exemplarisch einen der Studiengänge  Informatik mit Nebenfach Medizin in  der Bundesrepublik  vorzustellen,  wurde  der Studienplan  der
Technischen Universität München gewählt.

Das Nebenfach Medizin wurde 1973 eingeführt. Eine praktische Zusammenarbeit erfolgt mit dem Institut für Med.  Statistik, Dokumentation und
Datenverarbeitung (Prof. Dr. Lange).

Der Nebenfachanteil beträgt etwa 25%, der Student hört 40
Semesterwochenstunden im Nebenfach Medizin - das entspricht genau den
Forderungen des Idealcurriculums.


Zum Vordiplom:

|  |  |
|---|---|
| Informatik: | 22 SWS |
| Mathematik: | 40 SWS |
| Elektrotechnik: | 8 SWS |
| Medizin | 21 SWS |

Zum Hauptdiplom:

|  |  |
|---|---|
| Informatik | 35 SWS |
| Mathematik | 20 SWS |
| Medizin | 18 - 20 SWS |

Medizin:

|  |  |
|---|---|
| Anatomie: | 6 SWS |
| klinische Grundlagen | 3 SWS |
| Pathologie | 6 SWS |
| Physiologie und klin. Chemie | 6 SWS |

Medizin:

|  |  |
|---|---|
| Biomathematik u. Statistik | 2 SWS |
| Med. Dokumentation | 1 SWS |
| Med. Grundkenntnisse | 2 SWS |
| Computergestützte Diagnose | 1 SWS |
| Krankenhausverwaltung | 3 SWS |
| Öffentl. Gesundheitswesen | 1 SWS |
| Industriemedizin | 2 SWS |
| Bioingenieurwiss. | 2 SWS |
| Mikrobiologie, Hygiene | 2 SWS |
| zusätzl. Vorles. | 2 - 6 SWS |

Abbildung 3:  Übersicht  Studienplan Informatik mit Nebenfach Medizin
              TU München


In 21 Semesterwochenstunden (s. Abb. 3) vor dem Vordiplom werden medizinische Grundlagen gelehrt. Nach dem Vordiplom werden Vorlesungen,

die z.T. speziell für Informatiker konzipiert wurden, aus dem Bereich
der Med. Informatik angeboten. Inwieweit die Medizin-Vorlesungen vor
dem Vordiplom der Forderung nach einem Überblick Rechnung tragen und
nicht zu sehr mit Detailwissen belastet sind, kann nicht entschieden
werden - die Vorlesung 'Medizinische Grundkenntnisse' nach dem Vordiplom bietet sicher noch eine gute Ergänzung in dieser Hinsicht.

Die Vorlesungen 'Öffentliches Gesundheitswesen, Industriemedizin und
Krankenhausverwaltung' bieten einen Einblick in die Beziehungen im
Subjekt-Objekt-System Medizin.

Ein Praktikum wird nicht durchgeführt.


## 2.3.3 Die übrigen Studiengänge Informatik mit Nebenfach Medizin

Wenn auch der Studienplan für das Nebenfach Medizin der Technischen
Universität München den Idealvorstellungen schon recht nahe kommt, so
darf dies aber nicht darüber hinwegtäuschen, daß die meisten Informatik-Studiengänge mit Nebenfach Medizin noch verbesserungsbedürftig
sind - besonders was die Einrichtung von Medizin-Vorlesungen speziell
für Informatiker betrifft. Ein Studiengang mit breit gefächertem Angebot ist derjenige von Hamburg. (Da das den Hamburger Studiengang be-
schreibende Manuskript erst kurz vor dem Abgabetermin dieses Bandes
zum Druck vorgelegt wurde, konnte ein weiterer evaluierender Vergleich
nicht mehr durchgeführt werden). Es wird auf den diesbezüglichen Beitrag dieses Bandes verwiesen.

In vielen Studiengängen können nur Vorlesungen des Studienganges Medizin besucht werden, in denen zuviel Detailwissen vermittelt und nicht
den speziellen Bedürfnissen der Informatiker nach einem Überblick
Rechnung getragen wird.

Vorlesungen wie Organisationsformen im Gesundheitswesen, Psychologie
und Soziologie, Arbeitsweisen der Medizin, etc. werden nicht immer angeboten.

In Abb. 4 wurde versucht, einen Überblick über die derzeitigen Studiengänge zu geben, soweit ausreichende Information über Einzelheiten
vorlag. Der relativ geringe Anteil des Nebenfachs in Braunschweig
entspricht dem allgemeinen Nebenfach-Anteil im dortigen Diplomstudien-

| | Stud.g. seit | prakt. Zusammenarbeit | Stud. pro Sem. | Nebenfachanteil | Informatikvorlesungen, die Techniken f. Einsatz d. EDV in Med. liefern | Vorlesungen, die einen umfassenden Überblick über Medizin geben | Vorlesungen über die Beziehungen im Subj.-Obj.-System Medizin |
|---|---|---|---|---|---|---|---|
| Aachen | 1981 | Abtl.f. Med. Statistik u. Dokum. | 7 | 20-25 % | Datenstrukturen Softwarepraktikum | mehrere Vorlesungen aus Medizinstudium, sehr spezielle Themen (z.B. Immunologie) | - |
| Braunschweig | 1974 | Med. Hochschule Hannover | 15 | 14 % | Datenbanksysteme Grundlagen der DV i. d. Medizin | Anatomie, Physiologie, Pharmakologie aus Pharmaziestudium | in: Grundlagen der DV i. d. Medizin Ärztl. Methodik |
| Dortmund | 1978 | ? | ? | 20 % | ? | Physiologie f. Naturwissensch. Physiologie f. Psychologen Anatomie | - |
| Erlangen | 1977 | Inst. f. Med. Statistik u. Dokum. | 10 | ? | Med. Dok.systeme Anwend. statist. Meth.i.d. Medizin (u. andere) | Anatomie, Physiologie, Allg. Krankheitslehre für Informatiker | - |
| Hamburg | 1974 | Univ.-Krkh. Eppendorf | 22 | 24 % | Inf. Systeme | mehrere Vorlesungen aus Med.Studium | Krankenhausorg. Med. Gesetzeskunde Med. Psychologie |
| Kiel | 1976 | Abtl.f.Med. Statistik u. Dokum. Klinikum d. Uni Kiel | 8 | 25 % | Med. Inf.Systeme (u. andere) | mehrere Vorlesungen aus Medizin-u. Zahnmed.-Studium sehr spezielle Themen | Krankenhausbetriebslehre Med. Gesetzeskunde |
| München | 1973 | Inst. f. Med. Statistik, Dokum. u. DV, TU | 20 | 24 % | ? | mehrere Vorlesungen aus Med. Studium med. Grundkenntnisse | Öff. Gesundheitswesen, Industriemedizin Krankenhausverwaltung |

Abbildung 4:   Tabellarischer Vergleich der Informatik-Studiengänge

gang. In dieser Abbildung sind die eingangs geforderten Hauptkomponenten

- Informatik-Vorlesungen, die Techniken für den Einsatz der EDV in der Medizin liefern,

- Vorlesungen, die einen umfassenden Überblick über die Medizin geben und

- Vorlesungen zu den Beziehungen des Subjekt-Objekt-Systems Medizin

in exemplarischen Vorlesungen ausgewiesen.


## 2.3.4  Informatik-Ausbildung im Medizinstudium

Die Wahl eines Nebenfaches ist im Studiengang Medizin - schon allein wegen der Stofffülle in der Medizin - in der Bundesrepublik Deutschland nicht möglich. Allerdings sei hier darauf verwiesen, daß (Aufbau-)Studiengänge der (theoretischen) Medizin in Österreich, in den Niederlanden und in Frankreich existieren, wo solche Kombinationsmöglichkeiten gegeben sind.

Informatik-verwandte Fächer und Grundlagen der Med. Informatik sind in den letzten Jahren jedoch in die Studienpläne der Approbationsordnung für Ärzte aufgenommen worden. So müssen die Studenten der Medizin vor dem Physikum Vorlesungen über Biomathematik und Biostatistik und nach dem Physikum Vorlesungen über die klinische Anwendung biostatistischer Methoden belegen. Im ökologischen Stoffgebiet sind Vorlesungen über die Grundprinzipien der Med. Informatik angesiedelt; die hier gelehrten Semesterwochenstunden variieren in den einzelnen Fakultäten zwischen 2 und 7 Doppelstunden. Der Stoffkatalog umfaßt Prinzipien der Med. Informatik. Die Vorlesungen sollen weiterhin Themen der medizinischen Dokumentation, der hauptsächlichen Anwendungssysteme der Informatik und von Informationssystemen in der Medizin behandeln sowie Datenschutz und Systemanalyse resp. Vergleiche zwischen Gesundheitsversorgungssystemen.

### 2.3.5  Das Zertifikat Medizinischer Informatiker

Bisher einzigartig ist das in der Bundesrepublik geschaffene Zertifikat des Medizinischen Informatikers. Es wurde eingeführt zum Nachweis der beruflichen Qualifikation und Weiterbildung nach einem entsprechenden Grundstudium, um ähnlich dem Facharzt oder der ärztlichen Gebietsbezeichnung zu dokumentieren, daß praktische Erfahrungen auf dem Gebiet der Med. Informatik erworben worden sind und daß die Befähigung besteht, entsprechende Einrichtungen zu leiten.

Um Niveau und Gleichwertigkeit zu erreichen, kamen die GMDS und die GI darin überein, die Verleihung des Zertifikats von der Erfüllung definierter Voraussetzungen (10) abhängig zu machen.

Voraussetzungen für die Verleihung des Zertifikats an einen Bewerber sind:

1. Ein abgeschlossenes Studium der Informatik oder der Medizin; bei gegebenen anderen Voraussetzungen kann auch ein anderes Studium (z.B. das der Wirtschaftswissenschaften, der Mathematik, der Ingenieurwissenschaften o.ä.) als Grundlage dienen, falls entsprechende Weiterbildungsnachweise in Informatik und Medizin vorliegen;

2. eine mindestens 5-jährige Tätigkeit in einem oder in mehreren der Bereiche:

   a) Informationshaltung und -auswertung,

   b) Organisation und Betrieb von Einrichtungen oder Unternehmungen in der Gesundheitsversorgung,

   c) Technisch-medizinische Informatik;

Während dieser Tätigkeit sollte die Fähigkeit zum Lösen von Problemen im Gesundheitswesen mit Methoden der Informatik erworben worden sein. Dies kann nachgewiesen werden durch erfolgreich abgeschlossene Projekte oder wissenschaftliche Publikationen.

3. Eine zum Inhalt des Studiums komplementäre Weiterbildung bzw. Grundkenntnisse in den Fächern

a) Informatik

b) Medizin

c) Med. Informatik

d) Biomathematik

e) Wirtschaftswissenschaften.

Ein von Mitgliedern der GMDS und GI gebildeter Ausschuss(4) prüft die Voraussetzungen für die Erteilung des Zertifikats, welche durch die Präsidenten der beiden Gesellschaften gemeinsam erfolgt.


## 3. DIE AUSBILDUNG ZUM MED. INFORMATIKER IM AUSLAND

In der vorliegenden Arbeit werden Ausbildungsbeispiele zusammengestellt aus den Ländern:

- Österreich,

- den Niederlanden,

- USA und

- Canada.

Kurz erwähnt werden Ausbildungsgänge in Frankreich und Belgien.

--------------------

(4) Der Ausschuß besteht aus je einem Vertreter und Stellvertreter für die Fächer Medizin, Medizinische Informatik, Biometrie und Med. Statistik, Wirtschaftswissenschaften und Informatik. Der Ausschuß wählt aus seiner Mitte einen Vorsitzenden und dessen Stellvertreter.

## 3.1 <u>ÖSTERREICH</u>

Die Ausbildung zum Med. Informatiker in Österreich erfolgt hauptsächlich auf dem Weg eines Informatik-Studienganges mit Nebenfach Medizin.

Zu den grundsätzlich möglichen Ausbildungsgängen ist anzuführen:

- das Studium der Med. Informatik als gesondertes Studium (ähnlich dem Studiengang Heidelberg-Heilbronn) gibt es derzeit in Österreich nicht;

- ein Studium der Informatik ist möglich mit Nebenfach Medizin. Dieser Studiengang existiert an der Universität und der Technischen Universität Wien. Außerdem ist an der Technischen Universität Wien ein 5-semestriges Kurzstudium der Datentechnik mit Nebenfach Med. Datenverarbeitung möglich;

- das Studium der Medizin mit Nebenfach Informatik wird im Rahmen einer geplanten Reform des Medizinstudiums an der Universität Wien wahrscheinlich demnächst möglich sein.

Es bleibt noch zu bemerken, daß in verschiedenen anderen Studiengängen Einzellehrveranstaltungen in Med. Informatik vorgesehen sind.


## 3.1.1 <u>Studiengang Informatik mit Nebenfach Medizin</u>

Ungefähr 14 Studenten pro Semester wählen das Nebenfach Medizin. Der Anteil des Nebenfachs Medizin im Informatikstudium beträgt 30% im Gegensatz zu den vorgeschlagenen und teilweise praktizierten 20 - 25% in der Bundesrepublik Deutschland. Nach dem Vordiplom werden 50 Semesterwochenstunden im Nebenfach Medizin belegt. Sie gliedern sich auf in

    10 SWS Interdisziplinäres Praktikum
    30 SWS Pflichtvorlesungen
    10 SWS Wahlvorlesungen
        (wählbar aus einem Angebot von 17 SWS).

Art und Inhalt der im einzelnen angebotenen Vorlesungen sind dem entsprechenden Beitrag dieses Bandes zu entnehmen.

In diesem Studienplan sind viele Vorlesungen über spezielle Anwendungen der Informatik in der Medizin zu finden, so z.B. Textretrieval in der Medizin, Artificial Intelligence und Simulationsmodelle. Mit 'Medizinischer Propädeutik für Informatiker' ist offenbar eine Medizinvorlesung speziell für den Informatiker geschaffen worden, an die sich noch weitere Vorlesungen aus dem Bereich der Medizin anschliessen.

Vorlesungen über Beziehungen im Subjekt-Objekt-System Medizin sind hingegen kaum zu finden. 'Modelle der gesundheitlichen Versorgung' ist diesem Bereich zuzuordnen. Wichtig ist, daß in diesem Studiengang ein Praktikum von 10 Semesterwochenstunden angeboten wird.


### 3.1.2 Kurzstudium Datentechnik mit Nebenfach Med. Datenverarbeitung

In einem 5-semestrigen Kurzstudium Datentechnik müssen 24 Semesterwochenstunden im Nebenfach Med. Datenverarbeitung gehört werden. Sie gliedern sich auf in

    10 SWS Projektpraktikum
     6 SWS Pflichtvorlesungen
     7 SWS Wahlvorlesungen
       (wählbar aus einem Angebot von 27 SWS).

Das Vorlesungsangebot besteht aus einer Teilmenge des Angebotes für das Nebenfach Medizin im Studiengang Informatik. Es wurde hier auf spezielle medizinische Vorlesungen (z.B. Pharmakodynamik und Toxikologie) zugunsten der mehr technisch orientierten Fächer verzichtet. Auch hier wird ein Praktikum angeboten.

Das Kurzstudium Datentechnik kann also gewissermassen als eine Art Mini-Studium der Informatik betrachtet werden.

Zusammenfassend läßt sich sagen, daß in Österreich mit dem Studiengang Informatik mit Nebenfach Medizin eine relativ gute Möglichkeit zur Ausbildung zum Medizinischen Informatiker gegeben ist.

## 3.2  DIE NIEDERLANDE

An einigen Universitäten in den Niederlanden sind Kurse über Med. Informatik in das Medizinstudium aufgenommen worden. An der Freien Universität  Amsterdam und der Universität von Amsterdam wurde in Zusammenarbeit zwischen Medizinern und Informatikern ein Ausbildungssystem entwickelt, nach dem sowohl ein Medizinstudium mit Nebenfach Informatik als auch ein Informatikstudium mit Nebenfach Medizin sowie Varianten mit anschliessendem Aufbaustudium möglich sind (16, 3).

Abb. 5 gibt eine schematische Darstellung. Med. Informatik ist im Grundstudium (1. Phase des Medizinstudiums) Pflicht, da ein Mediziner ein Minimum über Med. Informatik wissen sollte - umgekehrt ist ein Pflichtanteil bei dem Informatiker ohne Nebenfach oder Nebenstudium Medizin verständlicherweise nicht erforderlich.

Der Student kann sich auch erst in der 2. Phase des Studiums für Med. Informatik entscheiden (also auch dann, wenn er den Block M1 bzw. I1 nicht belegt hat). Hat er aber bereits in der 1. Phase Med. Informatik resp. entsprechende Fächer belegt, so kann er sich in der 2. Phase statt der bereits belegten Fächer andere wählen.
Die Blöcke M1, M2, I1 und I2 sind in ihren einzelnen Inhalten in Abb. 6 dargestellt. Auf dem Gebiet der Techniken der Informatik für die Medizin finden sich Fächer wie Programmieren, Datenbanken, Hardware und Computerorganisation, Grundlagen numerischer Prozeduren, Organisation und Projektverwaltung, Bildverarbeitung, Mustererkennung sowie Signalanalyse.

Es fehlen mehr systemorientierte Fächer, ferner Modellbildung und Simulation.

Hinsichtlich der  zweiten geforderten Kategorie geben  einen Überblick über die Medizin die Veranstaltungen: Grundlagen der Physiologie, Grundlagen der Krankheitslehre, Physikalische Diagnostik und Labor. Die Beziehungen im Subjekt-Objekt-System der Medizin werden nur in wenigen Vorlesungen wie 'Struktur des Gesundheitswesens' und 'Einführung in die Med. Informatik' behandelt.

Trotz der hier geäußerten Kritik ist zu sagen, daß dieses Modell mit der Verflechtung von Medizin- und Informatikstudium auch für andere Universitäten außerhalb der Niederlande als Vorbild dienen könnte. Zum Vergleich seien hier noch einmal die Studiengänge in Österreich

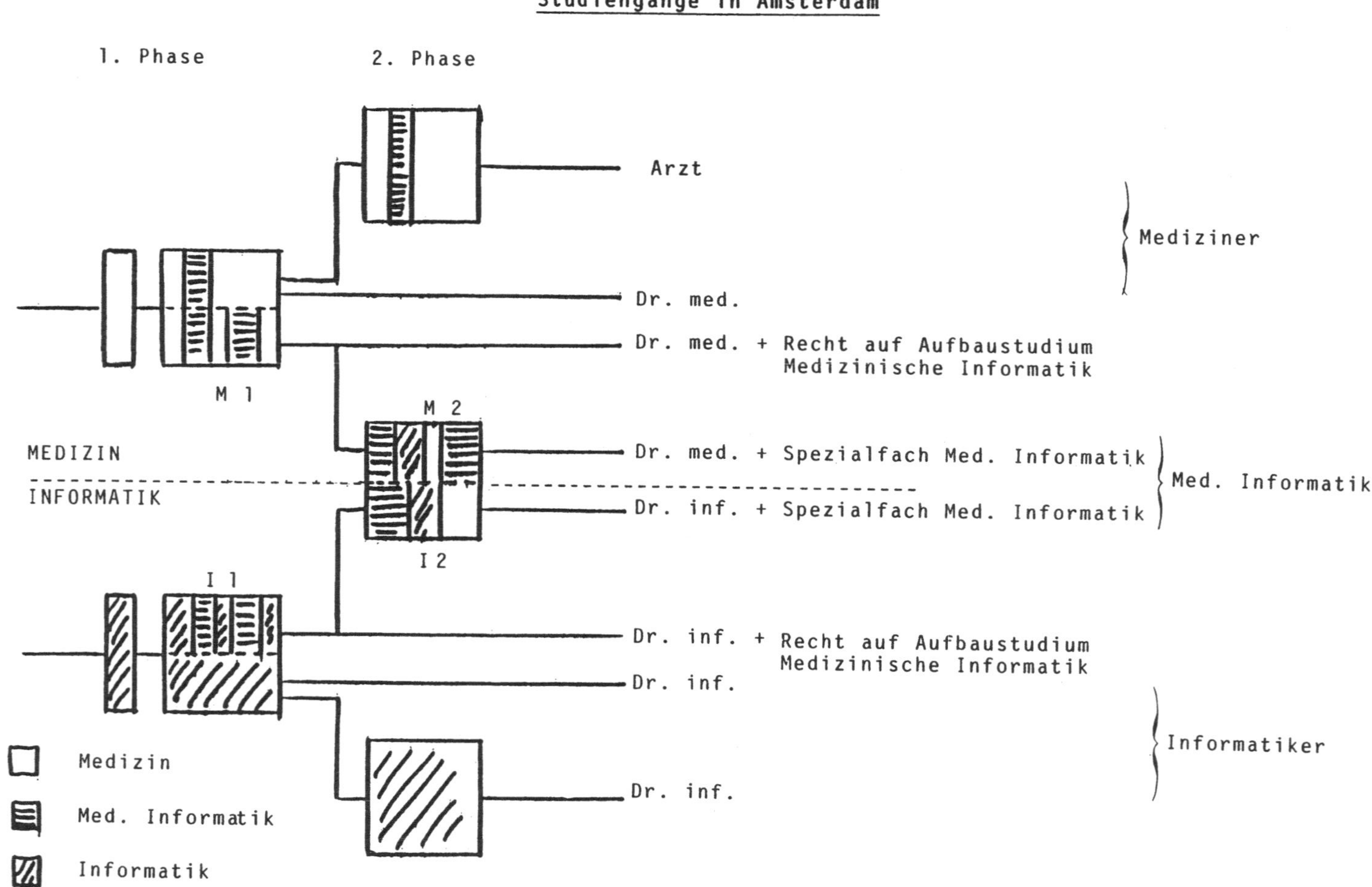


Abbildung 5: Studiengänge Medizin und Informatik in Amsterdam

Lehrveranstaltungen Med. Informatik in Amsterdam

M 1

INFORMATIK

Programmieren
Datenbanken
Organisation und Projekt-
 verwaltung


MED. INFORMATIK

ausgewählte Kapitel der
Med. Informatik,
Systemanalyse und
Mustererkennung


I 1

MEDIZIN

Grundlagen der Physiolo-
 gie und Anatomie
Struktur des Gesundheits-
 wesens


MED. INFORMATIK

Einführung in die Med.
 Informatik
Grundlagen der Signalana-
 lyse und Mustererkennung


M 2

INFORMATIK

Programmieren
Datenbanken und -pakete
Hardware und Computerorgani-
 sation
Grundlagen numerischer Prozesse
Organisation und Projektverwal-
 tung


MED. INFORMATIK UND STATISTIK

ausgewählte Kapitel der Med.
Informatik,
Bildverarbeitung und Musterer-
 kennung;
Signalanalyse
Statistik


MEDIZIN

Strukturen des Gesundheitsversorgungssystems und andere


I 2

MEDIZIN

Grundlagen der Physiologie und
 Anatomie
Grundlagen der Krankheitslehre
Strukturen des Gesundheitswesens
Phys. Diagnostik und Labor


MED. INFORMATIK

Einführung in die Med. Informatik
Statistik und Epidemiologie
Bildverarbeitung und Mustererken-
 nung
Signalanalyse


INFORMATIK

Organisation und Projektverwaltung


Abbildung 6: Ausbildungsinhalte der einzelnen Blöcke der Amsterdamer
             Studiengänge

erwähnt, welche ähnliche Modellvorstellungen beinhalten. Für Mediziner und Informatiker können gemeinsame Vorlesungen angeboten werden und die Möglichkeit der Zusammenarbeit Angehöriger beider Disziplinen ist schon während des Studiums gegeben. Voraussetzung sind dabei neue Unterformen des Studiums der (theoretischen) Medizin.


## 3.3 FRANKREICH

Aus zeitlichen Gründen konnte Frankreich nicht in den ausführlichen Vergleich aufgenommen werden, da die angeforderten Unterlagen nicht rechtzeitig zur Drucklegung eintrafen. An Pariser Universitäten (insbesondere P. et M. Curie) ist ein zusätzliches oder Aufbaustudium im Hinblick auf wissenschaftliche resp. theoretische Medizin möglich (6). Nach der Ausbildung zum Arzt (oder auch parallel dazu) kann der Student einen Grad des Docteur d'Etat en Biologie Humaine erwerben. Dieses Studium läuft über 5 - 6 Jahre und beinhaltet in 3 Stufen den Erwerb eines 'Masters' (Maitrise), eines Diploms (Diplome de Recherche en Biologie Humaine) und schließlich des Doktorgrades mit jeweils geforderten Vorlesungsbesuch und der Erstellung der entsprechenden Arbeiten resp. Dissertationen. Bei einer gemeinsamen Grundlage in biometrischen und biostatistischen Methoden kann sich der Student verschiedenen Richtungen zuwenden wie Informatik, Biomathematik, Modellbildung und Biostatistik, was auch in seinem Doktorgrad (Docteur d'Etat en Biologie Humaine mention Informatique) zum Ausdruck kommt. Ähnliche Programme existieren auch in Nancy und sind in Bordeaux in Vorbereitung.


## 3.4 BELGIEN

In Belgien bestehen keine vergleichbaren allgemeinen Ausbildungsgänge. Allerdings ist es an der Universität Namur möglich, im Rahmen eines 'licenciat' (vergleichbar dem Master) eine Arbeit auf dem Gebiet der Medizinischen Informatik zu erstellen. Grundlagen der Med. Informatik werden für Mediziner und Pharmazeuten z.B. an der Université Catholique de Louvain in Brüssel gelesen.

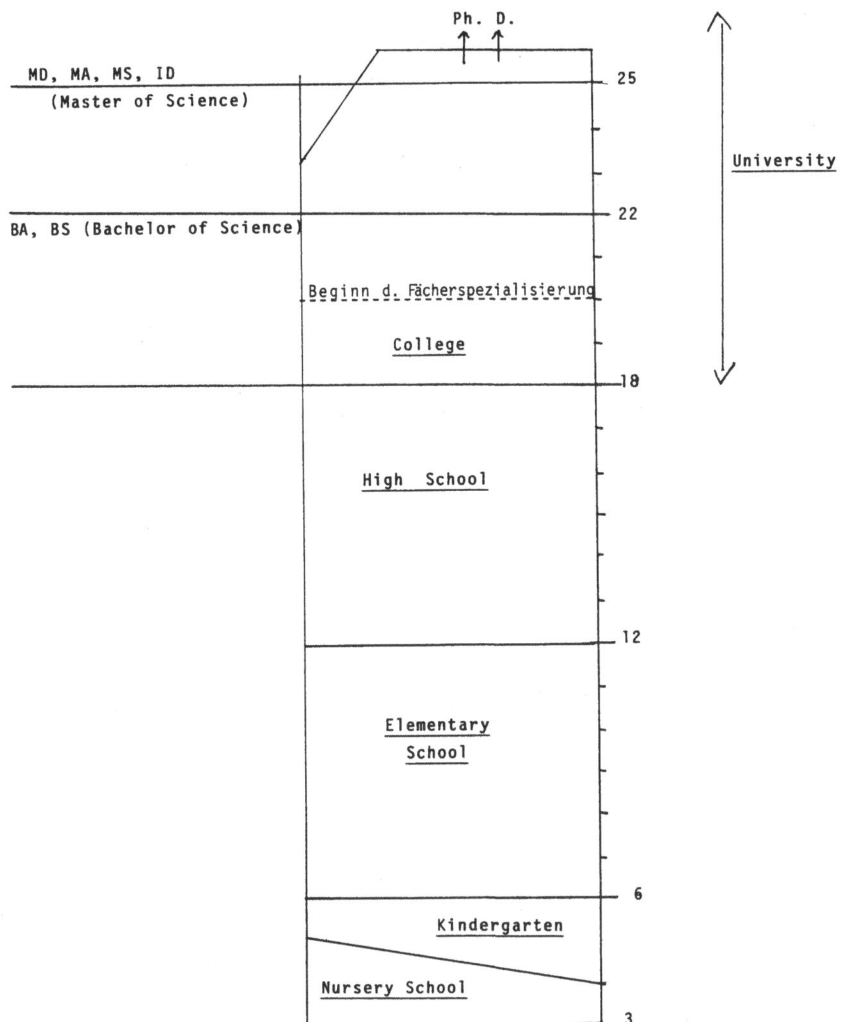


Abbildung 7: Vereinfachtes Schema des Bildungssystems in den USA

## 3.5  USA

### 3.5.1  Das Bildungssystem in den USA

Das amerikanische Bildungssystem unterscheidet sich sehr vom deutschen schon allein durch die Vielzahl von Ausbildungsinstitutionen, die auf den verschiedenen Ebenen nebeneinander existieren.

Abb. 7 (9) gibt einen stark vereinfachten Überblick (hierbei ist eine Unterteilung in Junior-und Senior-Highschool nicht erfolgt). Nach dem High-School-Abschluß kann ein College besucht werden, das meist nach 4 Jahren mit dem Bachelor of Science (BS) im naturwissenschaftlichen Bereich abschließt. Dies entspricht etwa einem Vordiplom in der Bundesrepublik, allerdings mit dem Unterschied, daß der Bachelor bereits eine berufliche Qualifikation darstellt. Anschliessend führt die Graduate School im naturwissenschaftlichen Bereich zu dem Master of Science (MS). Darauf baut das Postgraduate-Training auf, das, wenn erfolgreich, zum Doktor (Ph. D. oder entsprechend) führt (9).

Dem Diplom-Studiengang in der Bundesrepublik entspricht also die Ausbildung zum Bachelor und anschliessend zum Master. Es handelt sich dabei um zwei eigenständige, in sich geschlossene Teile, die zudem an zwei verschiedenen Institutionen (wenn auch manchmal innerhalb eines gleichen Universitätskomplexes) stattfinden. Ein Vergleich mit der Bundesrepublik Deutschland ist daher nur schwer möglich.

### 3.5.2  Zwei Beispiele für eine BS- und eine MS-Ausbildung

Eine Untersuchung über den Stand der Ausbildung in Med. Informatik in den USA aus dem Jahre 1979 konstatiert (11), daß zwar durchaus Ausbildungsgänge für dieses Fach existieren, diese aber auf den unterschiedlichsten Ebenen mit den unterschiedlichsten Anforderungen und Abschlüssen liegen.

Es soll daher exemplarisch nur an zwei Beispielen aufgezeigt werden, wie eine Ausbildung zum Med. Informatiker auf der College- und auf der Graduate School-Ebene aussehen kann. Man merkt dabei, daß der Begriff

'Med. Informatik' erst in letzter Zeit in den Vereinigten Staaten
zunehmend Verwendung findet.


### 3.5.2.1  Bachelor of Science-Ausbildung

Seit 1967 wird am College of Health Related Professionals in New York
eine zweijährige Ausbildung angeboten, die dem Bereich der Med. Informatik zugeordnet werden kann. Im Jahre 1975 wurde der Ausbildungsgang
in zwei Fachrichtungen, nämlich Biomathematik und Medical Information
Processing, aufgespalten (19).

Voraussetzung für die Wahl dieser Fachrichtung ist, daß der Student in
den ersten beiden der vier College-Jahre eine bestimmte Anzahl von Semesterwochenstunden in Physik, Chemie, Biologie, Sozialwissenschaften,
Englisch und Mathematik belegt hat.

Die hier beschriebene Ausbildung erfolgt in den beiden letzten der
vier College-Jahre und wird mit dem Bachelor of Science abgeschlossen.

Der Studienplan beider Fachrichtungen ist in Abb. 8 wiedergegeben.
Zunächst erscheinen diese beiden Studienpläne, gemessen an den aufge-
stellten Forderungen, unvollständig. Man muß dabei aber
berücksichtigen, daß man sich auf der College-Ebene befindet und daß
Biomathematik und 'Medical Information Processing' nur Teilgebiete der
Med. Informatik sind.

In beiden Studienplänen werden Grundlagen der Informatik gelehrt. Bei
der Studienrichtung Biomathematik liegt der Schwerpunkt auf Medizin
und Mathematik. Hier ist ein Praktikum vorgesehen.

Bei der Studienrichtung 'Medical Information Processing' findet man
keinerlei Medizin-Vorlesungen, dafür aber eine starke Betonung der
systemorientierten Informatik mit Hinblick auf eine Anwendung im medizinischen Bereich. Ein Praktikum ist hier nicht vorgesehen.

| Trimester | Biomathematik | -gemeinsame-<br>Fächer | Medical Information Processing |
|---|---|---|---|
| 1 | Einf. i. alg.<br>Prozesse<br>Elektronik<br>Lin. Algebra | Computerorg.<br>u. Programmie-<br>ren I<br>Biostatistik I<br>Seminar I | Systemanalyse I<br>FORTRAN<br>Lin. Algebra<br>oder Medizin. Termino-<br>logie |
| 2 | Gewöhnl. Diff.<br>gleichungen<br>Analogrechnen<br>Numerik | Comp. Org. u.<br>Progr. II<br>Biostatistik II<br>Diskr. Struktu-<br>ren<br>Seminar II | Systemanalyse II<br>kaufmänn. Progr. Spr.I<br>Gesundh. syst. u. -ver-<br>waltung |
| 3 | Part. Diff.gl.<br>Hybrid Compu-<br>ting | Comp. Org. u.<br>Progr. III<br>Biostatistik<br>III<br>Seminar III | Systemanalyse III<br>kaufmänn. Progr. Spr.II |
| 4 | Anatomie<br>Biochemie<br>Physiologie<br>Genetik<br>(Praktikum) | Systempro-<br>grammierung I<br>Operations<br>Research | (unabh. Studium)<br>Datenstrukturen<br>Dataprocessing<br>management |
| 5 | Physiologie<br>Simulation<br>Berechenbar-<br>keitstheorie<br>(Praktikum) | Systemprogr.II | (unabh. Studium)<br>Kommunikation<br>Teleprocessing<br>Warteschlangentheorie<br>Medical data processing |
| 6 | Simulation<br>(Praktikum)<br>(Wahlfächer) | Systemprogr.<br>III | (unabh. Studium)<br>Computer Hardware<br>Gesundheitsvers.-BWL<br>Gesundheitsvers.-Organi-<br>sation |

Abbildung 8:  Studienplan der Bachelor of Science-Ausbildung, New York


## 3.5.2.2  Master of Science-Ausbildung

Seit 1972 wird  an der University of California ein  Programm zur Aus-
bildung zum Master of Science in Med.  Informatik angeboten (4).   Die
Ausbildung dauert 3 Trimester,  d.h.  ein Jahr. Voraussetzung ist eine
College-Ausbildung (mit  Abschluß)  in Humanbiologie,   weswegen keine

Vorlesungen in Medizin mehr angeboten werden. Die angebotenen
Veranstaltungen sind aus den vier Bereichen:

- Med. Informatik

- Informatik

- Med. Systemanalyse und

- Messen und Auswerten.


Der Studienplan dieser Ausbildung wird in Abb. 9 zusammengefaßt.

| Trimester<br>Gebiet | 1 | 2 | 3 |
|---|---|---|---|
| Med. Information | Med. Umgebung | Die Natur med. Information | |
| Informatik | Programmierkonzepte und Informationsstrukturen<br>Rechenumgebung | Computer und Kommunikationssysteme I | Computer und Kommunikationssysteme II<br>Computersysteme im Gesundheitswesen |
| Med. Systemanalyse | Verwaltung und Bewertung von Gesundheitsversorgungsunternehmen | Systemanalyse der med. Versorgung | Design med. Informationssysteme |
| Messen und Auswerten | Einführung in Operations Research | Compumetrics: Statistische Datenanalyse | Compumetrics: Wahrscheinlichkeitsmodelle und Simulation |

Abbildung 9: Master of Science-Ausbildung, San Francisco

Im Bereich Systemanalyse findet man Kurse über die Beziehung im Subjekt-Objekt-System Medizin (konkret über das System der medizinischen Versorgung). Ähnliche Themen werden auch in Kursen im Bereich der Med. Informatik in diesem Studienplan angesprochen.

Im Bereich Informatik behandeln die Kurse neben Datenstrukturen, Programmiersprachen und Computersystemen vor allen Dingen Techniken zum Aufbau großer Computersysteme. Im Bereich Messen und Auswerten findet man Kurse über Statistik, Modellbildung und Simulation.

Im 2. Trimester erfolgt ein Praktikum, das im Universitätskrankenhaus abgeleistet wird. Der Student hat dort die Möglichkeit, tatsächlich existierende Probleme in der Praxis der Medizin zu untersuchen und Lösungen vorzuschlagen.

Das Stoffangebot ist in diesem Curriculum mehr auf die Informatik-Komponente abgestimmt, wahrscheinlich unter der Annahme, daß Grundlagen der Medizin und der Humanbiologie bereits auf dem College erworben worden sind.


### 3.5.3  <u>Modellcurriculum</u> <u>mit</u> <u>Abschluss</u> <u>Ph.D</u>.

In den Jahren 1977 bis 1980 erarbeitet ein Komitee der 'Association for Computer Maschinery (ACM)' ein Modellcurriculum für die Ausbildung zum Med. Informatiker (Health Computing), welches mit dem Erwerb des Ph.D. abgeschlossen werden soll (1). Es sieht vier Studienjahre mit jeweils vier 'Quarters' vor und soll im Bereich der 'Graduate School', der Einrichtung für Ph.D.-Curricula, stattfinden. Das Modellcurriculum beschreibt sehr genau die zu lehrenden Gebiete, die hier nur sehr verkürzt dargestellt werden sollen.

Abb. 10 zeigt, daß das Grundstudium in 14 Gebiete unterteilt wurde.

Die drei großen geforderten Bereiche

- Informatik-Techniken in der Medizin
  (C1, C2, C3, C9, C10, C11 und C13)

- umfassender Überblick über die Medizin ohne Detailwissen
  (C4) und

- Beziehungen im Subjekt-Objekt-System der Medizin
  (C7, C14)

sind gut vertreten.


C1  Informationsstrukturen
C2  Programmiersprachen - Organisation
C3  Computer-Systeme
C4  Struktur und Funktion des menschlichen Körpers
C5  Medizinische Information
C6  Klinische Entscheidungsfindung
C7  Gesundheitsversorgungssystem
C8  Entwicklung und Einwirkung von Computern in der Medizin
C9  Informatik-Techniken in der Medizin I
C10 Informatik-Techniken in der Medizin II
C11 Technische Kommunikation
C12 Biomathematik und Biostatistik
C13 Systemanalyse, -design, -entwicklung
C14 Management und Verwaltung von Computern in der Medizin


Abbildung 10:  Studienplan für den Doktorgrad in Health Computing


Die Autoren dieses Modellcurriculums erkannten, daß eine Spezialisierung im Bereich der Med. Informatik unumgänglich ist, wenn eine detaillierte Ausbildung erfolgen soll (s. Grundvorschläge der Reisensburger Tagung (13) und des Heidelberg-Heilbronner Curriculums).

Sie legten daher die folgenden vier Schwerpunkte fest, unter denen der Student einen auswählen soll:

- Gesundheitsinformationssysteme

- Medizinische Forschung

- Medizinische Ausbildung und

- Medizinische Verwaltung.

Der Schwerpunkt <u>Gesundheitsinformationssysteme</u> beschäftigt sich mit dem Entwurf, dem Aufbau und dem Betrieb von Gesundheitsinformationssystemen, ferner deren Anwendung und Wirkung auf Betroffene.

Der Schwerpunkt <u>Medizinische Forschung</u> bezieht sich auf den medizinisch-technischen Bereich in der Forschung und bietet dazu noch eine Erweiterung der mathematischen und medizinischen Kenntnisse. Der Schwerpunkt <u>Medizinische Ausbildung</u> behandelt den Einsatz von Computern bei der Ausbildung medizinischen Personals auf allen Ebenen. Es geht dabei um Methoden der Ausbildung und die Entwicklung passender Informationssysteme.

Der Schwerpunkt <u>Medizinische Verwaltung</u> behandelt den Einsatz des Computers bei verwaltungstechnischen Problemen, wobei sowohl organisatorische als auch wirtschaftliche Aspekte berücksichtigt werden.

Außer beim Schwerpunkt Medizinische Forschung, bei dem sowieso schon ein großer Teil der Ausbildung im Labor stattfindet, ist bei allen Schwerpunkten ein Praktikum vorgesehen.


## 3.6  <u>CANADA</u>

In Canada existierte bis zum Jahre 1982 kein spezieller Studiengang auf einem Gebiet, welches der Med. Informatik zugeordnet werden könnte. Es wird jedoch zum September 1982 an der University of Victoria in British Columbia der erste derartige Studiengang eingerichtet (12).

Dieser vorgesehene Studiengang soll vier Jahre umfassen und mit dem Bachelor of Science abschliessen. Die Verfasser dieses Studienganges orientierten sich am Modellcurriculum der ACM (1), welches vorausgehend vorgestellt wurde. Sie übernahmen Kurse aus dem Grundstudium und aus den Schwerpunkten Gesundheitsinformationssysteme und Verwaltung.

Abb. 11 gibt die Grundzüge dieses Studienplanes wieder.

Die mit CSC gekennzeichneten Kurse sind dem reinen Informatikbereich zuzurechnen und scheinen die geforderten Techniken, die zur Anwendung von Computern in der Medizin nötig sind, zu vermitteln (1. Hauptgruppe der Lehrinhalte).

Studienplan für Medizinische Informatik , Canada

### 1. Jahr

|     | CSC  | 110 | Computerprogrammierung I |
|-----|------|-----|---|
|     | MATH | 102 | Mathematik |
|     | ENG  | 115 | Verfassen wissenschaftlicher Arbeiten |
|     |      |     | 2 Wahlfächer |

|      | CSC  | 115 | Computerprogrammierung II |
|------|------|-----|---|
|      | MATH | 222 | Diskrete Mathematik |
| C12  | STAT | 250 | Einf. i. d. Statistik |
| C4   | PE   | 242 | Anatomie und Physiologie |

### 2. Jahr

|     | HIS  | 230 | Pathologie/Pharmakologie |
|-----|------|-----|---|
| C3  | CSC  | 230 | Einführung i. Computersysteme |
| C1  | CSC  | 275 | File Strukturen zum Datenverarbeiten |
|     | COMM | 120 | Prinzipien organisatorischen Verhaltens |

| C7   | HIS  | 265 | Gesundheitsversorgung |
|------|------|-----|---|
| C1   | CSC  | 325 | Datenstrukturen |
| C2   | CSC  | 330 | Programmiersprachen |
| C13  | CSC  | 375 | Systemanalyse |
| C11  | ENG  | 225 | schriftl. und verbale Kommunikation |

### 3. Jahr

| C8   | HIS  | 310 | Evolution von Computern in der Medizin |
|------|------|-----|---|
| C12  | HIS  | 321 | Biomathematik und Biostatistik |
| C5   | HIS  | 360 | Med. Information |
| AT1  | HIS  | 365 | Krankenhausorganisation und -verwaltung |

| C10  | HIS  | 315 | Computertechniken in der Medizin |
|------|------|-----|---|
|      | HIS  | 316 | Inf. Systeme in der Medizin |
| C8   | HIS  | 355 | Einf. i. d. Epidemiologie |
| IT3  | HIS  | 470 | Datenbanken I |
|      |      |     | 1 Wahlfach |

### 4. Jahr

| IT9  | HIS  | 410 | Krankenhausinformationssysteme I |
|------|------|-----|---|
| AT3  | HIS  | 411 | Med. DV-Management |
| IT6  | HIS  | 460 | Med. Informationsanalyse |
| IT8  | HIS  | 461 | Gesundheitsversorgungsinformationssysteme |
|      |      |     | 1 Wahlfach |

| IT9  | HIS  | 415 | Krankenhausinformationssysteme II |
|------|------|-----|---|
| AT   | HIS  | 465 | Schweigepflicht in der Medizin |
| C6   | HIS  | 466 | klin. Entscheidungsfindung |
|      | HIS  | 490 | Praktikum |
|      |      |     | 1 Wahlfach |

Abbildung 11:  Vorgesehener Studienplan der Univ. of Victoria, B.C.

Aus dem Bereich der Medizin gibt es nur zwei Vorlesungen, nämlich Anatomie und Physiologie im 1. Jahr und Pathologie und Pharmakologie im 2. Jahr. Hier sind mehr Kurse mit weniger detailliertem Stoff, aber dafür zur Vermittlung eines größeren Überblicks wünschenswert.

Aus dem Bereich 'Beziehungen im Subjekt-Objekt-System Medizin' stammen mindestens drei Kurse, nämlich

- HIS 265 Gesundheitsversorgung

- CSC 375 Systemanalyse und

- HIS 565 Krankenhausorganisation und -verwaltung.

Bemerkenswert sind die Kurse ENG 115 im 1. Jahr, der sich mit dem Verfassen wissenschaftlicher Arbeiten befaßt, HIS 465 im 4. Jahr, der das Thema der ärztlichen Schweigepflicht in Bezug auf Informationssysteme aufgreift.

Ein Praktikum ist offenbar im 4. Jahr in der Veranstaltung HIS 490 enthalten.

Auch dieses Curriculum scheint zu erstreben, ein breitgefächertes Angebot zu vermitteln und die nötigen Fertigkeiten zur Anwendung der Informationstechnologie in der Medizin zu lehren. Wünschenswert wären auch hier einige konzeptionell ausgerichtete Vorlesungen für das Gesamtverständnis der Medizin in modellhafter Form. Spezielle Bereiche der Biosignalverarbeitung finden sich nicht (imaging, etc.). Es ist anzunehmen, daß spezielle Laborinformationssysteme bei dem Block der Krankenhausinformationssysteme mit abgehandelt werden.

## 4. ZUSAMMENFASSUNG UND SCHLUSSFOLGERUNGEN

In der Bundesrepublik Deutschland ist mit einem Studiengang 'Med. Informatik' in Heidelberg-Heilbronn und mit der Einführung des Nebenfachs Medizin in den Studiengang Informatik an sieben Universitäten eine gute Basis für die Ausbildung von Med. Informatikern geschaffen worden. Darüber hinaus gibt das Zertifikat 'Medizinischer Informatiker' einen weiteren Ausbildungsanreiz und liefert einen Nachweis für zusätzliche berufliche Qualifikationen. Insgesamt können die geschilderten Studiengänge jedoch noch verbessert und aneinander angeglichen werden. Es scheint erforderlich, daß spezielle Veranstaltungen das Bild der Medizin dem Informatiker vermitteln und daß er an die spezifische Denk- und Schlußweise in diesem Fach herangeführt wird. Dies scheint erforderlich, um über eine reine reaktive Systemanalyse zu innovativen Konzeptionen zu kommen. Schwierigkeiten bereitet auch die Nachbarschaft mit dem Medizinstudium hinsichtlich der notwendigen Koordination und der möglichen Interferenz durch das Problem des Numerus Clausus.

Auch in anderen europäischen Ländern sind Ausbildungsgänge anzutreffen, die es erwarten lassen, daß die Med. Informatik langfristig eine breite Basis finden wird. Zu erwähnen sind hier insbesondere Österreich und die Niederlande, welche, ähnlich wie in Frankreich, auch über Studiengänge der theoretischen Medizin Ansätze und Anreize bieten. Insgesamt scheinen aber auch hier inhaltliche Verbesserungen der Curricula möglich.

Erstaunlich ist, daß in den Vereinigten Staaten und in Canada trotz großer Leistungen auf dem Gebiet der Med. Informatik in einzelnen Bereichen entsprechende breitgefächerte Studiengänge fehlen. Allerdings werden hier große Anstrengungen auf dem Gebiet des 'Postgraduate'-Studiums unternommen mit der Erarbeitung detaillierter Curricula. Es ist abzuwarten, wie sich die Ausbildungssituation hier in den nächsten Jahren entwickeln wird. Ein entsprechender Studiengang in Canada könnte auch hier zu weiteren Impulsen auf dem Fachgebiet führen.

Ein internationaler Erfahrungsaustausch kann auf der bevorstehenden Arbeitstagung der IMIA zu den Ausbildungsfragen in der Med. Informatik erwartet werden, welche für das Jahr 1983 geplant ist.

# LITERATURVERZEICHNIS


1.  ACM Committee on Curriculum for Health Computing Education of the Education Board: A model curriculum for doctoral-level programs in health computing. (Association for Computing Machinery, New York: 1981).

2.  Adlaßnig, K.-P., Dorda, W., Grabner, G. (Hrsg): Medizinische Informatik. (R. Oldenbourg Verlag, Wien-München: 1981).

3.  van Bemmel, J.H., Strackee, J.: Hoger Onderwijs Medische Informatica. (Amsterdam: 1981).

4.  Blois, M.S., Wasserman, A.I.: A graduate academic program in medical information science. In: Anderson, J., Forsythe, J.M. (Hrsg): MEDINFO 74, Proceedings of the 1. World Conference on Medical Informatics. (North-Holland, Amsterdam: 1974) 217-222.

5.  Bock, G., Glashoff, H., Hüper, R., Reichertz, P.L., Rienhoff, O., Sauppe, E.: Entwurf einer gemeinsamen Diplomprüfungsordnung für die Studiengänge Bibliothekswesen, Allgemeine Dokumentation und Biowissenschaftliche Dokumentation der Fachhochschule Hannover. Konzeption und Entwicklung von Studiengängen im Bereich Bibliothek, Information und Dokumentation, Nr. 5 (Institut für Regionale Bildungsplanung, Hannover: 1980).

6.  Gremy, F.: Education in medical informatics in France. MEDIS 78, International Symposium on Information System, Tokyo, Oct. 2-6, 1978, Workshop 'Education in Medical Informatics' (und persönliche Kommunikation).

7.  Koeppe, P.: Education in Medical Information in the Federal Republic of Germany. Meth. Inform. Med. 16 (1977) 160-167.

8.  Koeppe, P., Reichertz, P.L.: Übersicht über Stand und Ausbildung
    in der medizinischen Informatik. In: Möhr, J.R., Köhler, C.O.
    (Hrsg): Datenpräsentation. Reihe Med. Informatik und Statistik,
    Bd. 14 (Springer, Berlin-Heidelberg-New York: 1979).

9.  Littmann, U.: Studium in den Vereinigten Staaten von Amerika.
    (Deutscher Akademischer Austauschdienst, Bonn-Bad Godesberg:
    1978).

10. Möhr, J.R. (Hrsg), Bertram, H.J., Deussen, P., Eickel, J., Köhler,
    C.O., Koeppe, P., Reichertz, P.L., Schuster, W.R., Victor, N.:
    Durchführungsrichtlinien zum Zertifikat Medizinischer
    Informatiker. Schriftenreihe d. Deutschen Gesellschaft f. Med.
    Dokumentation, Informatik und Statistik, Heft 2, 2. Auflage
    (Schattauer, Stuttgart-New York: 1979).

11. Peterson, L.L., Reich, J.S.: Update on the Status of Medical
    Computer Science Programs in the USA - 1979. (als Manuskript
    vorliegend).

12. Protti, D.: Health Information Science. A draft for a curriculum
    at the University of Victoria, Victoria, British Columbia.
    (persönliche Mitteilung und Studienplanentwurf 1982).

13. Reichertz, P.L. (Hrsg): Protokoll der Klausurtagung:
    Ausbildungsziele, -inhalte und -methoden in der Medizinischen
    Informatik, Schloß Reisensburg bei Ulm, 2.-5. Mai 1973 (Dpt.
    Biometrie und Med. Informatik, Hannover: 1973), (siehe auch
    Überarbeitung und Kommentierung durch Koeppe, P. für den
    Fachausschuß 14 der GI, 1976).

14. Reichertz, P.L.: Medical Informatics - Fiction or reality.
    Meth. Inform. Med. 19 (1980) 11-15.

15. Reichertz, P.L.: Future developments of data processing in
    health care. Meth. Inf. Med. 21 (1982) 55-58.

16. Schutte, F., van Bemmel, J.H., Veht, A.F.L., van der Woord. H.:
    Educational aspects in Medical Informatics. In: Anderson, J.
    (Hrsg): Medical Informatics Europe 78. Reihe Lecture Notes in
    Medical Informatics, Bd. 1 (Springer, Berlin-Heidelberg-New
    York: 1978) 329-337.

17. Seegmüller, G.: Diskussionsbemerkung. In: Selbmann, H.K.,
Überla, K., Greiller, R. (Hrsg): Alternativen medizinischer
Datenverarbeitung. Reihe Med. Informatik und Statistik, Bd. 1
(Springer, Berlin-Heidelberg-New York: 1976) 148.

18. Steinbuch, A.: Technische Modelle biologischer Vorgänge. In:
Ditfurth, H.V. (Hrsg): Information über Information, Probleme
der Kybernetik. (Hoffmann und Campe Verlag, Hamburg: 1963) 73-104.

19. Stutman, J.M.: Two new curricula in Medical Computer Science.
In: Anderson, J., Forsythe, J.M. (Hrsg): MEDINFO '74 (North-
Holland, Amsterdam-Oxford: 1974) 223-237.

ADRESSEN DER AUTOREN

ADLASSNIG, Klaus Peter, Dipl.-Ing., Institut für Medizinische Computer-
         wissenschaften, Garnisongasse 13, A-1090 Wien, 8. Hof,
         Österreich

BRUNNSTEIN, Klaus, Prof. Dr., Fachbereich Informatik, Universität Ham-
         burg, 2000 Hamburg 13

DORDA, Wolfgang, Dipl.-Ing., Institut für Medizinische Computerwissen-
         schaften, Garnisongasse 13, A-1090 Wien, 8. Hof, Österreich

FUCHS, Günter, Prof. Dr. med., Institut für Medizinische Statistik und
         Dokumentation, Klinikum Steglitz, Freie Universität Berlin,
         1000 Berlin 46

GÖHRING, Rainer, Dr., Zentrum der Medizinischen Informatik, Klinikum
         der Johann Wolfgang Goethe-Universität, Theodor-Stern-Kai 7,
         6000 Frankfurt/Main 70

GRABNER, Georg, Prof. Dr. med., Ordinariat für Medizinische Computer-
         wissenschaften, Garnisongasse 13, A-1090 Wien, Österreich

HORBACH, Lothar, Prof. Dr. med., Institut für Medizinische Statistik
         und Dokumentation, Universität Erlangen-Nürnberg, Waldstr. 6,
         8520 Erlangen

KOEPPE, Peter, Prof. Dr.-Ing., Klinikum Steglitz, Strahlenklinik und
         Institut, Abt. Ganzkörperzähler/Elektronenrechner, Freie
         Universität Berlin, Hindenburgdamm 30, 1000 Berlin 45

LEVEN, Franz Josef, Prof. Dr., Fachhochschule Heilbronn, Max-Planck-
         Str. 39, 7100 Heilbronn

MESSMER, Konrad, Prof. Dr. med., Abteilung für Experimentelle Chirurgie,
         Chirurgisches Zentrum, Ruprecht-Karls-Universität Heidelberg,
         Im Neuenheimer Feld 347, 6900 Heidelberg 1

METZNER, Sigrid, Rebenweg 3, 3300 Braunschweig

MÖHR, Jochen R., Prof. Dr. med., Institut für Medizinische Dokumenta-
         tion, Statistik und Datenverarbeitung, Im Neuenheimer Feld
         325, 6900 Heidelberg 1

NEISS, Albrecht, Prof. Dr. rer. nat., Institut für Medizinische Sta-
         tistik und Dokumentation, Technische Universität München,
         Sternwartstr. 2, 8000 München 80

OBERHOFFER, Gerhard, Prof. Dr. med., Goebenstr. 46, 5300 Bonn

PRESTELE, Hans, Dr. rer.biol.hum., Institut für Medizinische Statistik,
         Universität Erlangen-Nürnberg, Waldstr. 6, 8520 Erlangen

PRETSCHNER, Dietrich P., PD Dr. med., Abteilung für Nuklearmedizin,
         Medizinische Hochschule Hannover, Postfach 610180, 3000 Han-
         nover 61

RAUFMANN, Wilfried, Dipl.-Inform., Institut für Medizinische Informatik,
         Medizinische Hochschule Hannover, Postfach 610180, 3000 Han-
         nover 61

REPGES, Rudolf, Prof. Dr. med., Abteilung für Medizinische Statistik und Dokumentation, Technische Universität Aachen, Goethestr. 23, 5100 Aachen

RIENHOFF, Otto, Prof. Dr. med., Institut für Medizinische Informatik, Medizinische Hochschule Hannover, Postfach 610180, 3000 Hannover 61

ROTHEMUND, Martin, Fachhochschule Heilbronn, Max-Planck-Str. 39, 7100 Heilbronn

REICHERTZ, Peter L., Prof. Dr. med., Institut für Medizinische Informatik, Medizinische Hochschule Hannover, Postfach 610180, 3000 Hannover 61

SAUTER, Karl, Prof. Dr.-Ing., Abteilung für Medizinische Statistik und Dokumentation, Klinikum der Universität Kiel, Brunswikerstr. 2a, 2300 Kiel

SCHNEIDER, Hans Joachim, Prof. Dr., Institut für Angewandte Informatik, Technische Universität Berlin, Kurfürstendamm 202, 1000 Berlin

SCHOSSER, Rudolf, Dr. med., Abteilung für Experimentelle Chirurgie, Chirurgisches Zentrum, Ruprecht-Karls-Universität Heidelberg, Im Neuenheimer Feld 347, 6900 Heidelberg 1

THURMAYR, Rudolf, Prof. Dr. med., Institut für Medizinische Statistik, Dokumentation und Datenverarbeitung, Technische Universität München, Sternwartstr. 2/II, 8000 München 80

TRESPE, Karl-Friedrich, Dipl.-Inform., Institut für Medizinische Informatik, Medizinische Hochschule Hannover, Postfach 610180, 3000 Hannover 61

WEBER-WULFF, Debora, Eichhofstr. 26, 2300 Kiel 1

Band 34: C. E. M. Dietrich, P. Walleitner, Warteschlangen-Theorie und Gesundheitswesen. VIII, 96 Seiten. 1982.

Band 35: H.-J. Seelos, Prinzipien des Projektmanagements im Gesundheitswesen. V, 143 Seiten. 1982.

Band 36: C. O. Köhler, Ziele, Aufgaben, Realisation eines Krankenhausinformationssystems. II, (1-8), 216 Seiten. 1982.

Band 37: Bernd Page, Methoden der Modellbildung in der Gesundheitssystemforschung. X, 378 Seiten. 1982.

Band 38: Arztgeheimnis – Datenbanken – Datenschutz. Arbeitstagung, Bad Homburg, 1982. Herausgegeben von P. L. Reichertz und W. Kilian. VIII, 224 Seiten. 1982.

Band 39: Ausbildung in der Medizinischen Informatik. Proceedings, 1982. Herausgegeben von P. L. Reichertz und P. Koeppe. VIII, 248 Seiten. 1982.